免疫と栄養

食と薬の融合

● 横越英彦 編

幸書房

はじめに

　お年寄りのしわくちゃな笑顔は，何ともいえない充実感があり，また，健康長寿で一生を全うできることは，大変に幸せなことであり，誰しも望むところである．そして，この健康を維持増進するための重要な要因として，栄養（食事）・睡眠（休息）・運動が考えられている．いずれの要因も，日常生活からその大切さは認識される．一方，健康であるためには，病人にならないこと，すなわち，いろいろな疾患にかからないことである．そのためには，特殊な感染や傷害を受ける以外は，日頃から個々の身体を丈夫にすることであり，それには生体防御として免疫力が重要な役割を果たす．

　社会生活が多様化し，また，複雑化する中で，多くの国民は，いろいろなストレス（ストレッサーを含め広義に解釈）にさらされている．子供から成人した大人まで，また，達観したように思われるお年寄りにも，多くのストレスがのしかかっている．最近の研究では，ガン，高血圧，心臓病，動脈硬化，糖尿病，脳梗塞，認知症，精神疾患，アレルギー疾患など，多くの生活習慣病の誘因にストレスが関与していることが明らかにされてきた．疲れているときや，心身ストレスを受け精神的に参っているときには，風邪などを引きやすく，また，体調も崩しやすいことを，経験的に知っている．そのようなときには，気分的に落ち込み，何事にも関心を示さず，食欲も無くなるというような行動の変化も見られる．すなわち，ストレス状態時には，病気にかかりやすいこと（免疫能の低下），そして，ストレスの発現には，行動への影響など，脳機能が密接に関与していることは明らかである．

　一方，ヒトでの疫学調査によると，アフリカ，インド，中米などの熱帯諸地域における栄養不良児の肺炎，下痢，はしかによる死亡率は，ヨーロッパ諸国に比べて高く，また，栄養失調（malnutrition）の状態では，リンパ組織などが萎縮し感染症にかかりやすいという栄養と体力（生体防御）との関連

が多く報告されている．また，栄養神経科学の立場では，栄養（食品成分）が脳内代謝に影響を及ぼし，脳の働きにも密接に関わっており，ある種の行動の変化が引き起こされることも明らかである．本書では，栄養状態の改善で病気の感染を予防し，また，病気や術後からの回復を促進するような予防医学的な事実についての研究成果を提供することを試みた．執筆に当たっては，幸い，その分野で最先端の研究を行っている方達の御協力を頂けた．

　最近では，病院などにおいても患者，医師，看護士，管理栄養士が協力しあって病気を克服し，健康に導くNST（Nutrition Support Team）の重要性が認識され始めている．本書は，栄養と病態に関する基礎研究を行っている方のみならず，栄養療法に関心のある医師，臨床栄養に携わる管理栄養士，サプリメントや機能性食品の研究開発に携わる多くの方達，また，これから栄養神経科学を学ぼうとする若い人達に利用して頂ければ幸いである．

　2006年4月

横越英彦

■ 執筆者一覧（執筆順）

横越　英彦	静岡県立大学　食品栄養科学部　教授	
片渕　俊彦	九州大学大学院　医学研究院　助教授	
森口　覚	山口県立大学　生活科学部　教授	
立花　宏文	九州大学大学院　農学研究院　助教授	
木戸　康博	京都府立大学　人間環境学部　助教授	
田中　理子	京都府立大学大学院　人間環境科学研究科　博士課程	
森山　達哉	近畿大学　農学部　講師	
鈴木　隆	静岡県立大学　薬学部　教授	
岸本　良美	お茶の水女子大学　生活環境研究センター	
鈴木真理子	お茶の水女子大学　保健管理センター	
近藤　和雄	お茶の水女子大学　生活環境研究センター　教授	
小田巻眞理	浜松大学　健康プロデュース学部　教授	
熊谷　裕通	静岡県立大学　食品栄養科学部　教授	
長谷川史郎	静岡県立こども病院　外科・副院長	
平松　毅幸	焼津市立総合病院　消化器外科　科長	
鈴木　裕一	静岡県立大学　食品栄養科学部　教授	
湯浅　勲	大阪市立大学大学院　生活科学研究科　教授	
下村　吉治	名古屋工業大学　工学研究科　教授	
山田　貴史	国立医薬品食品衛生研究所　療品部　流動研究員	
藤澤由美子	和洋女子大学　家政学部　助教授	
松崎　健	㈱ヤクルト本社中央研究所　応用研究Ⅱ部　薬効・薬理研究室長・主任研究員	
大野　尚仁	東京薬科大学　薬学部　教授	
佐野　満昭	名古屋女子大学　家政学部　教授	
濱口　惠子	十文字学園女子大学　人間生活学部　教授	
志村二三夫	十文字学園女子大学　人間生活学部　教授	
梅垣　敬三	独立行政法人　国立健康・栄養研究所　プロジェクトリーダー	
中坊　幸弘	京都府立大学　人間環境学部　教授	
酒井　徹	大阪府立大学　総合リハビリテーション学部　助教授	
堀江　健二	㈱ファーマフーズ　研究開発部　部長	
山田　健二	東京薬科大学　薬学部　助教授	
柳　先玉	元　静岡県立大学大学院　生活健康科学研究科　客員共同研究員	
三戸　夏子	独立行政法人　国立健康・栄養研究所　特別研究員	
佐藤　和人	日本女子大学　家政学部　教授	
木村　修一	昭和女子大学大学院　特任教授，東北大学　名誉教授	

目　　次

序　章　「食」と「薬」の融合の時代 …………………………1
　1.　薬　食　同　源 ………………………………………………1
　　1.1　食物の生理機能 ……………………………………………1
　　1.2　食物と医薬品 ………………………………………………2
　　1.3　栄養学と薬学 ………………………………………………4
　2.　未病と免疫力 …………………………………………………5

第1章　ストレス，疲労，精神状態と免疫力 …………………7
　1.1　ストレスとは …………………………………………………7
　1.2　脳-免疫系連関 ………………………………………………7
　1.3　ストレスと免疫機能 …………………………………………8
　1.4　脳-免疫連関とストレス応答 ………………………………9
　1.5　ストレス免疫応答の中枢機序 ……………………………10
　　1.5.1　ストレスとNK細胞活性 ………………………………10
　　1.5.2　オピオイド受容体の関与 ………………………………10
　　1.5.3　交感神経系の関与 ………………………………………12
　　1.5.4　脳内サイトカインによる免疫抑制 ……………………12
　　1.5.5　ストレス時の脳内サイトカインの産生 ………………13
　1.6　ストレスとTh1/Th2バランス ……………………………14
　1.7　中枢性疲労と脳内サイトカイン …………………………14
　1.8　ま　と　め …………………………………………………16

第2章　加齢と免疫力 ……………………………………………19

2.1　高齢者の疾患と健康保持 ……………………………………19
2.2　加齢に伴う免疫能の変化 ……………………………………20
　2.2.1　胸腺の変化 ………………………………………………20
　2.2.2　末梢血中の免疫細胞割合の変化 ………………………22
　2.2.3　B細胞機能の変化 ………………………………………22
　2.2.4　T細胞機能の変化 ………………………………………23
　2.2.5　サイトカイン産生の変化 ………………………………23
　2.2.6　ナチュラルキラー（NK）細胞機能の変化 …………24
　2.2.7　単球・マクロファージ機能の変化 ……………………24
2.3　高齢者における免疫能の異常亢進—自己免疫疾患 ………25
2.4　高齢者の栄養摂取と免疫能 …………………………………27
2.5　加齢に伴う免疫能低下と栄養 ………………………………30
2.6　ま　と　め ……………………………………………………34

第3章　免疫の種類と働き ………………………………………37

3.1　免疫応答の概略 ………………………………………………37
3.2　自然免疫と獲得免疫 …………………………………………37
　3.2.1　自　然　免　疫 …………………………………………38
　3.2.2　獲　得　免　疫 …………………………………………40
3.3　細胞性免疫と体液性免疫 ……………………………………42
　3.3.1　細胞性免疫 ………………………………………………43
　　1）ヘルパーT細胞 ……………………………………………43
　　2）キラーT細胞 ………………………………………………44
　3.3.2　体液性免疫 ………………………………………………45
　　1）B細胞の分化と抗体遺伝子の多様性獲得 ………………45
　　2）抗体のクラススイッチ ……………………………………46
3.4　抗原の除去 ……………………………………………………48

3.4.1　貪食による抗原除去 …………………………………48
　　3.4.2　顆粒球による抗原除去 ………………………………49
　3.5　サイトカインとシグナル伝達 …………………………………50
　3.6　腸管免疫 ……………………………………………………………53

第4章　免疫環境の変遷と栄養の関わり …………………………57

　4.1　免疫環境と免疫系を構成する細胞・組織・器官 …………58
　　4.1.1　食細胞 …………………………………………………58
　　　1）単核食細胞 ……………………………………………59
　　　2）多形核白血球 …………………………………………60
　　　3）Toll-like receptor ……………………………………60
　　　4）補体 ……………………………………………………60
　　4.1.2　リンパ器官 ………………………………………………60
　　　1）一次リンパ器官 ………………………………………61
　　　2）二次リンパ器官 ………………………………………62
　4.2　免疫環境の変遷 …………………………………………………65
　　4.2.1　B細胞・抗体産生系の免疫環境の変遷 ………………65
　　4.2.2　T細胞系の免疫環境の変遷 ……………………………67
　　4.2.3　NK細胞の免疫環境の変遷 ……………………………68
　　4.2.4　補体系の免疫環境の変遷 ………………………………68
　　4.2.5　食細胞系の免疫環境の変遷 ……………………………68
　4.3　免疫環境と栄養 …………………………………………………69
　　4.3.1　非特異的細胞性因子と栄養 ……………………………69
　　4.3.2　非特異的液性因子と栄養 ………………………………70
　　4.3.3　特異的細胞性因子と栄養 ………………………………70
　　4.3.4　特異的液性因子と栄養 …………………………………71
　　4.3.5　衛生環境仮説 ……………………………………………71

第5章　病態と栄養との関係 ……………………………………73

5.1　食物アレルギーと栄養 ………………………………………73
- 5.1.1　アレルギーと食物アレルギー ………………………………73
- 5.1.2　アレルギーの分類 ……………………………………………74
- 5.1.3　食物アレルギーの発症メカニズム …………………………75
- 5.1.4　食物アレルギーによる症状 …………………………………76
- 5.1.5　食物アレルギーの発症年齢と遷移，消失 …………………77
- 5.1.6　アレルギー発症に関わる要因 ………………………………78
  - 1)　過　栄　養 …………………………………………………78
  - 2)　生活環境・衛生状態 ………………………………………79
  - 3)　妊娠中の食事や離乳食 ……………………………………80
- 5.1.7　食物アレルギーの原因物質（アレルゲン）…………………80
  - 1)　乳 ……………………………………………………………80
  - 2)　卵 ……………………………………………………………80
  - 3)　大　　豆 ……………………………………………………81
  - 4)　小　　麦 ……………………………………………………81
  - 5)　果実・野菜 …………………………………………………81
- 5.1.8　食物アレルギーの対策 ………………………………………82
  - 1)　診断・原因アレルゲンの同定 ……………………………82
  - 2)　食物アレルギーの食事療法 ………………………………82
  - 3)　アレルゲン性を低減化する調理法の工夫 ………………83
  - 4)　代替食品など ………………………………………………83
- 5.1.9　食物アレルギー対策の課題 …………………………………84

5.2　感染症と栄養 …………………………………………………85
- 5.2.1　病原体と感染症 ………………………………………………85
- 5.2.2　感染防御機構 …………………………………………………87
- 5.2.3　感染防御に関係する栄養素の機能 …………………………89
  - 1)　ビタミンAの機能 …………………………………………89
  - 2)　ビタミンDの機能 …………………………………………89

- 3) ビタミンEの機能 …………………………………90
- 4) ビタミンB_6の機能 ………………………………90
- 5) 亜鉛の機能 ………………………………………90
- 6) セレンの機能 ……………………………………91
- 7) 鉄の機能 …………………………………………91
- 8) 銅の機能 …………………………………………92

5.3 動脈硬化と栄養 …………………………………………93
  5.3.1 動脈硬化と危険因子 ………………………………94
  5.3.2 酸化から見た動脈硬化 ……………………………94
   - 1) 酸化変性LDL …………………………………94
   - 2) 抗酸化物質の重要性 …………………………95
   - 3) フレンチパラドックス ………………………95
   - 4) ポリフェノール摂取の意義 …………………97
  5.3.3 炎症から見た動脈硬化 ……………………………97
   - 1) 動脈硬化の発症と炎症 ………………………97
   - 2) エイコサペンタエン酸（EPA）の抗炎症作用 …………98
  5.3.4 脂肪摂取から見た動脈硬化 ………………………98
  5.3.5 タンパク質摂取の問題 ……………………………99
  5.3.6 食物繊維摂取の問題 ………………………………99
  5.3.7 食事療法と食習慣 …………………………………100

5.4 腎疾患と栄養 ……………………………………………100
  5.4.1 腎疾患における三大栄養素の代謝 ………………101
   - 1) タンパク質 ……………………………………101
   - 2) 炭水化物 ………………………………………101
   - 3) 脂　　質 ………………………………………102
  5.4.2 腎疾患患者の栄養評価 ……………………………102
   - 1) 身体計測 ………………………………………102
   - 2) 臨床検査 ………………………………………103
   - 3) 食事調査 ………………………………………104
   - 4) 24時間蓄尿 ……………………………………104

- 5.4.3 急性腎炎症候群・慢性腎炎症候群 ……………………………104
- 5.4.4 ネフローゼ症候群 …………………………………………105
- 5.4.5 糖尿病性腎症 ………………………………………………106
- 5.4.6 急性腎不全・保存期慢性腎不全 …………………………107
- 5.4.7 血液透析 ……………………………………………………109

5.5 小児疾患（外科）と栄養 …………………………………110
- 5.5.1 小児疾患と栄養障害発生頻度 ……………………………110
- 5.5.2 栄養障害の臨床上の問題点と栄養治療の効果 …………112
- 5.5.3 小児における栄養投与の問題点 …………………………114
- 5.5.4 小児における栄養治療のトピックス ……………………115
  - 1) 静脈栄養と肝障害 ………………………………………115
  - 2) 栄養と免疫 ………………………………………………116
  - 3) enterotrophic polypeptides ……………………………121

5.6 外傷・手術侵襲と栄養 ……………………………………124
- 5.6.1 外傷と手術に対する生体反応の概観 ……………………124
- 5.6.2 外傷および手術後の生体反応の経過 ……………………124
  - 1) 第 1 相 ……………………………………………………124
  - 2) 第2相（転換点） …………………………………………130
  - 3) 第3相（同化相） …………………………………………130
  - 4) 第4相（後期同化相） ……………………………………131
- 5.6.3 敗血症の及ぼす生理・代謝学的影響 ……………………131
- 5.6.4 低栄養の創傷治癒に及ぼす影響 …………………………132
- 5.6.5 侵襲下の栄養補給法 ………………………………………132
  - 1) 栄養補給経路 ……………………………………………132
  - 2) エネルギーとなる栄養素 ………………………………133
  - 3) 特殊栄養素 ………………………………………………133

5.7 消化管疾患と栄養 …………………………………………135
- 5.7.1 経腸栄養法 …………………………………………………135
  - 1) 経腸栄養法とは …………………………………………135
  - 2) 経腸栄養法の問題点 ……………………………………136

5.7.2　下　　　痢 ……………………………………………136
　　　　1)　浸透圧性下痢 …………………………………136
　　　　2)　分泌性下痢 ……………………………………137
　　5.7.3　逆流性食道炎 ……………………………………138
　　5.7.4　胃切除後の栄養学的問題 ………………………139
　　　　1)　ダンピング症候群 ……………………………139
　　　　2)　その他の栄養不良 ……………………………140
　　5.7.5　吸収不良症候群 …………………………………141
　　　　1)　脂肪の消化吸収障害 …………………………141
　　　　2)　乳糖不耐症 ……………………………………142
　　5.7.6　クローン病（Crohn's disease）と栄養 ………142
　5.8　悪性腫瘍と栄養 ………………………………………144
　　5.8.1　食生活とガン ……………………………………144
　　5.8.2　部位別のガンと食事因子との関係 ……………146
　　　　1)　肺　ガ　ン ……………………………………146
　　　　2)　胃　ガ　ン ……………………………………147
　　　　3)　乳　ガ　ン ……………………………………147
　　　　4)　大腸ガン ………………………………………147
　　　　5)　口腔・咽頭ガン ………………………………148
　　　　6)　肝臓ガン ………………………………………148
　　5.8.3　発ガンのプロセスとその予防法 ………………148
　　5.8.4　食品成分とガン …………………………………150
　　　　1)　アルコール ……………………………………150
　　　　2)　野菜と果物 ……………………………………150
　　　　3)　食物繊維 ………………………………………151
　　　　4)　嗜好飲料 ………………………………………151
　　　　5)　カルシウム ……………………………………151
　　　　6)　脂　　　肪 ……………………………………152
　　　　7)　大豆製品 ………………………………………152
　　　　8)　高塩分食品 ……………………………………152

- 5.8.5 これからの問題点 …………………………………………153
- 5.9 運動器の病変と栄養 ……………………………………………154
  - 5.9.1 筋肉と栄養摂取 ……………………………………………154
  - 5.9.2 筋タンパク質合成とアミノ酸 ……………………………154
    - 1) タンパク質合成の調節機構 ………………………………155
    - 2) タンパク質合成に対するアミノ酸およびタンパク質摂取の効果 …………………………………………………156
    - 3) タンパク質代謝に対する老化の影響 ……………………157
  - 5.9.3 分岐鎖アミノ酸代謝の特徴 ………………………………157
    - 1) 分岐鎖アミノ酸の分解系 …………………………………158
    - 2) 分岐鎖アミノ酸分解の臓器特異性 ………………………159
  - 5.9.4 炎症と分岐鎖アミノ酸 ……………………………………160
  - 5.9.5 免疫系とアミノ酸 …………………………………………161
- 5.10 中枢神経系の病変 ………………………………………………162
  - 5.10.1 中枢神経系（脳, 脊髄）…………………………………162
    - 1) 中枢神経系と免疫系 ………………………………………163
    - 2) 中枢神経と免疫の相互作用 ………………………………164
    - 3) 中枢神経系とストレス応答 ………………………………166
    - 4) コルチコステロンと免疫 …………………………………167
  - 5.10.2 精神疾患と免疫 ……………………………………………168
    - 1) うつ病, 不安障害 …………………………………………168
    - 2) 自律神経系と免疫系 ………………………………………169
    - 3) 精神疾患とその治療 ………………………………………170
    - 4) 情動と食品 …………………………………………………171
  - 5.10.3 アルツハイマー病 …………………………………………172
    - 1) アルツハイマー病と免疫 …………………………………173
    - 2) アルツハイマー病と抗酸化物質 …………………………174
    - 3) アルツハイマー病と栄養 …………………………………175
  - 5.10.4 パーキンソン病 ……………………………………………175
- 5.11 低栄養および肥満 ………………………………………………179

5.11.1	低栄養と免疫	179
1)	非特異的体液性因子（補体系）	180
2)	非特異的細胞性因子（食細胞系）	182
3)	特異的体液性因子（抗体）	183
4)	特異的細胞性因子	183
5.11.2	肥満と免疫	184
1)	非特異的免疫因子	184
2)	特異的免疫因子	185

第6章　免疫力向上を期待できる栄養素など……189

6.1	三大栄養素	189
6.1.1	タンパク質	189
6.1.2	糖質	190
6.1.3	脂質	190
6.2	プロバイオティクス	190
6.2.1	乳酸菌の免疫調節作用	190
6.2.2	プロバイオティクスとは	191
6.2.3	宿主の免疫を介した抗腫瘍効果と作用機作	192
6.2.4	アレルギーに対する作用	194
6.2.5	発ガン抑制作用	196
1)	宿主の免疫細胞・機能に及ぼす影響	196
2)	発ガン抑制作用におけるNK活性の関与	197
6.3	β-1,3-グルカン（キノコ類）	200
6.3.1	真菌類とキノコ	200
6.3.2	真菌とヒトのつながり	202
6.3.3	真菌と栄養	203
6.3.4	β-グルカンの概要	203
6.3.5	BGに関する初期の研究	204
6.3.6	BGの構造	206

xvi　目　次

　　6.3.7　BG の 物 性 ……………………………………208
　　6.3.8　BG生合成の分子生物学 ………………………208
　　6.3.9　免疫薬理作用と構造活性相関 …………………209
　　6.3.10　BGの粘膜免疫賦活作用 ………………………211
　　6.3.11　BGの認識機構の解析に関する進歩 …………213
　　6.3.12　BGに対する特異抗体 …………………………213
　　6.3.13　ま と め ………………………………………214
6.4　ポリフェノール（茶）………………………………………217
　　6.4.1　茶カテキン ………………………………………217
　　6.4.2　アレルギーの分類 ………………………………219
　　6.4.3　茶カテキンの抗アレルギー効果 ………………220
　　6.4.4　新たな茶ポリフェノールの抗アレルギー効果 …221
　　6.4.5　アレルギー性炎症に対する活性酸素の関与とカテキン
　　　　　による防御 ………………………………………223
　　6.4.6　カテキン類の抗酸化作用 ………………………224
　　　1）　キレート作用 ……………………………………224
　　　2）　活性酸素ラジカルの捕捉作用 …………………225
6.5　免疫機能とミネラル…………………………………………227
　　6.5.1　ミネラルとはなにか ……………………………227
　　6.5.2　免疫機能とミネラル：概要 ……………………228
　　6.5.3　亜　　　鉛 ………………………………………228
　　6.5.4　銅 …………………………………………………232
　　6.5.5　セ　レ　ン ………………………………………235
　　6.5.6　鉄 …………………………………………………238
　　6.5.7　その他のミネラル ………………………………240
　　6.5.8　ミネラル利用上の注意 …………………………241
6.6　ビタミン………………………………………………………244
　　6.6.1　ビタミン（vitamins）の名称と一般的な働き …244
　　6.6.2　免疫に関連するビタミン ………………………244
　　　1）　ビタミンA ………………………………………247

2）ビタミンE ……………………………………………………248
　3）ビタミンC ……………………………………………………249
　4）ビタミンB_6 …………………………………………………249
　5）その他のビタミン ……………………………………………250
6.7　食品由来ペプチド …………………………………………………250
　6.7.1　免疫能に及ぼす食品タンパク質の二面性 …………………250
　6.7.2　食品由来ペプチドの機能性探索 ……………………………251
　6.7.3　生体防御機構に関わる消化管免疫系 ………………………252
　6.7.4　食品タンパク質由来ペプチドによる生体防御機構の調節 …253
　　1）ミルクタンパク質由来ペプチド ……………………………253
　　2）大豆タンパク質由来ペプチド ………………………………255
　　3）小麦タンパク質由来ペプチド ………………………………255
6.8　イソフラボン ………………………………………………………258
　6.8.1　イソフラボンの種類と代謝 ……………………………………258
　6.8.2　イソフラボンと疾患 …………………………………………259
　　1）イソフラボンと骨粗鬆症 ……………………………………259
　　2）イソフラボンと心血管疾患 …………………………………260
　　3）イソフラボンと悪性腫瘍 ……………………………………261
　6.8.3　イソフラボンと免疫機能 ……………………………………262
　　1）ゲニステインと免疫機能 ……………………………………263
　　2）ゲニステインの免疫機能に対する作用機構 ………………265
　　3）ダイゼインと免疫機能 ………………………………………266
6.9　γ-アミノ酪酸（GABA）の高次生理機能 ………………………267
　6.9.1　高濃度GABA摂取がもたらす高次生理機能 ………………267
　6.9.2　内分泌系に与える影響 ………………………………………269
　　1）高濃度GABAの体内吸収 …………………………………269
　　2）成長ホルモンに与える影響 …………………………………269
　　3）血中中性脂肪に及ぼす影響 …………………………………270
　6.9.3　心と免疫機能に与える影響 …………………………………272
　　1）「癒し」効果 …………………………………………………272

目次

   2） 抗ストレス効果—免疫系への影響 ……………………273
   3） ナチュラルキラー（NK）細胞に及ぼす影響 …………275
 6.10 各種香り成分 ……………………………………………278
  6.10.1 香辛料 ………………………………………………278
   1） ショウガ（生姜，ジンジャー） ……………………279
   2） コショウ（胡椒，ペッパー） ………………………279
   3） トウガラシ（唐辛子，赤トウガラシ） ……………279
   4） ニンニク（大蒜，ガーリック） ……………………280
  6.10.2 植物性精油 …………………………………………280
   1） 各種精油と香り成分 …………………………………280
  6.10.3 ラベンダーと主成分リナロールの抗ストレス，ホルモン
     バランス改善効果 …………………………………283
   1） 更年期モデル雌ラットの血中ACTH，カテコールアミン
    および性腺刺激ホルモン濃度の変動に対する効果 ……284
   2） まとめ …………………………………………………286
 6.11 ラクトフェリン …………………………………………288
  6.11.1 抗ウイルス作用，抗菌作用 ………………………288
  6.11.2 抗ガン作用，抗炎症作用 …………………………288
  6.11.3 中枢神経系に及ぼす影響 …………………………292

第7章 人間の成長に合わせた栄養の重要性
—肥満およびやせ，老化と免疫機能の変化— ……………297

7.1 小児・児童期：肥満と喘息・アトピー性疾患 ………………297
7.2 若年期女性：神経性食欲不振症と免疫機能異常 ……………298
7.3 成人期：肥満と免疫機能異常 …………………………………300
 7.3.1 肥満における免疫機能変化 ………………………………300
 7.3.2 脂肪細胞産生因子と免疫・炎症 …………………………302
  1） レプチンと免疫 …………………………………………302
  2） 脂肪細胞と炎症 …………………………………………303

7.4 老齢期：高齢者の免疫と栄養 ……………………………………304
  7.4.1 高齢者の免疫機能 ………………………………………305
  7.4.2 高齢者と栄養障害 ………………………………………305
  7.4.3 高齢者の免疫機能賦活化と栄養 ………………………306

第8章 長寿社会における食べ方の重要性 ……………………309

8.1 高齢社会と食事のもつ役割 ……………………………………309
8.2 摂食に関わる生理機能の加齢変化 ……………………………310
  8.2.1 摂食に関わる感覚器官の加齢変化 ……………………310
  8.2.2 味覚における加齢変化の特徴 …………………………310
  8.2.3 味覚の加齢変化の背景にある生理機能の加齢変化
　　　　―脂肪を例として ………………………………………311
8.3 味覚の加齢変化を制御できるか？―食塩嗜好の場合を
　　例として ……………………………………………………………312
  8.3.1 食事中タンパク質レベルは食塩嗜好を変える ………312
  8.3.2 食塩嗜好には気温が関与 ………………………………313
  8.3.3 うま味成分は減塩効果がある …………………………314
  8.3.4 辛味成分（カプサイシン）も減塩効果がある ………314
  8.3.5 高齢者の嗜好変化への有効な対応 ……………………314
8.4 摂食パターンと健康 ……………………………………………315
  8.4.1 摂食パターンと肥満 ……………………………………315
  8.4.2 摂食パターンと生活習慣病の発症率 …………………316
  8.4.3 摂食パターンと免疫能 …………………………………316
  8.4.4 制限食の免疫能に与える影響 …………………………317
8.5 栄養条件が免疫系に与える影響 ………………………………318
  8.5.1 免疫と栄養成分（特に亜鉛） …………………………318
  8.5.2 免疫と栄養に関する最近の研究 ………………………318

特　論　地産地消型栄養学とサプリメント栄養学 ……………321
  1. 食物の由来と体内代謝 ………………………………………321
  2. 地産地消型栄養学 ……………………………………………322
  3. サプリメント栄養学 …………………………………………323

索　引……………………………………………………………325

序章 「食」と「薬」の融合の時代

1. 薬 食 同 源

1.1 食物の生理機能

　日本人の平均寿命は，明治，大正の時代には低い水準にあったが，昭和から平成を迎え，今日においては，男女とも世界の最長寿国となった．この原因としては，生活環境の改善を含む公衆衛生の発展や医療体制の充実，医学の発展によるところが大きいが，食生活が豊かになったことが主要因であると思われる．

　食生活を支える食物の重要性については，栄養学の発展とともに理解され，今日に至っている．すなわち，食物は，我々の身体をつくりエネルギーを生み出すという生命維持に必須であり（一次機能），おいしさ・味・香りなどから感覚を刺激する作用があり（二次機能），また，生体内の色々な調節機能に関わっている（三次機能）ことなどが明らかにされてきた．ただし，従来の栄養学は，どちらかというと栄養素を中心とした科学であり，栄養素の体内代謝に関することが主流をなしていた．しかしながら，食品中には栄養素以外の成分も多く含まれ（非栄養素），それらが体内の栄養代謝に影響を及ぼし，栄養現象の発現に深く関わることが明らかにされてきた．例えば，栄養素ではない食物繊維（ダイエタリーファイバー）がコレステロール代謝などの脂質代謝に影響を及ぼしたり，あるいは，PCBやカドミウムなどの環境ホルモン（生体異物：xenobiotics）が，ビタミンなどの栄養素の要求量を高め，体内代謝変動を惹起することが証明された．日常的に摂取する食品中には，好むと好まざるとにかかわらず，数多くのそういった物質（食品中の非栄養素，環境汚染物質，食品添加物，薬剤など）が含まれている．生体に対して，良い生理作用を示す場合もあれば，害作用を示す場合もある．そ

のような背景から，栄養学は，従来の栄養素の科学から，非栄養素も含めた広義の栄養学として発展してきた．

一方，食品の持つ三次機能，すなわち，生体防御・疾病の防止・疾病の回復・体調リズムの調節・老化の抑制など，生活や健康の質にまで踏み込み，また，体内調節機能に関する研究が盛んに行われ，その中から，栄養素だけでなく非栄養素の生理機能が多く報告されるようになった．そして，機能性食品の概念が生まれてきた．一方，この研究が推し進められていった結果，生体にとって必要な成分を摂取すればよいと言う考えから，いわゆるサプリメントの概念も生まれ，現在では，多くのサプリメント商品が販売されている．

一方，研究者の側から見てみると，栄養素ではなく食物中に含有されるマイナー成分の生理機能を明らかにすることは，いわゆる薬学から見た生薬の概念と余り変わらない．

1.2 食物と医薬品

食物は，自然界に存在する動植物の中から，人間が飢えを充たし生命を維持し，また，種族を保存するという本能によって，長い歴史を経て選択されてきたものである．それゆえ，先に食物があって，後からその成分の解析が行われ，健康保持・向上への意義が認識されたものである．一方，医薬品は，特定の疾病からの回復や，傷害を軽減するためという目的が先にあり，それを目指して天然物の中から有効成分を抽出し，その処方を開発したものである．漢方薬，すなわち生薬の国，中国では，死ぬまで元気で，できるかぎり長生きをするという「不老長寿」の思想が現在でも引き継がれている．その中で，古くから「天然由来の薬物と食物の材料には共通するものが多い」という「医食同源」・「薬食同源」の概念があったようである．「医食同源」における「医」は医療の医で，漢方医学・中医学を指し，「食」は薬膳に用いられる食材やその調理を含む．一方，「薬食同源」の「薬」は，クスリとその素材であり，生薬を意味すると思われる．

そもそも天然薬材の探索は，原始医療において，生活環境での身近な動植物や鉱物などの天然資源を利用することから始まった．そして，薬材が食材

と同様の天然有用資源から抽出されてきたことから薬食同源といわれるようになった．すなわち，人類の祖先は，その時々の自然環境の中で，食材を得るために狩猟や魚獲を行い，また，野山での植物採取を行っていたと思われる．その中で，怪我をしたり，獣に傷つけられ，また，有害な植物を食べたり，腐った物を口にし，色々な痛みや苦しみを体験し，その痛みや症状を和らげるために色々な天然素材（薬材）が確かめられてきた．その過程では，多くの犠牲者が出た場合もあったと思われる．この原始医療の時代は，薬材と食材を明確に分離することはできず，まさに「薬食同源」の概念の中にあった（図1）．しかし，中国最古の本草書『神農本草経』が出される時代になると，薬材と食材とは互いに異なる物として認識されるようになった．ただし，同じ天然素材が薬材および食材として使用されることも記述された．すなわち，薬材からみれば食材的薬材であり，食材から見れば薬材的食材ということになる．この概念が，かなり今日まで続いてきたように思われる．すなわち，薬学と栄養学とは，別個の学問として発展してきたのである．栄養学は病気にならないようにするための予防医学的側面が強く，一方，薬学は，病気になってしまった場合の治療・回復に主眼がおかれてきた．もう少し説明を加えると，人間の健康状態を回復し，保持し，向上させるものを「クスリ」といい，それを科学的に解明するための学問が薬学であるとする

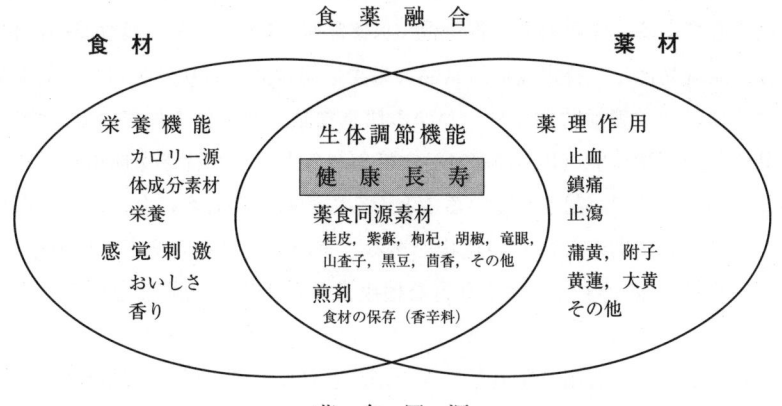

図 1　「薬食同源」の概念

と，広義に捉えれば，薬学は医薬品だけでなく食物も研究対象になると思われる．

1.3 栄養学と薬学

先に述べたように，栄養学は病気に対する一次予防に貢献し，また，生体の健全性を維持し改善することに寄与する．そして，栄養素に限らず食品に含まれる色々な成分の生理機能を研究する内容は，あたかも生薬の生理機能の解明に通じるところがある．すなわち，食品中に含まれる成分の複雑性と生理機能の複雑性が混在している．一方，素材としての共通性だけでなく，生体に対する影響からみて，薬材と食材とが相互に作用する事例もいくつか明らかにされている．例えば，クスリを飲むときには水でのみ，緑茶では飲まないようにとか，お酒を飲んだときには，クスリを服用しないようにとか，あるいは，クスリによっては，食事と同時に，あるいは，食間というように服用方法が異なる．最近では，薬用ハーブ類やグレープフルーツのように，クスリと一緒に摂取すると薬効に影響を与える場合もいくつか報告されている．このことは，まさに食品と医薬品との相互作用であり，健康科学としてその関係を明らかにする必要がある．

今日では，食物（食品），医薬品の概念から始まって，特定保健用食品，栄養機能食品，栄養補助食品，健康食品など，さまざまなカテゴリーの食品が乱立している．すなわち，医薬品（医薬部外品を含む）と一般食品の間に，保健機能食品として特定保健用食品と栄養機能食品があり，さらに一般食品の範疇（はんちゅう）には，栄養補助食品やいわゆる健康食品などが含まれている．特に，食品の持つ三次機能（体調の調節）の概念から生まれた特定保健用食品については，その効能が記されていることから，一般の消費者にとっては，医薬品と食品との区別がしにくい現状である．また，安易な商業主義に便乗し，科学的根拠や安全性に欠ける有害な健康食品が出回る危険性をはらんでいる．

栄養学と薬学は別個に発展してきたが，さらに最近の学問領域は複雑化しており，研究分野は細分化され，個別化されてきた．しかし，人間の口から入る物により，健康の維持・増進を考えるとき，栄養学と薬学とは協調する

部分が多い．特に，西洋医学における対症療法に対して疑問を持つ人々にとっては，食品と生薬に対する期待は大きい．そこで，別個に発展してきた栄養学と薬学との密接な連携の必要性を模索した学問領域がいくつか提唱されてきた．例えば，「薬食同源」，「医食同源」，「食薬融合」，「食品薬学」，「薬理栄養学」などのキーワードがある．薬食同源は，薬材と食材とが同じ材料を利用していたこと，また，「食材は食養や食療において重要である」という病気に対する未病医療（治療と予防）の考え方が同じであることから理解されやすい．食物中の生理活性成分の探索とその薬理作用の証明は，いまだにブラックボックスの部分が多くあり，これらを証明することには意義がある．すなわち，今後もさらに食材の生理作用の科学的な根拠（エビデンス）を明確にすることと，食材の薬学的な生理機能研究の進展が望まれる．

2. 未病と免疫力

　我々の体内の調節は，主に体液性調節と神経性調節の2つに大別される．栄養学における代謝調節は，体液性の調節を指すことが多い．しかし，現代社会はストレス社会とも言われ，どの年齢層の人々にとっても色々なストレスを受けている．それに起因する疾病も多く研究されている．どの病気に対しても，身体が十分健康であり，免疫力が高ければ，病気の発症を予防し，軽減することができると思われる．恐怖，不安，怒り，痛みなどの各種の心身ストレスに対して，生体は，神経系の防御機能をもっている．

　神経性の調節で重要なのは，自律神経である．これには，交感神経系と副交感神経系の2つがあり，内臓や血管壁の平滑筋，心筋，瞳孔など，身体の各臓器の調節を行っている．例えば，恐怖などの強いストレッサーが負荷されると，交感神経が刺激され，ノルアドレナリンが分泌される．その結果，心臓の拍動が増し，血圧が上昇し，呼吸も荒くなるといったことのみならず，体内でも血糖が上昇するなどの代謝上の変化が誘導される．最近では，高血圧，心臓病，精神疾患，感染症，アレルギー性疾患，ガンなどの病気も，この自律神経のバランスの異常が原因ではないかとさえ言われている．すなわち，神経系，内分泌系，免疫系のネットワークの乱れである．ストレ

ス状態下では，神経系の影響として脳機能の変調があり，また，内分泌系への影響も報告されている．また，それらの変動を介しての免疫系への影響も多く研究されている．例えば，強いショックを受けたようなときには，風邪を引きやすいとか，仕事に追われ疲れているときには，心臓病や精神疾患にかかりやすいとか，逆に，いつも朗らかに笑っていると，免疫力が高まるということが言われている．また，栄養条件が悪い開発途上国では免疫力が低く，色々な感染症が多いという調査報告もある．すなわち，免疫力を高めるための栄養条件が存在することになる．

本書では，免疫力に及ぼすストレスや食材の生理的影響をまとめることにより，「栄養」が健康長寿を願う際には極めて重要なものであることを示し，また，その基礎的情報を提供することを試みた．

参考文献
1) 横越英彦編：脳機能と栄養，幸書房（2004）
2) 上野川修一編：食品とからだ，朝倉書店（2004）
3) 和田昭允，池原森男，矢野俊正編：食と免疫，学会センター関西/学会出版センター（1999）
4) 北川　勲，吉川雅之編：食品薬学ハンドブック，講談社（2005）
5) 星野　十：薬理栄養学，アチーブメント出版（2005）

（横越英彦）

第1章　ストレス,疲労,精神状態と免疫力

1.1　ストレスとは

　ストレスには，過剰な運動や痛み刺激などの肉体的ストレス，暑熱，寒冷暴露などの環境ストレス，感染や腫瘍などの免疫学的ストレス，および不安や恐怖などの精神性ストレス，など様々なものがある．「ストレス」という言葉は，1930年代にハンス・セリエ（H. Selye）によって一般化されたが，ほぼ同時代に「ホメオスタシス」という概念を打ち立てたキャノン（W.B. Cannon）は，刺激（ストレス）に対する変形（ゆがみ）をストレイン（strain）とよび，刺激が一定の範囲内では，ホメオスタシスが維持されるが，あるレベルを超えると，ストレインの破綻が起こり，ホメオスタシスを維持することができなくなるとした．これがいわゆるストレス応答と呼ばれるものである．現代では，本来の意味のストレス（＝刺激）とストレス応答が混同して用いられているように思われるが，ここでは，厳密な区別はしない．本章では，様々なストレス応答のうち，ストレス免疫応答に注目し，脳と免疫系との相互の関わり（脳-免疫系連関）の概念と，ストレス免疫応答における意義について述べ，肉体的および精神的ストレス時の免疫応答の中枢神経機序や，感染ストレスによる中枢性疲労との関連などについて，これまで明らかになってきた点について概説する．

1.2　脳-免疫系連関

　従来より，免疫系は，それ自体が自己制御能を持つ閉じられた系と考えられていたが，近年，神経・内分泌系との間で相互に情報交換を行っていることが明らかになってきた．すなわち，リンパ球などの免疫系細胞には，免疫

臓器を支配する自律神経系の伝達物質や，内分泌系から放出されるホルモンに対する受容体が存在し，一方，ニューロンやグリア細胞などの神経系細胞は，免疫系情報伝達物質の1つであるサイトカインの受容体を有している．さらに，リンパ球によって神経ペプチドが産生され，神経系細胞によってサイトカインが産生される．また，神経系にとっての外界刺激（感覚性情報）が免疫機能を修飾し，一方で免疫系にとっての外界刺激（微生物や異物など）が神経・内分泌系にも影響を与えるなど，2つの系にとっての外部環境や内部環境からの情報が，お互いにクロストークしていることが明らかになってきた．このような神経・内分泌系と免疫系との情報のクロストークは，「脳-免疫系連関」という概念で捉えられ，生体における内・外環境因子の認知と恒常性維持，およびストレス応答において重要な役割を果たしていることが示されつつある．

1.3 ストレスと免疫機能

「病は気から」という言葉に象徴されるように，免疫系と神経系との相関は，古くから示唆されていた．セリエは，ストレスの病態として下垂体-副腎皮質系の賦活化に注目し，一方，キャノンは，交感神経系も活性化されていることを指摘した．その後，行動，自律神経系，内分泌系など様々なストレス応答に関して膨大な数の研究がなされている．ストレス免疫応答もその1つであるが，セリエが，ストレスの徴候として，副腎皮質の肥大や胃潰瘍とともに胸腺の萎縮をあげていたように，ストレスによって免疫機能が修飾されるであろうことの証拠は，すでに提示されていた．その後の研究では，主にストレス時に副腎皮質から分泌されるグルココルチコイドがその情報伝達物質として注目されていた．ところが，1980年代になって，(1)胸腺や脾臓などのリンパ器官における自律神経系の支配様式が詳細に検討され，脾臓で交感神経終末がT，Bリンパ球およびマクロファージの近傍まで分布し，さらに電顕で交感神経終末とリンパ球とがシナプス様構造によって直接接していること[1]，(2)リンパ球，好中球，およびマクロファージに，β_2およびα_2アドレナリン受容体が発現し，交感神経の神経伝達物質であるノルアド

レナリン（NA）が，β_2受容体を介した細胞内cAMPの上昇によって，ナチュラルキラー（NK）細胞や細胞傷害性T細胞などのエフェクター細胞の機能を抑制し，一方でNAの濃度や作用させる時期によっては，逆に抗体産生能が促進すること[2]，また，(3)マウスのTh1細胞（ヘルパーT細胞の亜群）では抗CD3抗体の刺激でβ_2アゴニストに対する結合部位が増加し，β_2受容体を介してインターロイキン-2（IL-2）の産生や細胞増殖が抑制されること[3]，(4)脾臓の交感神経を電気刺激すると，β受容体を介して脾臓NK細胞活性が低下すること[4] など，交感神経系による免疫機能の修飾機序が明らかになってきた．

1.4 脳-免疫系連関とストレス応答

感染やそのモデルと考えられるリポポリサッカライド（LPS）の静注による感染ストレス時には，発熱，摂食抑制，徐波睡眠などのホメオスタシス行動や，副腎皮質刺激ホルモン（ACTH）分泌や交感神経系の活性化など種々の神経系および内分泌反応が起こる．これらの反応は，サイトカインの中和抗体を投与しておくと減弱されることや，血中に直接IL-1βなどのサイトカインを投与すると，LPS投与と同様のホメオスタシス行動や神経・内分泌反応が起こることなどから，サイトカインの中枢作用であることが明らかになっている．

一方，血中にLPSを投与すると，脳内で新たにサイトカインが産生されることも明らかになってきた．これらのサイトカインは，プロスタグランジンE_2（PGE_2）や活性酸素，および一酸化窒素などの二次媒介物質を介して，イオンチャンネルを修飾し，ニューロン活動に影響を与え[5]，その結果，脳の出力系としての自律神経系，神経内分泌系を介して，交感神経系の伝達物質であるNAの受容体やホルモンの受容体を持つ免疫細胞の機能を修飾することになる．また，発熱や摂食および睡眠などの変化も間接的に免疫機能に影響を与える．さらに，脳内サイトカインは海馬のニューロンに作用し，学習記憶，およびシナプス可塑性にも影響を与えることが知られている[6]．

すでに述べたような，神経系と免疫系との情報のクロストークという観点

から言えば，ストレス応答は，キャノンが言うように破綻した反応ではなく，種々のストレッサーによる過剰な内界および外界刺激によって，入力および出力情報がクロストークし，生体のホメオスタシス機構において通常では観察されにくい神経・内分泌，および免疫系の反応が惹起された，と捉えることもできる．その意味でストレス免疫応答は，下垂体-副腎皮質系や自律神経系を介した脳から免疫系へのフィードバック機構が，ストレス時の過剰な刺激によって強調されて発現したとも考えられる．

1.5 ストレス免疫応答の中枢機序

1.5.1 ストレスとNK細胞活性

　神経系の影響を検討した免疫系細胞のなかでも，特異的な抗原による感作なしにウイルス感染細胞や腫瘍細胞に細胞傷害活性を持ち，いわゆる免疫監視機構を担う免疫細胞であるナチュラルキラー（NK）細胞に関する報告は多い．結果は必ずしも一致していないが，ヒトを対象とした研究も多数あり，配偶者との死別[7]や学科試験[8]など様々なライフイベントによって，NK細胞の細胞傷害活性の抑制や数の減少が起こる．また，単に配偶者との死別というイベント自体とNK細胞活性とは相関がないが，その時にうつ，あるいは不安を伴った場合のみNK細胞活性が低下するとの報告もある[9]．さらに，心理テストより判断して，不安や葛藤にうまく対処し得ている被験者（"good copers"）は，"poor copers"に比べてNK細胞活性が有意に高い[10]．

　動物実験でも，痛覚，温度覚，および嗅覚の刺激や，拘束など様々なストレスによってNK細胞活性が修飾を受けることが示されている．興味深いことには，フットショックを一定時間毎日受けていても，回転ケージによって自由に運動できるようにしたラットでは，NK細胞活性の低下が減弱していた[11]．上述したように，ヒトにおいてgood copersがNK細胞活性の低下が見られないこととの関連が示唆される．

1.5.2 オピオイド受容体の関与

　ストレス免疫応答の動物モデルは数多くあるが，パイオニア的な実験を行

1.5 ストレス免疫応答の中枢機序

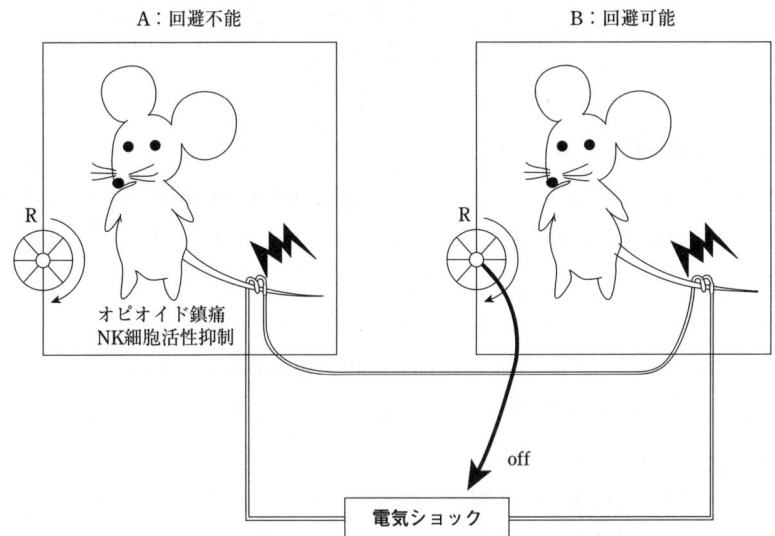

図 1.1 回避不能（A）および回避可能（B）な電気ショックとストレス免疫応答
電気ショックから回避不能なラット（A）のみ，NK細胞活性が抑制された．

ったShavitら[12]は，脳内のオピオイド受容体に注目した．図1.1に示すように，AおよびBの2匹のラットを別々のケージに入れ，直列回路によって物理的に等量の電気ショックを与える．Bは回転ケージ（R）を回すことによって電気回路をoffにすることができるが，AはBがoffにして初めてショックから逃れられる．これを繰り返し与えると，AおよびBは，物理的には全く等量のショックが加わったにもかかわらず，自らは電気ショックを打ち切ることができないA（回避不能）ラットは，オピオイド依存性の鎮痛とともに，脾臓のNK細胞活性が抑制され，Rを回すことによってショックから回避可能なラットBは，NK細胞活性に変化は見られなかった．また，AのNK細胞活性の抑制は，オピオイド拮抗薬でブロックできた．その後，モルフィンやβ-エンドルフィンをラットやマウスの脳室内に投与してもNK細胞活性が低下することが明らかになった．したがって，ストレス免疫応答機序の少なくとも一部に，脳内オピオイド受容体の活性化が関与していると考えられる．回避不能なストレスを繰り返し与えていると，行動学的に"learned helplessness"（学習された無力感）が生じ，うつ状態のモデルにも用いられ

る．これは，うつ状態における免疫機能の変化を探るモデルにもなりうると考えられる．

1.5.3 交感神経系の関与

　フットショックストレスによって起こる脾臓細胞の増殖能の抑制が，脾臓交感神経の外科的除神経によって減弱する[13]ことから，ストレス免疫応答において，交感神経系が重要な役割を果たしている可能性が示唆された．拘束ストレスも自ら回避することができないストレスであるが，この時，ラット脾臓内のNA濃度が6～7倍に増加し，拘束後の脾臓のNK細胞活性は，著明に抑制される．脾臓交感神経をあらかじめ切断しておくと，脾臓内NA濃度は全く上昇せず，NK細胞活性の低下も有意に減少する[14]．したがって，拘束ストレスによる脾臓NK細胞活性の低下の少なくとも一部は，脾臓交感神経終末から放出されたNAに起因することが示唆される．ただし，神経切除によって，NK活性の低下は完全には回復しないことから，下垂体-副腎皮質系の活性化の関与も考えられる．

1.5.4 脳内サイトカインによる免疫抑制

　ラットやマウスの脳室内にインターフェロンα（IFNα）を投与すると，脾臓NK細胞活性が抑制される[15]．この抑制はオピオイド拮抗薬の脳室内注入で阻害され，また，両側副腎摘除で影響されず，脾臓交感神経の切断で完全にブロックされた．IFNαの脳室内投与によって脾臓交感神経の電気的活動は著明に亢進した[4]が，IFNαの脳内作用部位としては，視床下部内側視索前野（MPO）が最も可能性が高い[16,17]．

　IL-1βも脳室内投与すると，ラット脾臓および末梢血のNK活性を含めた種々の細胞性免疫機能が抑制され[18]，このとき脾臓交感神経の活動は著明に増加する[19]．脳室内IL-1βによる免疫抑制は，両側副腎摘除で一部ブロックされ，自律神経節遮断剤でも一部ブロックされる[18]．したがって，IFNαによる脾臓NK細胞活性の抑制は主に脾臓交感神経を，IL-1βは，下垂体-副腎皮質系および交感神経系の両方を活性化したためと考えられる．

1.5.5 ストレス時の脳内サイトカインの産生

拘束ストレス時のNK細胞活性の低下に脳内のサイトカインの作用が関与するか否かを検討するため，拘束ストレスの10分前にマウス側脳室に抗IL-1β中和抗体を注入したところ，90分間の拘束ストレスによる脾臓NK細胞活性の低下が有意に抑制された．したがって，拘束ストレスによる脾臓NK細胞活性の抑制機序の少なくとも一部は，脳内で産生されたIL-1βによる交感神経系および下垂体-副腎皮質系の賦活化が関与していると考えられる．さらに，リアルタイム・キャピラリーPCR法によって，1時間の拘束ストレス後の視床下部内側視索前野，室傍核，および腹内側核のIL-1βおよびIFNα mRNAが著明に増加しているのが明らかになった（未発表）．図1.2にストレスによる脾臓NK細胞活性の抑制機序を示す．

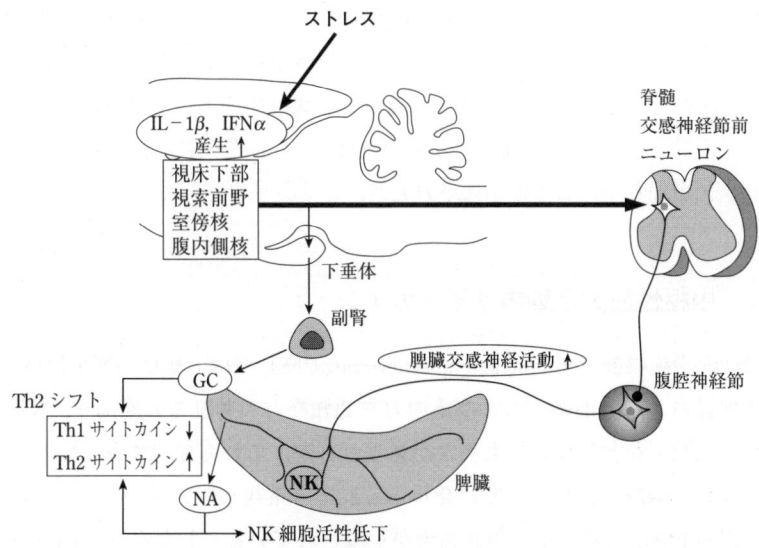

図1.2 ストレスおよび脳内サイトカインによる脾臓NK細胞活性の抑制機序
ストレスによって脳内で産生されたサイトカイン（IL-1βおよびIFNα）は，視床下部視索前野（MPO）および室傍核（PVN）に作用して，脾臓交感神経活動の亢進，および下垂体-副腎皮質系を賦活化し，それぞれノルアドレナリン（NA）のβ作用，およびグルココルチコイド（GC）の作用を介して脾臓NK細胞活性を抑制する．さらに，NAおよびGCの作用によって，Th2シフトが起こると考えられる．

1.6　ストレスとTh1/Th2バランス

　ストレス時には，その種類や程度によって割合は異なるが，下垂体-副腎皮質系および交感神経系がどちらも賦活化される．これら2つの系の情報伝達物質であるグルココルチコイド（GC）およびノルアドレナリン（NA）は，Th1およびTh2サイトカインの産生にそれぞれ特徴的に作用する．すなわち，GCは一般にGCタイプⅡ受容体を介してIL-2やIFNγなどTh1サイトカインの産生を抑制するが，Th2サイトカイン産生に対する抑制作用は弱く，IL-10産生はGCでむしろ促進される．前述したように，NAはβ_2受容体を介してTh1サイトカインの産生を抑制する[3]．また，NAはヒトのマクロファージ／単球においてLPS刺激によるIL-12の産生は抑制するが，IL-10の産生は促進する[20]．以上から，ストレス時にはGCおよびNAの作用によって，Th1/Th2バランスがTh2優勢のパターンへシフトすると考えられる．

　ヒトでも，ストレスによるTh2優勢へのシフトが種々の疾患の病態に関与している可能性がある．過去において湾岸戦争症候群における免疫系や神経内分泌系の異常，およびうつなどの精神症状の病態として，各種のワクチン投与や化学兵器への暴露などTh2へのシフトを誘導する要因に，強度のストレスが加わったことが示唆された[21]．

1.7　中枢性疲労と脳内サイトカイン

　慢性疲労症候群（chronic fatigue syndrome；CFS）では，極度の疲労以外に，自律神経系，内分泌系，および集中力や認知などの神経系の変調や，NK細胞活性の低下など免疫系にも異常が見られるが，これら症状の多くは，サイトカインを脳内に投与した際に発現する反応と重複している．一方で，CFSの原因の1つとして，ウイルス感染が示唆されている．したがってCFSにおける疲労の発現や持続において，感染ストレスに対する生体応答としての脳内サイトカイン産生が重要な役割を果たしている可能性は十分にある．すなわち，疲労の中枢神経機序の解明は，「脳-免疫系連関」研究の格好のモデルともいえる．

疲労を分類すると，ストレスの分類と全く同様に，肉体的疲労（強制歩行など），環境疲労（暑熱暴露など），精神的疲労，および免疫学的疲労に分けることができる．CFSの動物モデルとして，合成二重鎖RNAであるpoly I:Cをラットに投与して免疫学的疲労モデルを作製した．すると，ホームケージ内においた回転ケージでの回転数を指標とした自発運動量が，poly I:C投与後1週間以上にわたって投与前の60〜70％に低下した[22]．Poly I:C投与1週間後の脳内局所のIFNαおよびIL-1β mRNAをリアルタイム・キャピラリーRT-PCR法で定量的に測定すると，IFNα mRNAが大脳皮質，海馬，視床下部の内側視索前野（MPO）や室傍核（PVN），および腹内側核（VMH）などで増加していた．一方，IFNαが，セロトニントランスポーター（5-HTT）mRNAの発現を増強することが知られている[23]が，Poly I:Cによる免疫学的疲労モデルラットでもIFNα mRNAの増加が観察された部位と全く同じ部位で，5-HTTがmRNAおよびタンパク質レベルで増加していた[24]．

視床下部や大脳皮質には，中脳の縫線核(ほうせんかく)に存在する5-HT（セロトニン）ニューロンの神経終末が広範に分布しているが，細胞体はほとんどない．したがって，これらの部位で検出された5-HTT mRNAは，アストロサイト[25]や脳内の血管内皮細胞[26]で発現し，機能的にも選択的5-HT再取り込み阻害剤（selective serotonin reuptake inhibitor；SSRI）のターゲットとなっている[27]5-HTTである可能性が高い．アストロサイトや血管内皮細胞の5-HTTによって取り込まれた5-HTは，再利用されずに代謝された後，髄液や血中に放出される．実際，Poly I:C投与後のラット前頭前野の細胞外5-HT濃度をin vivoマイクロダイアリシス法で測定すると，Poly I:C投与2〜3時間後から有意に低下しはじめ，この低下はSSRIであるfluoxetineの局所投与で阻害された[28]．最近，CFS患者の5-HTT遺伝子のプロモーター領域の多型性解析により，転写効率の高いLおよびXLアレルバリアントが有意に増加していることが明らかになった[29]．このことは，Poly I:C疲労モデルが，ヒトのCFSのモデルとなりうることを示している．さらに，Poly I:C投与による自発活動量の低下は，5-HT$_{1A}$アゴニストである8-hydroxy-2-(di-n-propylamino) tetraline(8-OH DPAT) およびSSRIで抑制され，5-HT$_2$および5-HT$_3$アゴニストでは効果がなかった．以上から，Poly I:Cによって脳内で

産生されたIFNαは，5-HTTの発現を誘導し，5-HTTの機能亢進による細胞外5-HT濃度の低下が疲労を惹起すると考えられる．

　CFS患者の脳脊髄液では，IL-1βおよびTNFα（腫瘍壊死因子）は変化しないが，IFNαの濃度が上昇している[30]．すでに述べたように，ラット脳内にIFNαを投与すると，脾臓NK細胞活性が低下すること[4, 15-17]から，CFS患者でしばしば観察されるNK細胞活性の低下は，脳内IFNαが関与している可能性がある．IFNαは，ここで述べた5-HTT誘導を介した疲労の発現やNK細胞活性の抑制以外にも，体温調節，神経内分泌系，学習記憶，およびグルタミン酸NMDA受容体への修飾作用など，様々な中枢神経作用がある[31]．したがって，神経，内分泌，免疫系にわたる多彩な症状が発現するCFSの病態において，IFNαが重要な役割を果たしている可能性がある．

1.8　ま　と　め

　生体がストレスにさらされる可能性は常にある．ストレス時には，自律神経系や内分泌系だけでなく，食欲，睡眠などの高次ホメオスタシス行動，情動行動，さらには学習記憶などの高次脳機能にも変調をきたす．ストレス免疫応答は，下垂体-副腎皮質系を代表とする内分泌系と，視床下部-交感神経系の賦活化による反応だが，ストレス応答の一面にすぎない．神経系と免疫系情報のクロストークよりなる脳-免疫系連関は，ストレス免疫応答を含めた多くのストレス応答の発現に関与していると考えられる．脳-免疫系連関の意義やメカニズムを明らかにすることによって，生体のホメオスタシス維持機構や種々のストレス応答の機序解明，さらには，腫瘍や自己免疫疾患，肥満や不眠など種々の疾患の病態や病因の解明にもつながると考えられる．

参考文献

1) D. L. Felten *et al.* : *Immunol. Rev.*, **100**, 225（1987）
2) K. S. Madden : Catecholamines, sympathetic nerves, and immunity. Psychoneuroimmunology, vol.1, 3rd Ed., R. Ader, D.L. Felten and N. Cohen eds., p.197, Academic Press, NY（2001）

3) D. S. Ramer-Quinn, R.A. Baker and V.M. Sanders : *J. Immunol.*, **159**, 4857 (1997)
4) T. Katafuchi, S. Take and T. Hori : *J. Physiol.* (*Lond.*), **465**, 343 (1993)
5) T. Katafuchi, S. Take and T. Hori : *Neurobiology*, **3**, 319 (1995)
6) 片渕俊彦: 神経系におけるサイトカインの役割, 内科学進歩のトピックス, 仁保喜之, 石橋大海編, p.44, 九州大学出版会 (1998)
7) M. Irwin *et al.* : *Brain Behav. Immun.*, **1**, 98 (1987)
8) J. K. Kiecolt-Glaser *et al.* : *Psychosom. Med.*, **46**, 7 (1984)
9) S. Zisook *et al.* : *Psychiatry Res.*, **52**, 1 (1994)
10) S. E. Locke *et al.* : *Psychosom. Med.*, **46**, 441 (1984)
11) R. K. Dishman *et al.* : *J. Appl. Physiol.*, **78**, 1547 (1995)
12) Y. Shavit *et al.* : *J. Immunol.*, **135**, 834s (1985)
13) W. Wan *et al.* : *Brain Res. Bull.*, **30**, 101 (1993)
14) N. Shimizu *et al.* : *Am. J. Physiol.*, **271**, R537 (1996)
15) S. Take *et al.* : *Am. J. Physiol.*, **265**, R453 (1993)
16) T. Katafuchi *et al.* : *J. Physiol.* (*Lond.*), **471**, 209 (1993)
17) S. Take *et al.* : *Am. J. Physiol.*, **268**, R1406 (1995)
18) S. K. Sundar *et al.* : *J. Neurosci.*, **10**, 3701 (1990)
19) T. Ichijo, T. Katafuchi and T. Hori: *Brain Res. Bull.*, **34**, 547 (1994)
20) I. J. Elenkov *et al.* : *Proc. Am. Assoc. Phys.*, **108**, 374 (1996)
21) G. A. W. Rook and A. Zumla : *Lancet*, **349**, 1831 (1997)
22) T. Katafuchi *et al.* : *Neuroscience*, **120**, 837 (2003)
23) O. Morikawa *et al.* : *Eur. J. Pharmacol.*, **349**, 317 (1998)
24) T. Katafuchi *et al.* : *Eur. J. Neurosci.*, in press.
25) W. D. Hirst *et al.* : *Neurochem. Int.*, **33**, 11 (1998)
26) P. Brust *et al.* : *J. Neurochem.*, **74**, 1241 (2000)
27) N. Bel *et al.* : *Eur. J. Neurosci.*, **9**, 1728 (1997)
28) T. Katafuchi, T. Kondo and S. Take : *Neuroimmunomodulation*, **10**, 63 (2002)
29) M. Narita *et al.* : *Biochem. Biophys. Res. Commun.*, **311**, 264 (2003)
30) A. Lloyd *et al.* : *J. Infect. Dis.*, **164**, 1023 (1991)
31) 片渕俊彦: インターフェロン―その研究の歩みと臨床応用への可能性―, 今西二郎編, p.112, ライフサイエンス社 (1998)

(片渕俊彦)

第2章　加齢と免疫力

2.1　高齢者の疾患と健康保持

　21世紀には高齢者人口の増加に少子化の加速が相まって，4人に1人が65歳以上の高齢者という超高齢化社会の到来することが予測されており，医療の分野のみならず，社会，経済的にも大きな問題となっている．また，人口構成の高齢化は疾病構造に対しても大きな影響をもたらしており，心疾患や脳血管疾患などの高齢者特有の慢性疾患に加え，ガンおよび肺炎，結核などの感染性疾患による死亡者の増加が高齢者において際立っている[1]（図2.1）．昭和10年頃は高齢者だけでなく，乳・幼児においても肺炎は致死率の高い疾患であったが，抗生物質の発見，普及により肺炎による死亡者は激減した．しかし，65歳を越える高齢者では現在でもなお肺炎などの感染症によ

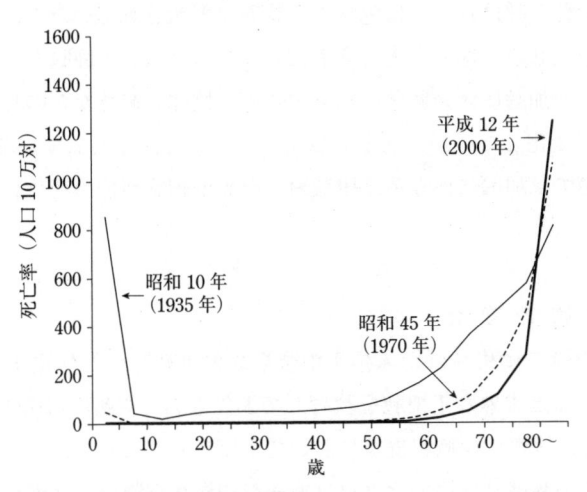

図 2.1　肺炎による年齢階級別死亡率（人口10万対）の年次比較[1]

る致死率が高い．また，昨今では老人保健施設などに入所している高齢者において，インフルエンザやノロウイルス感染による死亡者が相次いでみられている．さらに，近年の高齢者におけるインフルエンザなどの感染症による死亡者の増加は，日本人の男女における平均寿命の伸びをはじめてマイナスに転じる一因となっていることから，高齢者における感染症対策は高齢者の健康を保持するうえで最重要課題であると考えられる．この高齢者における易感染性や疾病の重症化の背景として，体内に侵入した細菌やウイルスなど外来性の微生物を排除する働きをしている免疫系の破綻との関連が指摘されている．本章では加齢に伴う免疫系の変化について説明するとともに，栄養がこの加齢に伴う免疫能の変化とどのように関連するかについて，これまでの研究成果をもとに解説する．

2.2　加齢に伴う免疫能の変化

　加齢により免疫能が低下することが知られているが，すべての免疫系が一様に低下するのではなく，低下する機能もあれば，ほとんど変化しないか，あるいは逆に加齢に伴い亢進する機能さえある．この加齢に伴う免疫能の変化は免疫老化と呼ばれ，昔は免疫不全状態と解釈されていたが，現在は免疫能の調節不良状態であると考えられている．一般に，T細胞を中心とする細胞性免疫能が加齢に伴い顕著に低下するが，抗体，補体などの体液性免疫能はほとんど変化しないか，あるいは上昇することが知られている[2]（図2.2）．まず，本節では加齢に伴う免疫組織および免疫細胞機能の変化について解説する．

2.2.1　胸腺の変化

　胸腺は骨髄で産生された未熟T細胞を成熟T細胞へと分化＋成熟する組織，換言すると未熟なT細胞を教育しておとな（成熟）T細胞へと転換する場である．実際には胸腺皮質においてネガティブセレクションが，そして皮質・髄質境界域においてマクロファージや樹状細胞によりポジティブセレクションが行われ，自己反応性T細胞やMHC（主要組織適合遺伝子複合体）

非拘束性T細胞は排除され，末梢血中に現れることはない．胸腺へ入った未熟T細胞が無事，末梢血中に現れる確率は5％程度であると言われており，これら選択の厳しさが想像できる．

　胸腺は思春期の頃に最大となるが，実際には生後すぐから徐々に実質組織が消失し，それに代わり結合組織，脂肪組織が増加し，60歳になると生後まもなくの胸腺と比べると数％程度の実質組織しか残存しておらず，高齢者では上述の胸腺機能が極端に低下していることがわかる[3]（図2.3）．その結果，胸腺における厳しい選択がくずれ，自己反応性T細胞や非拘束性T細胞が末梢血中に多数出現することになり，後述の自己免疫疾患発症の契機となる．高齢者では胸腺機能の低下した

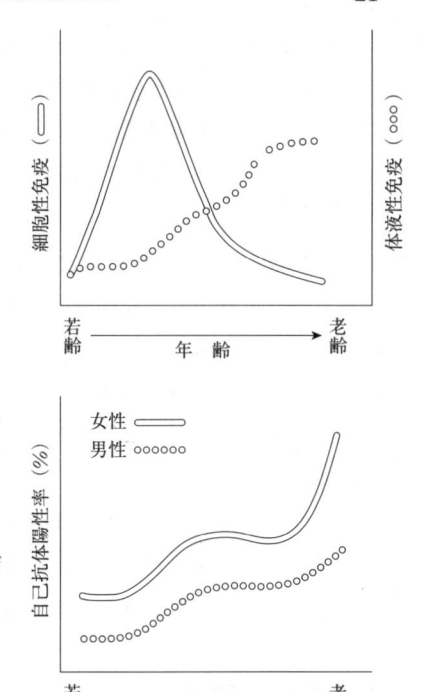

図 2.2 加齢に伴う細胞性および体液性免疫能の変化[2]

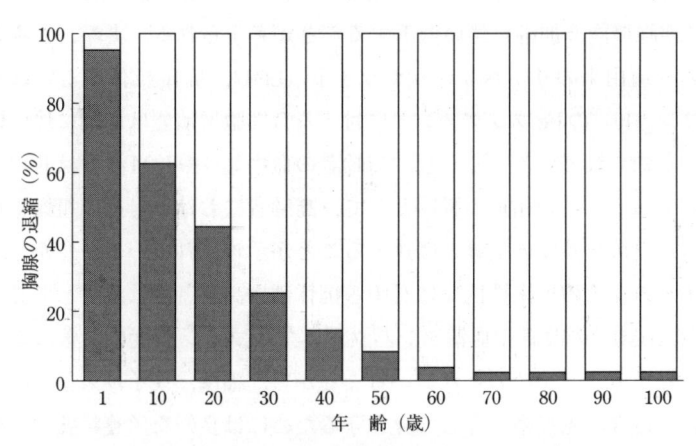

図 2.3 加齢に伴う胸腺の生理的萎縮（退縮）[3]

分，骨髄，脾臓（ひぞう），リンパ節，パイエル板および肝臓などのリンパ系器官においてT細胞の分化，選択が行われる．これをTリンパ球の胸腺外分化と呼んでいる．その他の免疫組織，例えば脾臓やリンパ節も加齢により変化を示すが，胸腺に比べ，その変化が出るのは遅く，50歳以降である．

2.2.2 末梢血中の免疫細胞割合の変化

加齢に伴う血液中の免疫細胞割合の変化としては，抗原に暴露されたことのないナイーブT細胞の割合が減少し，メモリーT細胞の割合が増加する[4]．T細胞の中でもCD4抗原陽性（$CD4^+$）T細胞やCD8抗原陽性（$CD8^+$）T細胞の割合も加齢に伴い低下し，特に抗体産生反応に対して抑制的に働く$CD8^+$T細胞割合の低下が顕著である．その結果，$CD4^+/CD8^+$が高齢者では上昇する．しかし，若年者，中年者および高齢者を対象とした最近の研究では，高齢者においてもメモリーT細胞中の$CD4^+$および$CD8^+$T細胞割合は若年者および中年者と比べても有意な低下はしないことが見出されている．

2.2.3 B細胞機能の変化

B細胞は抗体を産生する形質細胞の前駆細胞であるが，B細胞が形質細胞へと分化するためには活性化T細胞によって産生されるサイトカインなどの補助因子が必要である．つまり，加齢に伴いT細胞機能が低下することから，B細胞機能も加齢に伴い低下することが考えられる．実際，大腸菌やサルモネラ菌由来のリポポリサッカライド（LPS），抗Ig抗体あるいは免疫グロブリン（Ig）のFcフラグメントに対するB細胞増殖能は加齢に伴い低下することが知られている．しかし，高齢者の血中IgGやIgM濃度は若年者に比べ高値である．この相違の説明として，高齢者における自己の組織や細胞に対する自己抗体濃度の上昇と関連することが示唆されている．しかし，細菌やウイルスなどの外来性抗原に対する抗体価は高齢者では減少しており，体格指数（BMI）の改善や血清タンパク質，アルブミン濃度の改善により抗体価が上昇することが認められていることから，細菌，ウイルスなどの感染症から自分自身の免疫系を介して身を守るためには良好な栄養状態を維持することが高齢者では重要である．

2.2.4 T細胞機能の変化

ヒトの皮膚における遅延型過敏反応，PHA（フィトヘマグルチニン）やCon A（コンカナバリンA）などの植物由来レクチンに対するT細胞増殖反応などが加齢に伴い低下することが知られている[5]（図2.4）．このことは結果として，高齢者における外来性の細菌やウイルスに対する易感染性やガン発生の増加と関連する．CD4$^+$（ヘルパー）T細胞機能も加齢に伴い低下することから，外来抗原に対する抗体産生にも影響する．その他，移植臓器の拒絶反応に関わる細胞障害性T細胞機能も加齢に伴い低下する．

2.2.5 サイトカイン産生の変化

上述したように高齢者ではナイーブT細胞が減少する一方で，メモリーT細胞の増加がみられる．この背景にはヘルパーT細胞の亜群であるTh1からのサイトカイン（IFNγ，IL-2，IL-12）産生が低下する一方で，Th2からのサイトカイン（IL-4，IL-5，IL-10）の産生が高齢者では増加することと関連している．また，高齢者では炎症性サイトカインのTNFα（腫瘍壊死因子），IL-1およびIL-6産生が高いことが見出されており，高齢者が炎症を有していること，すなわち動脈硬化症，骨粗鬆症および認知症（痴呆）などのリスクの高いことと一致している．

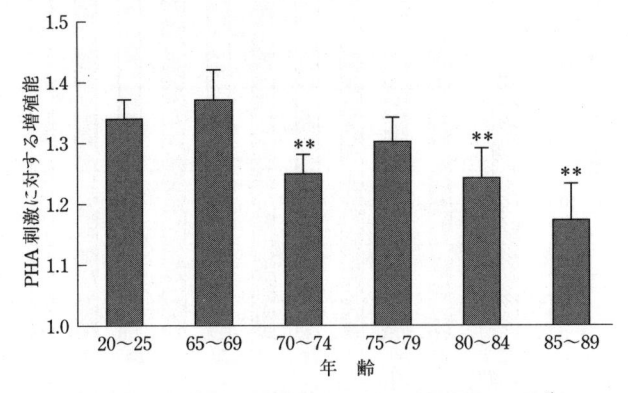

図2.4 若齢者と高齢者の末梢血T細胞機能の比較[5]
** $p<0.01$（vs 20〜25歳）

2.2.6 ナチュラルキラー（NK）細胞機能の変化

自然免疫をつかさどる細胞の1つであるNK細胞割合は高齢者では増加することが知られている[5]（図2.5）．しかし，ヒト白血病細胞由来のK562細胞を標的細胞とするNK細胞機能そのものは高齢者においても若年者とほとんど同等であることから，NK細胞当たりの活性が高齢者では低下し，それを補うためにNK細胞割合が上昇していることが示唆されている．

2.2.7 単球・マクロファージ機能の変化

血液中の単球が各組織で分化・成熟したのがマクロファージである．肺，腹腔に局在するマクロファージはそれぞれ肺胞マクロファージ，腹腔マクロファージと呼ばれる．また，肝臓で分化・成熟したものはクッパー（星状）細胞と呼ばれる．骨には破骨細胞と呼ばれるマクロファージが存在する．これらすべての細胞は局在部位が違っていても有する機能は同様であり，貪食能，抗原提示（アクセサリー）機能および直接ガン細胞を障害する（抗腫瘍

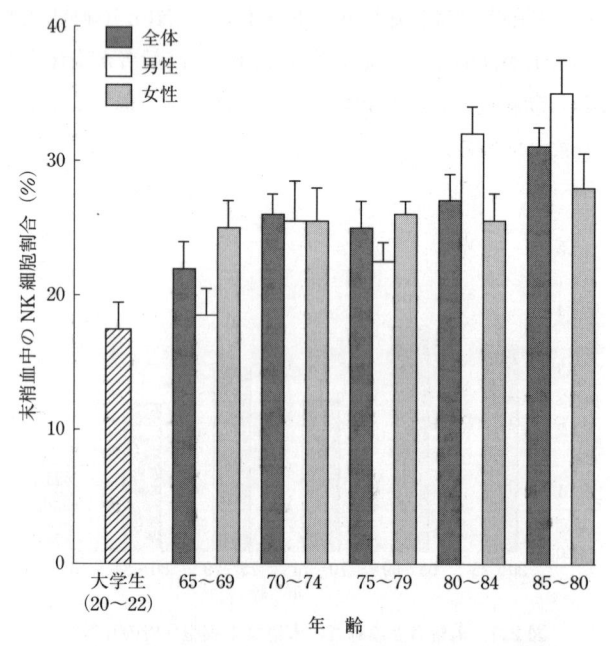

図 2.5 若齢者と高齢者における末梢血中のNK細胞割合[5]

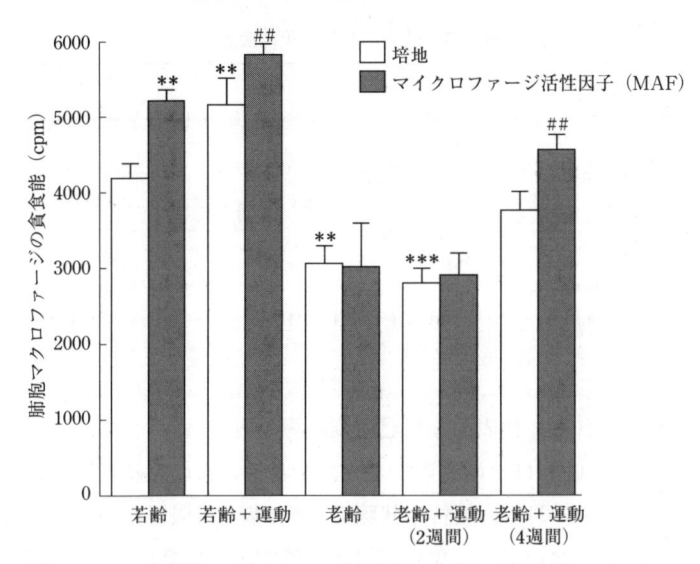

図2.6 ラット肺胞マクロファージ貪食能の加齢による変化と運動の影響[6]
** $p<0.01$，*** $p<0.001$ （vs 若齢ラットの貪食能），
$p<0.01$ （vs 無刺激時の貪食能）

機能を有している．一般に，これら機能は単球よりも局所で分化・成熟したマクロファージの方が高い．マクロファージ機能は低下したT細胞機能を補う意味でも加齢に伴って低下することはほとんどないと言われているが，実験動物を用いた結果では肺胞マクロファージの細胞膜表面にあるFcレセプターを介したオプソニン化ヒツジ赤血球（SRBC）に対する特異的貪食能は加齢に伴い低下することが知られている[6]（図2.6）．

2.3 高齢者における免疫能の異常亢進—自己免疫疾患

　高齢者ではすべての免疫能が一様に低下するのではなく，中にはむしろ異常なほど免疫能が亢進する場合がある．その代表が自己免疫疾患である．自己免疫疾患の特徴として必ず血液中に自分の組織・細胞に対する抗体（自己抗体）が検出される．自己抗体には臓器特異的な抗体と臓器非特異的な抗体があり，前者には抗サイログロブリン抗体，後者にはリウマチ因子や抗DNA

表 2.1 代表的な自己免疫疾患

疾　患	自　己　抗　体	標的臓器
全身性エリテマトーデス	抗核抗体・抗 DNA 抗体・抗 Sm 抗体	腎臓・皮膚など
リウマチ様関節炎	リウマチ因子	滑膜
慢性甲状腺炎	抗ミクロソーム抗体・抗サイログロブリン抗体	甲状腺
強皮症	Scl-70 抗体	皮膚
多発生筋炎，皮膚筋炎		筋組織・皮膚
シェーグレン症候群	SS-A 抗体・SS-B 抗体	涙腺・唾液腺
リウマチ熱	抗ストレプトリシン O	心膜・皮膚など

抗体などが含まれる．代表的な自己免疫疾患を表2.1に示した．全身性エリテマトーデス（SLE）はその名のとおり，全身性の自己免疫疾患で比較的若年女性に現れるのに対し，慢性甲状腺炎（橋本病）は限局性の自己免疫疾患である．高齢者において自己免疫疾患が比較的高率に発症する理由として，前述の胸腺の萎縮（退縮）と関連することが示唆されている．本来，自分自身の細胞や組織に対しては自己免疫寛容が成立しており，抗体産生などの免疫反応は起こらない．しかし，自己免疫疾患では，この寛容が破綻して自己の細胞や組織が異物（抗原）として認識され，抗体（自己抗体）や感作T細胞などを産生して，自己の細胞や組織を攻撃し，障害する．その背景には胸腺の退縮に伴う機能低下により，特にサプレッサーT細胞の数的および機能的低下が誘導され，その結果，誤って自分自身の細胞や組織に対する抗体（自己抗体）が産生されても，その産生を止めることができないために自己免疫疾患が発症する．また，サプレッサーT細胞数が減少する一因として，サプレッサーT細胞そのものに対する自己抗体ができ，それによって障害を受け，破壊されることが考えられている．さらに，高齢者において自己免疫疾患が起きるもう1つの理由として，B細胞の抗原に対する過剰反応が関与することが知られている．これら自己免疫疾患を引き起こすTおよびB細胞の異常は単に加齢だけではなく，ウイルス感染，薬剤やホルモン投与，ガンなども原因となる．一般に，高齢者では男性よりも女性において多発する傾向がある．治療としては薬物療法が主流であり，免疫抑制剤や免疫調整薬などが使用される．

2.4 高齢者の栄養摂取と免疫能

　高齢者では歯の脱落をはじめ諸臓器の機能低下がみられ，その結果として摂取する食品の傾向も若い頃と比べると大きく変わってくることが知られている．豆類，果実類，いも類の摂取は高齢者では増加するが，その他の食品の摂取は減少する傾向にある．特に，加工食品，油脂類および肉類の摂取は加齢による減少傾向が強い．これら食品群の摂取傾向を栄養素別にみた場合，高齢者では炭水化物の摂取が増える一方で，脂肪の摂取が減少し，高糖質低脂肪の摂取傾向を示すようになる．また，タンパク質としては動物性のものから植物性のものへとその摂取傾向が移行している．これらの結果は限定されたある時期における横断的研究によるもので，同一集団を時系列に調査・検討したものではないが，比較的，高齢者の消化・吸収機能を含めた身体機能の低下に見合ったものであると考えられる．その結果，高齢者では十分な栄養摂取ができない場合や，たとえ十分な栄養摂取をしていても消化・吸収機能の低下により体内に必要な栄養素を取り込めず，栄養不良状態になる者が多く見られる．これまで代表的なタンパク質・エネルギー栄養不良（PEM）として，エネルギーをはじめすべての栄養素の摂取が不足している消耗症と呼ばれるマラスムスと，エネルギー摂取は比較的足りていてもタンパク質摂取が著しく低いクワシオルコルと呼ばれるものがある．PEMになると血清アルブミン値の低下をまねき，3.5g/dL未満で慢性的栄養不良状態にあると判断される．高齢者ではインフルエンザの予防接種を前もってしていても，栄養状態が悪い（血清アルブミン値3.5g/dL未満）とインフルエン

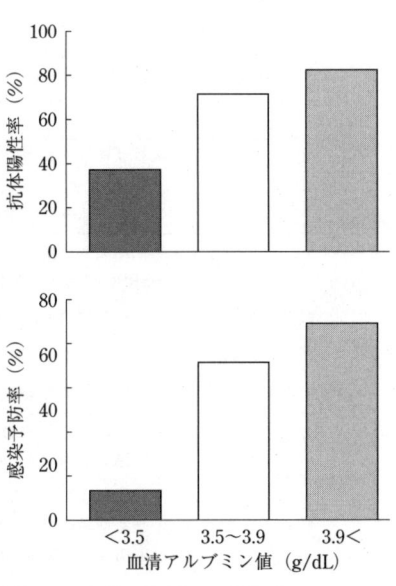

図2.7　血清アルブミン値とインフルエンザ予防接種後の抗原 H1N1 に対する抗体陽性率と感染予防効果[7]

ザの感染予防率が低く，それがインフルエンザウイルスに対する抗体産生の低下と関連することが見出されている[7]（図2.7）．つまり，高齢者は前述のように，加齢に伴い細胞性免疫能を中心とする免疫能の顕著な低下を示すが，栄養状態の良し悪しが高齢者の易感染性を決定する重要な因子であり，インフルエンザの予防接種をしても栄養状態が悪い高齢者ではその効果が望めないことが分かる．さらに，PEMを有する場合，単にタンパク質とエネルギ

表2.2 タンパク質・エネルギー栄養不良に伴うビタミン欠乏の発生頻度[8]

ビタミン	重篤な栄養不良		中程度の栄養不良	
	調査数	欠乏(%)	調査数	欠乏(%)
ビタミン A	13/29	45	11/37	30
カロテン	32/33	97	25/32	78
葉　酸	5/33	15	7/36	19
ビタミン C	0/20	0	0/19	0
ビタミン B_1	12/28	43	18/27	67
ビタミン B_2	5/31	16	3/24	13
ビタミン B_6	12/34	35	8/42	19

表2.3 種々のビタミン欠乏と免疫能[9]

ビタミン	免疫能の変化
ビタミン B_6	・ジフテリア毒素に対する抗体産生の低下 ・SRBCに対する抗体産生細胞数の低下 ・リンパ球混合培養反応の低下
パントテン酸	・サルモネラ菌に対する抗体価の低下 ・SRBCに対する抗体産生細胞数の低下
ビタミン B_1	・ラットにおけるヒト赤血球に対する抗体価の低下
ビタミン B_2	・ラットおよびブタにおけるヒト赤血球に対する抗体価の低下
ビオチン	・ジフテリア毒素に対する二次抗体価の低下
ビタミン B_{12}	・TおよびB細胞数は正常 ・PHAに対するヒト末梢血幼若化能の低下
ビタミン A	・ジフテリア毒素に対する抗体反応の低下 ・遅延型過敏反応の低下 ・末梢血T細胞数の低下とPHAに対する反応低下
ビタミン C	・ツベルクリン反応に対する感受性発達を障害 ・皮膚移植片の拒絶反応の低下 ・胸腺由来体液性因子の産生低下

一だけでなく，同時に種々のビタミン欠乏を併発することが知られている[8]（表2.2）．これらビタミン欠乏では表2.3に示すような種々の免疫能の低下することが知られており[9]，高齢者においては良好な栄養状態を保つことが健康を保持するうえで重要である．

一方，もし高齢者が若いときと同じような栄養摂取を続けていると，過剰栄養摂取となり，肥満を発症することが知られている．肥満は体内に脂肪の過剰蓄積をみる疾患であり，前述の栄養不良と比べると栄養素は過剰なほど十分あることから感染症とは無縁のように想像される．しかし，実際は肥満者の方がむしろウイルスや細菌などの感染症にかかりやすいことが知られている[10]．つまり，肥満者では体内に侵入してきたウイルスや細菌などの微生物を排除する能力（免疫能）が低下していることが分かる．実際，BMI（体格指数）が30以上の高度肥満者で，30および40歳代ではNK細胞活性やT細胞増殖能が正常者に比べ同等か高値を示すのに対し，60歳代ではいずれの機能も著明に低下しており，高齢者における肥満が感染症やガン発生に対して増悪作用を有することが示唆される[11]（図2.8）．肥満は40歳以降の年代で多発する成人病（現在の生活習慣病）の発症を高め，60歳以降の高齢者の易感染性や発ガンを助長する危険因子である．肥満が免疫能を低下させる機序

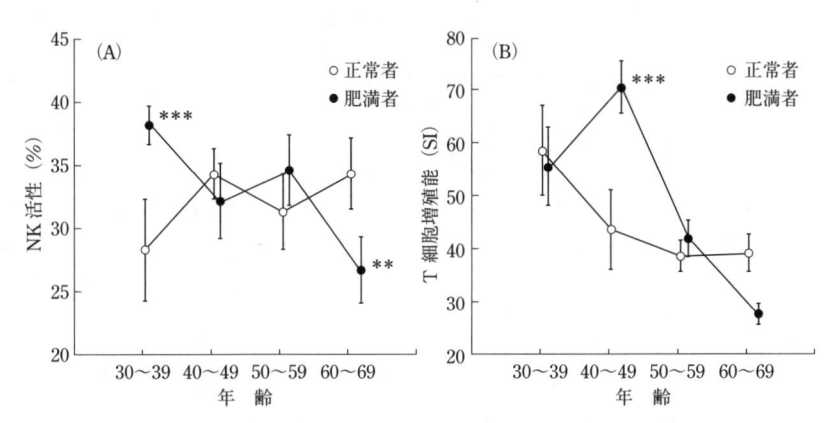

図 2.8 加齢に伴う末梢血リンパ球のNK活性（A）およびT細胞増殖能（B）の変化に対する肥満の影響[11]
正常者：BMI 20～25，肥満者：BMI >30，SI：刺激係数．
** $p<0.01$, *** $p<0.001$ (vs 同年代の正常者)

として，T細胞増殖時に必要なエネルギー源であるグルコースの細胞内への取り込み低下と関連することが見出されている[12]．さらに，顕著な体重減少を誘導しない程度の軽い運動トレーニングをすることにより，肥満に伴い低下していたグルコース輸送担体（GLUT-1）の発現を改善し，その結果としてT細胞機能やNK細胞活性の回復することが明らかにされている[13]．

2.5 加齢に伴う免疫能低下と栄養

老化と免疫に関する研究はラットなどの比較的短命な動物を用いても2年程度の期間を要することから，これまでそのほとんどの研究がある時点の各年齢集団を対象とする横断的研究による成果であった．近年，老化モデル動物が開発され，免疫だけでなく種々の諸機能についても加齢に伴う変化を縦断的に研究することが可能となった．著者らは，これまでヒトの本態性高血圧症のモデル動物として開発された自然高血圧易発症ラット（SHR）が免疫学的には老化モデルであることを再確認するとともに，ビタミンEによる免

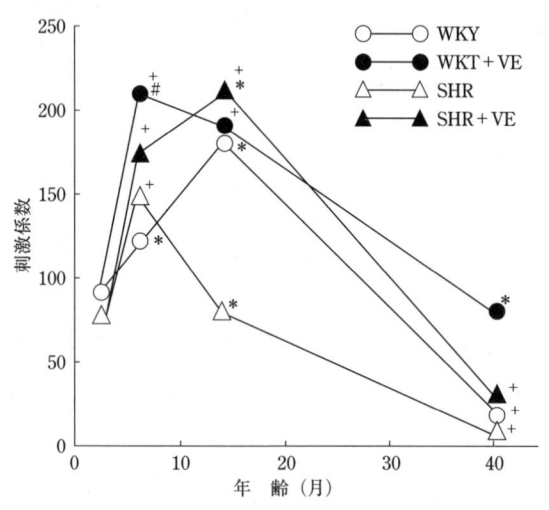

図2.9 老化モデルラットSHRの加齢に伴うT細胞増殖能に対する高ビタミンE食投与の影響[15]
+ $p<0.05$（vs WKY or SHR），＊ $p<0.05$（vs 同年齢 WKY），# $p<0.05$（vs 同年齢 SHR）

疫賦活作用について検討している．SHRでは血漿，胸腺および脾臓中のビタミンE濃度が対照のWistar Kyotoラット（WKY）に比べ約1/2に低下しており，ビタミンE欠乏状態にあることを認めた．さらに，高ビタミンE食投与によりこのSHRのビタミンE欠乏状態が改善されたことから，SHRの血漿などにおけるビタミンE濃度の低下がビタミンEの腸管での吸収障害などによって起きているのではなく，体内でのビタミンE消費がWKYに比べ高いためであると考えられる[14]．SHRでは免疫学的には3か月齢頃から胸腺T細胞機能の著しい低下を認める．その機序としては胸腺における未熟T細胞の分化・成熟の低下や胸腺細胞に対する自己抗体（NTA）産生の亢進などが見出されている．また，対照群の10倍量のα-トコフェロールを含む高ビタミンE食は，このSHRの早期にみられるT細胞機能の低下を改善し（図2.9），それがNTA抗体産生の抑制や胸腺におけるT細胞サブセット割合の改善と関連することが見出されている[15]．

次に，免疫学的に正常なF344ラットを若齢時から15か月齢まで高ビタミンE食で飼育した場合の加齢に伴う細胞性免疫能の変化について検討した．その結果，図2.10に示すように，高ビタミンE食群の老齢ラット脾臓リンパ

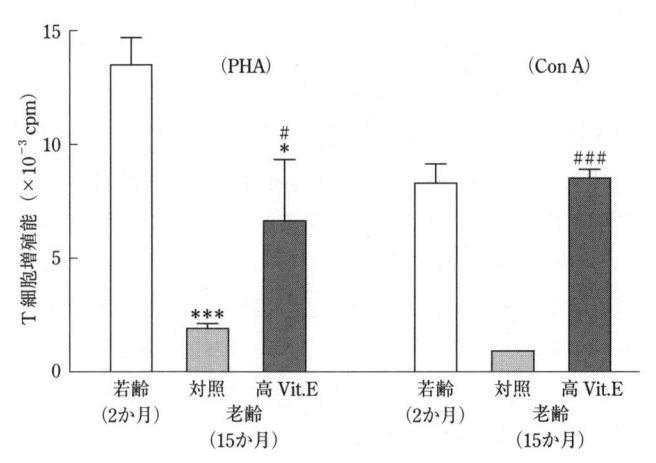

図2.10 老齢ラットの脾臓リンパ球増殖能に対する高ビタミンE食投与の影響[16]
* $p<0.05$, *** $p<0.01$ （vs 若齢ラット），# $p<0.05$, ### $p<0.001$ （vs 老齢ラット―対照食）

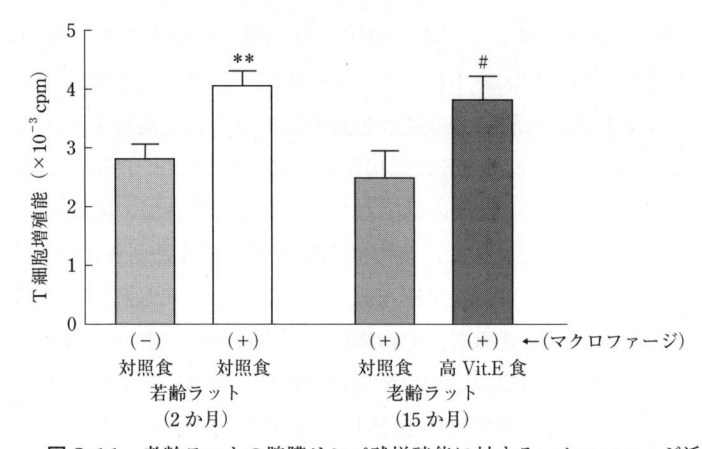

図2.11 老齢ラットの脾臓リンパ球増殖能に対するマクロファージ添加の影響[17]
** $p<0.01$ (vs 若齢ラット脾臓リンパ球増殖能（−）), # $p<0.05$
（老齢ラット脾臓リンパ球増殖能（＋）対照食マクロファージ）

球増殖能の加齢に伴う低下は軽度か，あるいはほとんど見られなくなっており，特にCon Aに対する反応性は若齢ラットとほぼ同等の能力を保持していた．この結果は，ビタミンEが加齢に伴う細胞性免疫能の低下を阻止あるいは軽減する可能性を示唆するものである．加齢に伴うT細胞機能の低下がマクロファージを介して起こる可能性が既に見出されている[16]ことから，次に，老齢および若齢ラット脾臓細胞から分離したマクロファージを用いて，脾臓リンパ球と *in vitro* 培養した場合のT細胞増殖能を指標として，老齢ラットのマクロファージ機能とそれに対する高ビタミンE食摂取の影響について検討した．その結果，老齢ラットのマクロファージが若齢ラットの脾臓T細胞の増殖反応を強く抑制した．しかし，高ビタミンE食を摂取すると同じ老齢ラットのマクロファージでもその抑制作用が見られなくなることを認めた[17]（図2.11）．この機序としては，米国タフツ大学のMeydani教授らのグループが，不飽和脂肪酸の1つであるアラキドン酸から合成されるプロスタグランジンE_2（PGE_2）がマクロファージのT細胞増殖反応の抑制に関与すること，ならびにビタミンEがPGE_2合成を抑制することを見出し，報告している[18]．

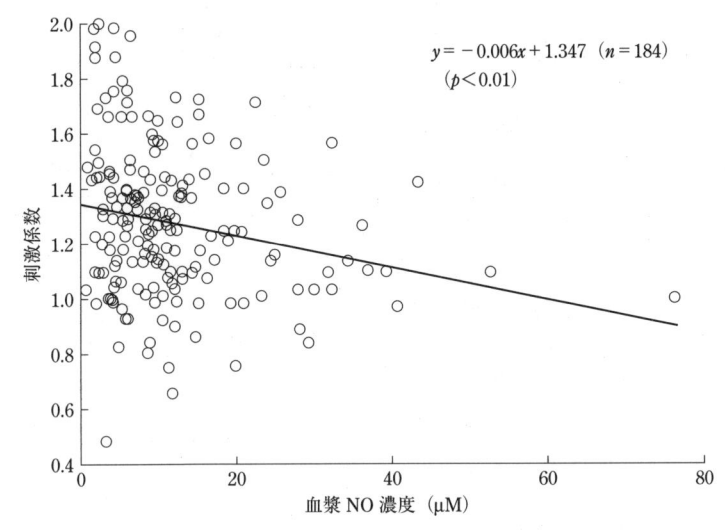

$y = -0.006x + 1.347$ $(n = 184)$
$(p < 0.01)$

図 2.12 健常高齢者の血漿 NO 濃度と Con A 刺激に伴う末梢血 T リンパ球増殖能との相関[21]

最近,加齢に伴う細胞性免疫能の低下と血中一酸化窒素（NO）濃度との関連が注目されている．NOは1998年度のノーベル医学生理学賞の対象となった物質で,強い血管弛緩作用を有するだけでなく,様々な生理活性作用を我々の体内で発揮している[19]．その中にはガン細胞の増殖抑制作用に加えて,免疫抑制作用を有することも知られている[20]．特に,T細胞マイトジェンに対する増殖反応を強く抑制する．NOは非常に不安定な物質であるため,秒単位で分解され,より安定な物質へと転換することが知られている．そこで,実際にはNO濃度はグリース法によって亜硝酸イオン濃度として測定され,考察されている．血中のNO（亜硝酸イオン）濃度を65歳以上の高齢者と20歳代の若者で比較した場合,高齢者の方が約1.5倍高いことを認めている[21]．さらに,図2.12に示すように,高齢者の血中NO（亜硝酸イオン）濃度と末梢血T細胞増殖能との間に有意な負の相関があることを見出している．また,NOも活性酸素の一種であることから,抗酸化作用を有するビタミンEによりその生成が抑制される可能性が考えられる．しかし,血中NO濃度とα-トコフェロール濃度との相関を見たところ有意な相関どころか,傾向さえも見られなかった．ここでビタミンEが脂溶性ビタミンであること

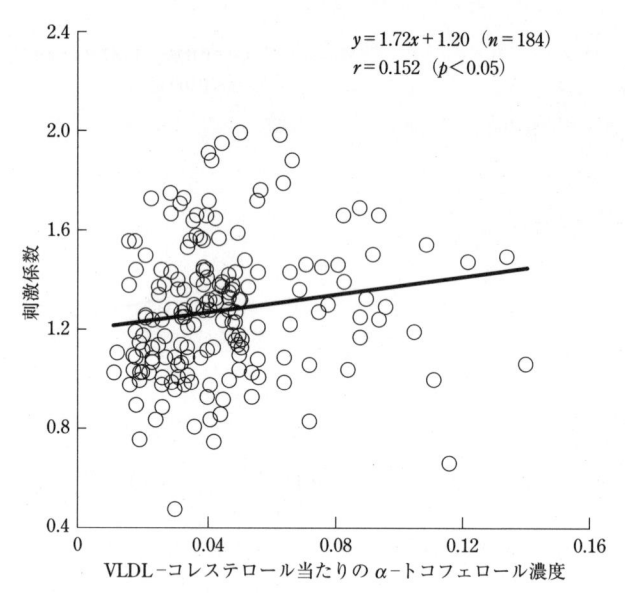

$y = 1.72x + 1.20$ ($n = 184$)
$r = 0.152$ ($p < 0.05$)

図 2.13 健常高齢者の血清 VLDL-コレステロール当たりの α-トコフェロール濃度と Con A 刺激に伴う末梢血 T リンパ球増殖能との相関[21]

から，その血中動態，つまり肝臓に取り込まれたビタミン E は VLDL-コレステロールとともに血中に入り，末梢組織へと運搬されていることに注目し，VLDL-コレステロール当たりのビタミン E（α-トコフェロール）濃度と血中 NO 濃度との相関について検討した．その結果，図 2.13 に示すように，VLDL-コレステロール当たりのビタミン E 濃度が高い高齢者ほど末梢血 T 細胞増殖能も高いことを認めた．このことは高齢者の免疫能を保持あるいは高めておく 1 つの手段として，血中ビタミン E 濃度を高めておくことが有効であることを示唆している．

2.6 まとめ

本章では加齢に伴う免疫能の変化について，免疫組織および免疫細胞の数的，質的ならびに機能的面から解説した．さらに，栄養状態との関連として肥満や栄養不良時の免疫能に対する影響について要約した．また，加齢に伴

2.6 まとめ

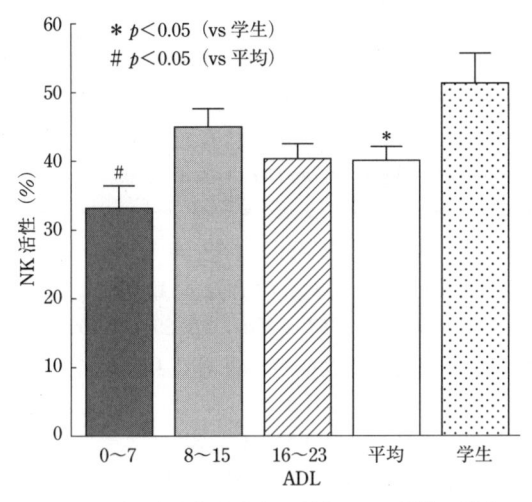

図2.14 老人保健福祉施設入所者のNK活性に対する日常生活機能（ADL）の影響[6]

う細胞性免疫能低下を遅延あるいは阻止する栄養素の1つとしてビタミンEをあげ，これまでの研究成果をもとにその免疫賦活作用について解説した．これら結果は，高齢者における健康保持・増進を図るには良好な栄養状態を保持することが第一であり，その上でビタミンEなどの免疫賦活作用を有する栄養素を補足することが望ましいことを示唆している．著者らはまた，老人保健福祉施設入所者を対象に日常生活機能（ADL）と末梢血リンパ球のNK活性との関連を20歳代の大学生を対照として比較している．その結果，図2.14に示すように，寝たきりのようにADLが低下した高齢者ではNK活性が著明に低下しており，栄養だけでなく洗面，着脱衣などのADLを保持しておくことも高齢者の免疫能を保持するうえで重要であることを見出している[6]．このように，加齢に伴う免疫能低下を栄養から制御することは可能であり，種々の免疫抑制因子（栄養不良，肥満，ADL低下など）を避け，良好な栄養状態を保持することが高齢者の易感染性や発ガンの可能性を防止するうえでも重要である．

参 考 文 献

1) 厚生統計協会：厚生の指標, 臨時増刊「国民衛生の動向」, **49**, 52 (2002)
2) 森口　覚：臨床栄養, **95**, 781 (1999)
3) A. J. T. George et al. : *Immunol. Today*, **17**, 267 (1996)
4) M. Utsuyama et al. : *Mech. Ageing Dev.*, **63**, 57 (1992)
5) 渡辺陽子他：ビタミン研究の進歩　**X**, 50, ビタミンE研究会 (2002)
6) 森口　覚他：日本栄養・食糧学会誌, **53**, 23 (2000)
7) B. M. Lesourd : *Am. J. Clin. Nutr.*, **66**, 478S (1997)
8) C. G. Neumann et al. : *Am. J. Clin. Nutr.*, **28**, 89 (1975)
9) R. L. Gross and P.M. Newberne : *Physiol. Rev.*, **60**, 188 (1980)
10) P. M. Newberne : *Fed. Proc.*, **25**, 1701 (1966)
11) S. Moriguchi et al. : *Nutr. Res.*, **15**, 151 (1995)
12) S. Moriguchi et al. : *Am. J. Clin. Nutr.*, **67**, 1124 (1998)
13) S. Moriguchi et al. : *J. Appl. Physiol.*, **84**, 311 (1998)
14) S. Moriguchi et al. : *Nutr. Res.*, **13**, 1039 (1993)
15) S. Moriguchi et al. : *Nutr. Res.*, **15**, 401 (1995)
16) K. Oonishi et al. : *J. Nutr. Sci.*, **41**, 445 (1995)
17) S. Sakai and S. Moriguchi : *J. Nutr. Sci. Vitaminol.*, **43**, 113 (1997)
18) S. N. Meydani et al. : *Mech. Ageing Dev.*, **34**, 191 (1986)
19) 大柳義彦：NOと医学, 一酸化窒素の生理作用と薬理作用, p.34, 共立出版 (1994)
20) S. Denham and U. Rowland : *Clin. Exp. Immunol.*, **87**, 157 (1992)
21) 渡辺陽子他：必須アミノ酸研究, **158**, 39 (2000)

（森口　覚）

第3章　免疫の種類と働き

3.1　免疫応答の概略

　我々の体は，細菌など体外から侵入する病原微生物の攻撃から免疫と呼ばれる防御機構によって巧妙に守られている．免疫には，感染後数時間以内に働くあらかじめ備わった自然免疫（先天性免疫）と，感染後数日経った後に働く獲得免疫がある．自然免疫には，リゾチーム，ラクトフェリン，抗菌ペプチド，補体などの液性因子と，上皮細胞，マクロファージ，樹状細胞などの細胞性因子が関与している．しかしながら，自然免疫の働きは比較的弱いので，感染が進み自然免疫反応で処理，排除できなかった病原体に対しては，獲得免疫が対応する．獲得免疫はB細胞やT細胞といったリンパ球によって誘導される．この反応の大きな特徴は，抗原に対してきわめて特異性が高いことである．ただし，こうした機能が発現するためには，細胞が分化する必要があるために，数日かかる．さらに，メモリーB細胞，T細胞へと分化することで，免疫状態が長期にわたり持続し，一度罹患した感染症には迅速に対応できるようになる免疫学的記憶が成立する．

3.2　自然免疫と獲得免疫

　我々の体に備わる生体防御反応には，大きく分けて自然免疫反応と獲得免疫反応の2つがある．自然免疫は原始的な免疫反応であり，感染に対する初期防御に重要である．一方，獲得免疫は，抗原特異性の高い反応であり，感染後期の生体防御に必須の役割を果たしている．

3.2.1 自然免疫

自然免疫は，ヒトやマウスのようにリンパ球を持つ生物のみならず，植物においても存在する生体防御機構であり，病原体の侵入を速やかに感知し，排除を促すとともに，獲得免疫を誘導する．また，抗原に非特異的な防御機能であり，細菌などの抗原に接触しなくとも生まれながらに備わっている．この自然免疫には，図3.1に示すような細胞群が関わっている[1]．

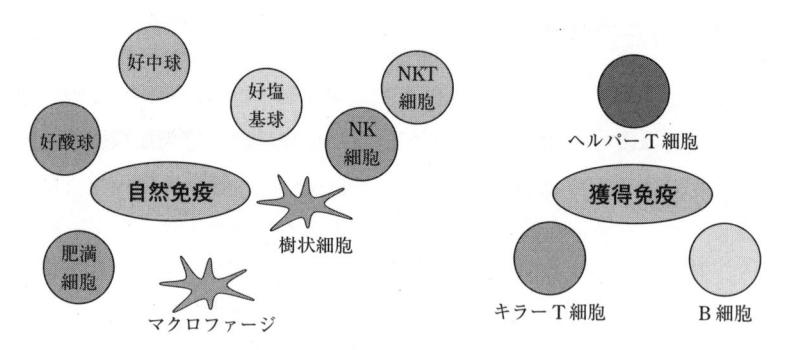

図 3.1 免疫をつかさどる細胞群

病原体の侵入に対し，まず防御に働くのが皮膚や粘膜上皮である．これらは病原体の侵入を物理的に防ぐとともに，ムチン，リゾチーム，ラクトフェリン，ディフェンシン（defencin）といった抗菌ペプチドや酵素を分泌することでも侵入や増殖を阻害している．ディフェンシンに代表される抗菌ペプチドの病原体に対する作用は直接的であり，標的である病原体に吸着し，細胞膜に穴を開けて細胞内に侵入することでその抗菌作用を発揮する[2]．また，マクロファージに結合し，T細胞や樹状細胞を誘引する作用も知られている．抗菌ペプチドによる防御の次に働くのが補体系である．自然抗体やマンノース結合レクチンが病原体に結合すると，補体系が活性化される[3]．活性化された補体は，マクロファージ上に発現している補体レセプターに結合し，マクロファージによる病原体の貪食が開始される．マクロファージはその細胞内に，多彩な分解酵素を含む多くのリソソームを有し，取り込んだ病原体を分解，消化するとともに，体内の老廃物の除去などにもあたる．また，細菌表面のマンノースやフコースなどの糖鎖構造を認識し，細菌と結合

し，貪食する．末梢血中の多核白血球の大部分を占める好中球は，高い運動性と貪食能を示し，侵入した細菌を取り込み，細胞内リソソームで消化，分解する．また，補体に覆われた細菌を，補体レセプターを介して結合し貪食する．好中球と同じ顆粒球である好酸球も同様に貪食能を持つとともに，寄生虫などに対して傷害的に働く物質が存在する細胞内顆粒を細胞外に放出し，殺傷する．マクロファージによって産生されたサイトカインやケモカインは，樹状細胞やナチュラルキラー（NK）細胞，NKT細胞，$\gamma\delta$型T細胞を局所へ遊走させる．NK細胞は抗原非特異的に標的細胞を障害することができ，マクロファージが産生したインターロイキン-12（IL-12）によってさらに強い細胞障害活性を持つようになる．一方，樹状細胞は貪食作用よりもリンパ球に対して抗原侵入情報を提示する抗原提示細胞としての役割を担っている．こうした樹状細胞は，マクロファージと同様に様々なサイトカインを産生し，自然免疫のみならず次の獲得免疫において重要な役割を果たすこと

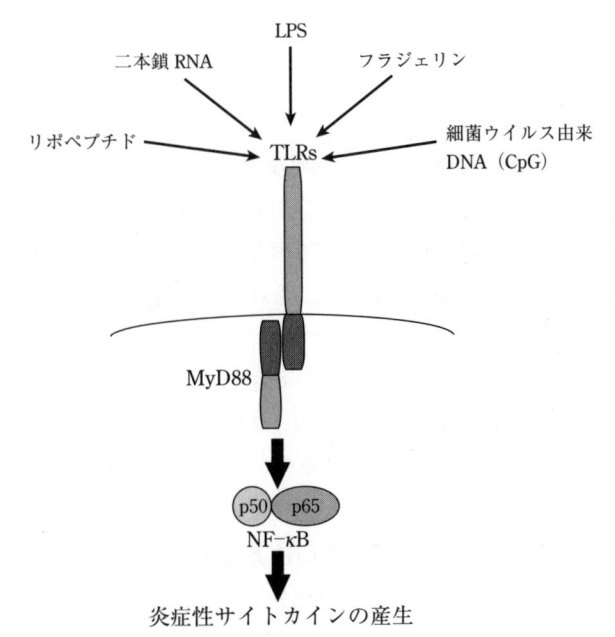

図 3.2 Toll-like receptor（TLR）のシグナル伝達（MyD88 依存的経路）

で，これら2つの免疫反応の橋渡しをしている．

マクロファージや樹状細胞において，病原体を認識し，その応答を伝達するのに重要な働きをしているのがToll-like receptor（TLR）である．TLRはファミリーを形成しており，グラム陰性菌の外膜成分であるリポポリサッカライド（LPS）をTLR4/MD-2が，グラム陰性菌由来のリポペプチドをTLR1やTLR2が，ウイルス由来二本鎖RNAをTLR3が，細菌由来のGC（グアニン・シトシン）に富む配列のDNA（CpG）をTLR9が，それぞれ認識し，活性化シグナルを伝達することが明らかにされている[4]．TLRからのシグナル伝達は，各TLRに共通なアダプター分子であるMyD88を介する経路と，MyD88を介さない経路とがあるが（図3.2），最終的にはNF-κB（nuclear factor κB）やMAPキナーゼの活性化が生じ，腫瘍壊死因子α（TNFα），IL-6，インターフェロンβ（IFNβ）といった炎症性サイトカインやケモカインの産生を誘導する．こうして産生されたサイトカインは感染の拡大を抑制するとともに，次の獲得免疫の発動を誘導する上で重要な役割を担っている．

3.2.2 獲得免疫

自然免疫は抗原非特異的であり，好中球やマクロファージといった貪食細胞が中心となって初期の免疫応答に重要な働きをしているのに対し，獲得免疫は抗原特異性の高い免疫反応であり，B細胞やT細胞といったリンパ球がその主役である．これは，抗原特異的な受容体分子（B細胞はB細胞受容体：BCR，T細胞はT細胞受容体：TCR）を，それぞれ細胞表面にもつためである（図3.3）．

B細胞は，リンパ節や脾臓などのリンパ組織において抗原と出会うと，分裂，増殖し，抗体を分泌する形質細胞となる．この抗体，つまり，免疫グロブリン（Ig）はもともとB細胞表面に発現していたBCRが膜型から分泌型に変換したものである[5]．

一方，T細胞は，受容体の構造の違いにより，αβ型とγδ型に分類される．末梢組織においてはαβ型のものが大部分であり，さらにこのαβ型はCD4型とCD8型に分けられる[6]．CD4およびCD8はともに細胞表面に発現する分子で，TCRからの抗原結合シグナルを補助してT細胞の活性化をサポート

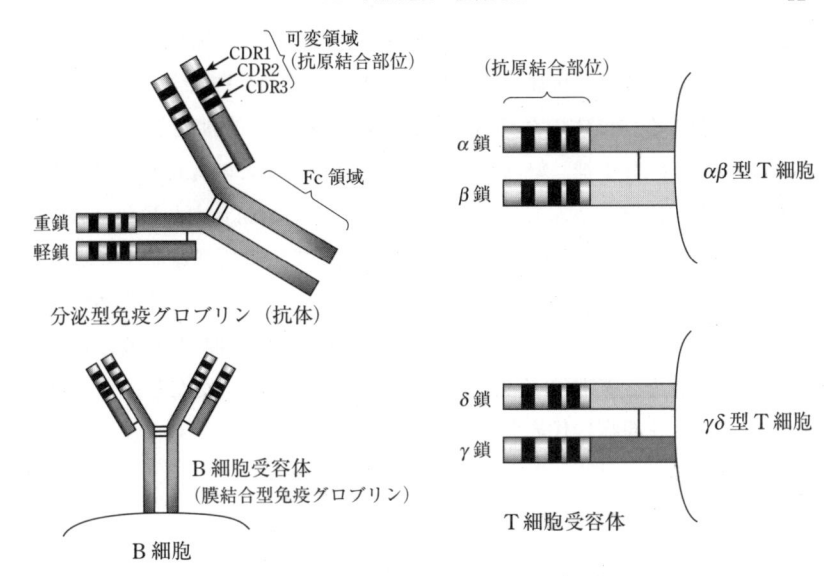

図3.3 免疫グロブリンとT細胞受容体

している．また，十分なT細胞の活性化にはTCRからのシグナルに加え，樹状細胞やマクロファージなどの抗原提示細胞によって提示された共刺激分子と呼ばれる一群の分子からの刺激が合わさって伝達されたときに，はじめてT細胞は抗原と反応し，分化，増殖する（図3.4）．CD4型T細胞にはヘルパーT細胞と呼ばれる集団が存在し，IL-4，IL-5，IL-10といったサイトカインを分泌し，B細胞の抗体産生を助ける．一方，CD8型T細胞は，抗原刺

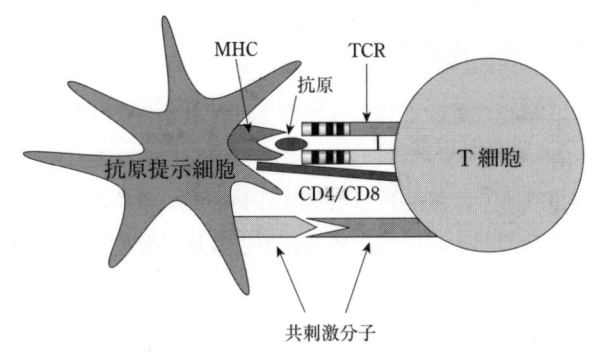

図3.4 T細胞受容体を介したT細胞の活性化

激によりキラーT細胞に分化し，ウイルスなどに感染した細胞を除去する．

抗原特異的な抗体は，抗原と複合体を形成してそれを排除する機能を始動させる働きがある．抗体のクラスがIgGやIgAの場合，抗原と抗体の複合体形成に応答して，好中球，好酸球，マクロファージなどの貪食細胞が，この複合体を細胞内に取り込んで消化，分解する．一方，抗体がIgEクラスの場合，IgEと抗原複合体はIgEレセプターを発現している肥満細胞や好塩基球に結合して，ヒスタミン，セロトニン，プロテアーゼといった生理活性物質の放出（脱顆粒）を誘導し，他の組織への抗原の拡散を抑制したり，貪食細胞を局所に集積し，抗原の除去を容易にする（図3.5）[6]．ただし，この反応が過度に進むと花粉症に代表される即時型アレルギーを引き起こすことになる．

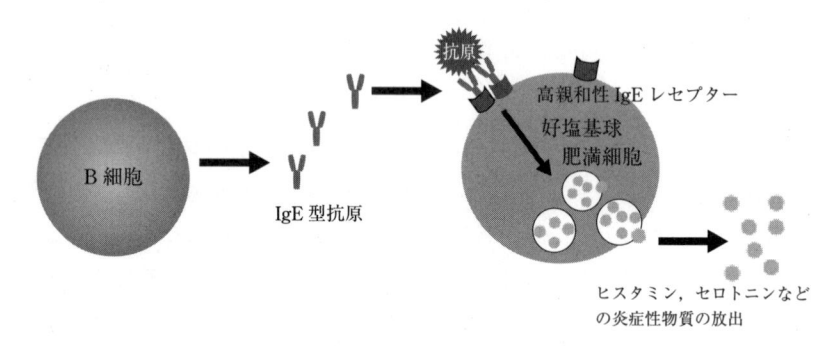

図 3.5　脱顆粒反応

3.3　細胞性免疫と体液性免疫

獲得免疫は，細胞性免疫と体液性免疫と呼ばれる2つの機構から成り立っている（図3.1）．細胞性免疫は，CD4陽性（CD4$^+$）のヘルパーT細胞やキラーT細胞の作用により，細胞内に感染する病原菌（ウイルス，結核菌や原虫）を排除する免疫系である．一方，体液性免疫はB細胞が産生した抗体の作用で細胞外の感染性病原体（寄生虫，破傷風菌や連鎖球菌など）を殺傷したり，毒素を中和したりする免疫系である．

一般に，病原体の侵入に対して両方の免疫系が起こるが，抗体は細胞内に

入って作用することが困難であるため，細胞内に侵入した細菌やウイルスは抗体の作用を受けにくい．そのため，こうした感染細胞を破壊してウイルスの増殖を抑制する細胞性免疫が優先的に働く．一方，細胞外にいる病原微生物などは抗体により攻撃され，排除される．

3.3.1 細 胞 性 免 疫
1） ヘルパーT細胞

　ヘルパーT細胞には，IL-2，IFNγ，リンフォトキシンなどのサイトカインを産生するTh1細胞と，IL-4，IL-5，IL-10などを産生するTh2細胞の2つの種類がある（図3.6）．Th1細胞は主に細胞性免疫の調節を担っており，Th2細胞は体液性免疫の調節作用に重要な働きをしている[7]．Th1細胞からのサイトカインの刺激を受けたB細胞は主にIgG2aやIgG2bを産生するが，Th2細胞からの刺激をうけたB細胞は主にIgG1とそれに引き続いてIgEを産生する．この2つの細胞のバランスによって免疫調節の恒常性が保たれてい

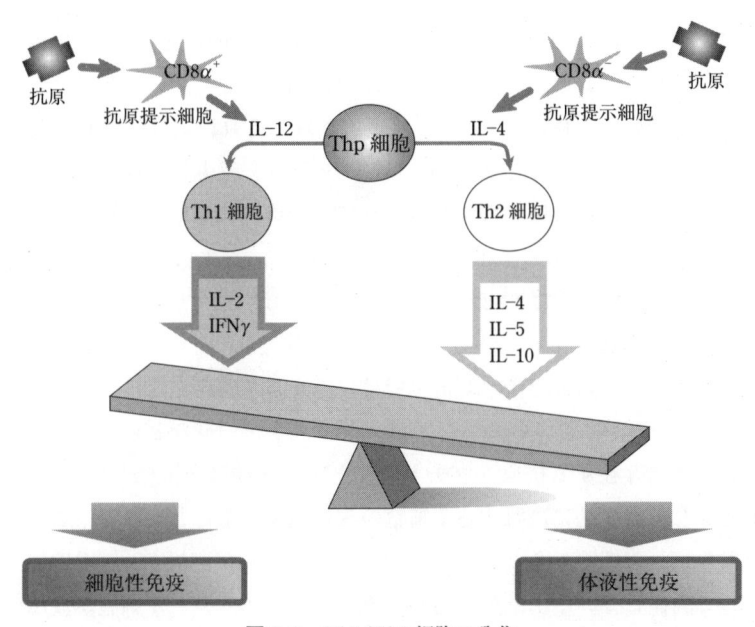

図3.6　Th1/Th2細胞の分化

る．Th1に免疫が偏った場合，細胞性免疫が増強され，ガンや感染症に対する免疫応答は高まるが，同時に自己免疫疾患の発症リスクを高め，糖尿病の発症を促進する．一方，Th2型の免疫が亢進した場合，IL-4，IL-5などのサイトカインが過剰に産生され，サイトカインバランスの不均衡から，細胞性免疫の低下につながり，感染症に対する感受性が高まる．また，血中のIgEレベルの高いアレルギー患者においては，何らかの原因でTh2に免疫が偏っていることが予想されている．

　これら2種類のヘルパーT細胞は，共通のTヘルパー前駆細胞Thpから分化した細胞であり，どちらの細胞に分化するかは，遺伝的背景，作用するサイトカイン，抗原の量とその性状，などが関与していることが知られている．

　Th1/Th2バランスにおける遺伝的背景の関与については，マウスにおいてはよく知られている．BALB/cマウスは，原虫の一種リーシュマニアの感染により死亡するが，これはTh2優位の免疫応答が起こり，IL-4といったマクロファージを不活性化するサイトカインが産生され，それにより，リーシュマニアを排除するマクロファージを活性化するのに必要なIFNγの産生が起きないためである．これに対し，C57BL/6マウスでは，感染によりTh1優位の応答が起き，IFNγがTh1より産生され，それにより活性化を受けたマクロファージは一酸化窒素（NO）やTNFなどを産生して細胞内の原虫を死滅させる．こうした例から分かるように，細胞内に感染する細菌やウイルスなどの感染症に対する抵抗性はTh1に依存し，寄生虫のような細胞外の病原体に対する抵抗性はTh2が有効とされている．

2） キラーT細胞

　ウイルスなどの感染を受けた宿主では，ウイルス感染を受けた細胞に対するキラーT細胞が誘導される．これは，マクロファージなどの抗原提示細胞の細胞表面に存在する抗原ペプチド断片と主要組織適合抗原との複合体を，TCRを介して特異的に認識するT細胞のみが増殖することによる．この増殖にはヘルパーT細胞から産生されるIL-2などのサイトカインが増殖促進因子として関係している．感染を受けた細胞は，このキラーT細胞が放出するパーフォリンなどのタンパク質により細胞膜に穴を開け，さらにグランザイ

ムなどのタンパク質分解酵素を注入して細胞を殺す．

3.3.2 体液性免疫
1） B細胞の分化と抗体遺伝子の多様性獲得

抗体，すなわち免疫グロブリン分子は，重（H）鎖と軽（L）鎖から構成され，その抗原認識能は重鎖および軽鎖のN末端側にそれぞれ存在する可変（V）領域の組合せによって決定される（図3.3）[8]．可変領域の変化に富んだ構造は，それをコードする遺伝子，重鎖ではvariable（V_H），diversity（D），joining（J_H）の3領域，軽鎖ではV_LとJ_Lの2つの領域の遺伝子再構成によって生み出される（図3.7）．V領域のなかでもとりわけ多様な領域として，CDR1，CDR2，CDR3と呼ばれる3つの領域が重鎖および軽鎖それぞれに存在する．これらの領域は分子の外側に突き出たループ構造をとっており，直接抗原と結合する．B細胞の分化過程で，まず，重鎖のD領域遺伝子の1つとJ領域遺伝子の間で遺伝子再構成が起こり，DJ複合体が形成される．さらに分化が進むとV遺伝子の1つがDJ複合体と遺伝子再構成し，V領域が完

1） 未分化のB細胞における免疫グロブリン重鎖V領域遺伝子

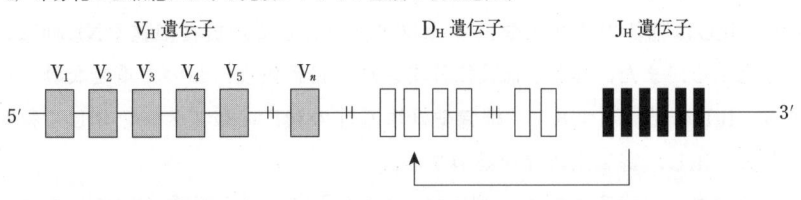

2） DJ組換え体の形成

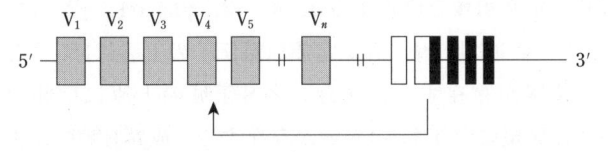

3） V–DJ組換え体の形成

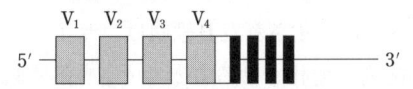

図3.7 免疫グロブリン重鎖V領域遺伝子の組換え

成する．V領域が完成することではじめて重鎖は発現できるようになり，プレ（前）B細胞となる．さらに，プレB細胞において軽鎖V領域遺伝子とJ遺伝子が再構成され軽鎖が発現する．こうして生み出された重鎖と軽鎖が合わさって免疫グロブリンが完成し，細胞表面に発現し，B細胞となる．また，遺伝子再構成の際に，各遺伝子の接合部分に塩基の付加や欠失が起こる．こうした修飾とV，D，J遺伝子の組合せからV領域の多様性が増大する．さらに，B細胞が抗原と反応して活性化すると，抗原に対してより親和性の高い抗体が産生される[9]．これは，免疫グロブリンV領域遺伝子において突然変異が高頻度に生じる体細胞超変異と呼ばれる現象が起き，その結果，抗原に対してより親和性の高い免疫グロブリンをもつようになったB細胞が選択的に生き残る結果とされている．

2） 抗体のクラススイッチ

　免疫グロブリン分子のV領域以外の部分は定常（不変）領域と呼ばれ，軽鎖にはκ鎖とλ鎖の2種類が，重鎖にはμ鎖，δ鎖，γ鎖，ε鎖，α鎖の5種類がある．これら重鎖をもつ免疫グロブリンはそれぞれIgM，IgD，IgG，IgE，IgAというクラスに分類されている[9]．重鎖定常領域は免疫グロブリンの生物学的活性（細胞への結合や補体結合能）を発現するための重要な領域である．IgGは補体の活性化やFcレセプターを介して，貪食細胞やNK細胞を活性化する．また，IgAは粘膜に分泌され，腸管免疫において重要な働きをする．IgEは肥満（マスト）細胞や好塩基球のIgEレセプターを介して脱顆粒を活性化し，寄生虫排除を誘導する．

　重鎖をコードする遺伝子は図3.8に示すように，可変領域（$V_H D J_H$）をコードする領域から始まり，定常領域を決定するμ，δ，$\gamma 3$，$\gamma 1$，$\alpha 1$，$\gamma 2$，$\gamma 4$，ε，$\alpha 2$の順に並んでいる（ヒトの場合）．各定常領域遺伝子の上流には，δを除いてスイッチ（S）領域が存在する．また，各S領域の上流には胚型（germline）重鎖mRNAの発現に関与するI領域が存在する．成熟B細胞にまで分化した直後のB細胞はIgM型の免疫グロブリン分子を産生している．その後，サイトカインに応答可能な状態へと活性化されたB細胞は，サイトカインの刺激に応じて重鎖の可変領域の配列を変化させることなく，S領域間の組換えを介して他のクラスの重鎖定常領域に組み換える（この現象はクラ

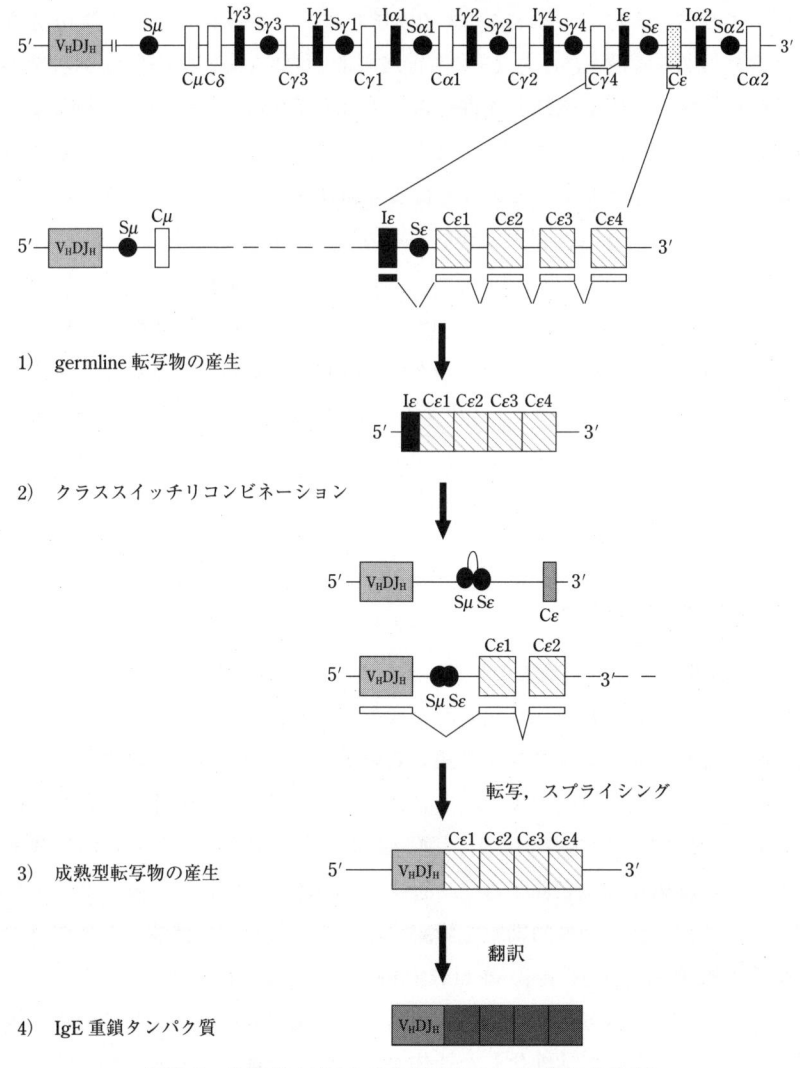

3.3　細胞性免疫と体液性免疫　　　　　　　　　　　　　　**47**

図3.8　免疫グロブリンのクラススイッチ（IgEの場合）

ススイッチと呼ばれる）．この組換えによってはじめて抗体が産生される．
　IgEへのクラススイッチを例にとると，DNAの組換えに先立ち，IgE重鎖定常領域（Cε）の上流に存在するI領域から定常領域に至る一次転写物が転写され，スプライシングによりI領域とCεからなるgermline転写物（εGT）

が産生される（図3.8）．その後，スイッチリコンビネーションによりIgM重鎖定常領域のS領域（Cμ）とCεのS領域の間のDNA配列は染色体から除かれ，可変領域のすぐ上流に引き寄せられて可変領域のプロモーターから成熟型のCε転写が起こる．タンパク質に翻訳されることのないgermline重鎖mRNA発現の役割として，この転写により組換えの標的となる定常領域付近の染色体構造が開かれ，組換えが容易になることが考えられている．実際，特定のI領域をノックアウトさせたマウスではgermline重鎖の転写が損なわれ，IgEが産生されないことが明らかにされている．各クラスへの組換えに必要なgermline重鎖の転写は，ヘルパーT細胞などから産生されるサイトカインの働きにより誘導される．IgEの場合，IL-4とIL-13の両サイトカインがB細胞に作用することで起こる．サイトカインのシグナル伝達機構は後に述べる．

3.4 抗原の除去

3.4.1 貪食による抗原除去

マクロファージと好中球が代表的な貪食細胞であり，これら細胞は細胞表面にIgGなどの免疫グロブリン重鎖のC末端部分（Fc領域）に対する受容体（Fcレセプター）を発現している．抗原と結合した抗体はFc部分を介して強力にFcレセプターに結合すると，強い貪食能を発揮するとともに活性酸素を産生し，細菌などを殺菌する[10]．活性化NK細胞も強くFcレセプターを発現し，抗体が結合した標的細胞を障害する．こうした障害機構を抗体依存性細胞障害機構（antibody-dependent cell-mediated cytotoxicity ; ADCC）という．

また，これらの貪食細胞は補体レセプターを細胞表面に発現している．抗原抗体複合体によって活性化した補体から生成した補体系の成分が，抗原に結合すると，その抗原は補体レセプターを介して貪食細胞に結合する．こうして抗原が貪食細胞の細胞表面に結合すると，その刺激に応答して抗原を消化，分解する．補体は多数のタンパク質分子から構成される巨大分子群で，C1からC9までの記号で示される．補体が活性化すると，その成分の一部（C3bやC5b）は貪食細胞を活性化し，異物処理能を高める．このような働き

をオプソニン化と呼び,補体の最終反応物であるC8やC9は細菌の膜に穴を開けて細胞を溶解する力を持っている.補体の活性化には古典経路,抗体を介さず直接抗原との結合で活性化される第二経路,抗原に存在するマンノースを含む糖鎖に結合することで誘導されるレクチン経路と呼ばれる経路がある.いずれの経路においても最終的にはC3成分がC3aとC3bの2つの成分に分解され,それぞれが以降の補体系の成分を順次活性化して,異物の排除に働く.

Fcレセプターや補体レセプターに免疫複合体が結合すると,貪食細胞は複合体を細胞内に取り込み,ファゴソームを形成する.この細胞内に形成された小胞はリソソームと融合してファゴリソソームを生成する.リソソームの内部は酸性であり,酸性に弱い細菌は殺菌される.また,リゾチームなどの殺菌作用をもつ酵素や糖,脂質,核酸などを分解する酵素を含んでいることから,取り込まれた免疫複合体は容易に消化,分解される.

3.4.2 顆粒球による抗原除去

IgEクラスの抗体が,生体に侵入した抗原を処理する場合,肥満細胞や好塩基球といった顆粒球の表面に発現している高親和性IgEレセプターFcεRIに結合した抗原特異的なIgEと結合し,受容体分子間に架橋を生じる.これが引き金となり,ヒスタミンやセロトニンといった血管作動性のメディエーターが詰まった顆粒が放出される脱顆粒反応が起きる(図3.5).脱顆粒は分単位で始まり,数十分で終結する.現在,このようなFcεRIを介した一連の反応に関与する分子機構が明らかになりつつある[11].まず,IgE/抗原複合体による受容体の凝集によって,チロシンキナーゼの一種であるLynが活性化され,チロシンリン酸化が生じる(図3.9).FcεRIのγ鎖のリン酸化チロシン部位には第二のチロシンキナーゼであるSykが結合し,さらにLynによるリン酸化によって十分に活性化される.Sykはlinker for activation of T cells (LAT)をはじめとするアダプター分子をリン酸化してシグナル分子の複合体形成を促し,ホスホリパーゼCγ (PLCγ)などのリン酸化を通して細胞内のCa^{2+}濃度上昇-顆粒球放出を活性化する.抗原による受容体の活性化は,架橋により受容体が特定の膜ドメイン(膜マイクロドメイン)に安定化され

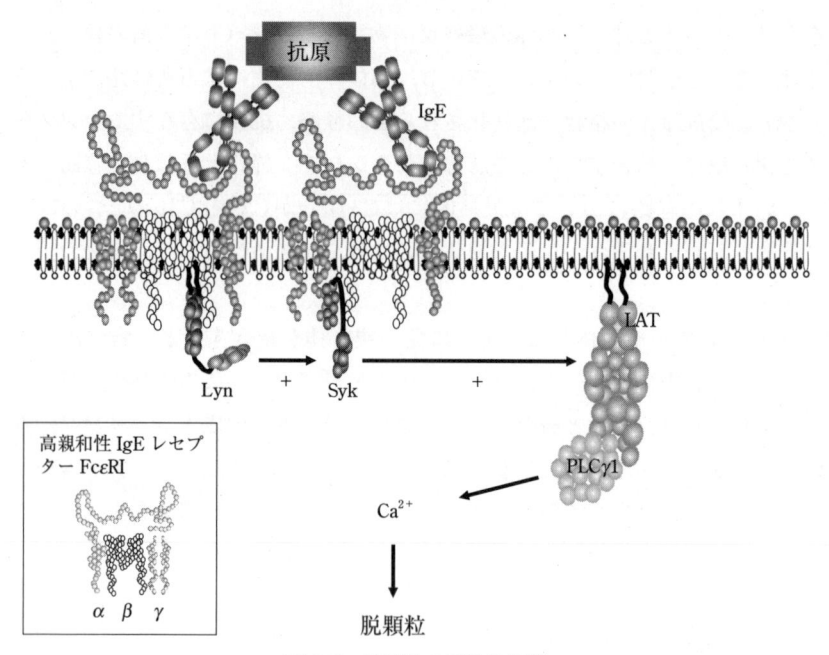

図 3.9　脱顆粒の活性化機構

るためであると考えられている．

3.5　サイトカインとシグナル伝達

　リンパ球や顆粒球は，サイトカインと呼ばれるタンパク質によってその機能が制御されている．サイトカインは，免疫をつかさどる細胞や線維芽細胞から産生され，炎症反応，免疫応答などの多彩な反応をコントロールしている．IFNγやIL-2は細胞性免疫を制御するサイトカインであり，IL-4，IL-5，IL-6，IL-13などは体液性免疫に関与するサイトカインである．ここでは，Th1/Th2細胞の分化と，B細胞のIgE産生を例に，サイトカインの作用とそのシグナル伝達について述べる．

　Tヘルパー前駆細胞Thpは，抗原や細菌，ウイルスなどに感染した場合にマクロファージや樹状細胞（CD8$α^+$）といった抗原提示細胞から産生されるIL-12によって刺激を受けるとTh1細胞へと分化し，抗原提示細胞（CD8$α^-$）

によって産生されたIL-4による刺激により，Th2に分化する（図3.6）．こうしたサイトカインによって誘導される細胞内のシグナル因子として重要なのが，Th1ではIFNγによって発現が制御されている転写因子T-betであり，Th2ではIl-4，IL-5，IL-13の発現を制御している転写因子GATA-3とSTAT6である．T-betはTh1への分化刺激を受けた状態で発現が誘導され，IFNγの発現をサポートするが，Th2では発現しない．一方，GATA-3はTh2において発現し，Th1では発現していない．つまり，こうしたマスター転写因子の活性バランスがTh1/Th2バランスを決定づけている（図3.10）[12]．

　I型アレルギーの原因の1つであるIgEの産生は，IL-4やIL-13などのサイトカインによって調節されている．IL-4から細胞への刺激は，他のサイトカインと同様，細胞膜に発現した受容体に結合することにより細胞内に伝達される（図3.11）．IL-4レセプターには，IL-4Rα鎖とγc鎖から構成されるタイプI IL-4レセプターと，IL-4Rα鎖とIL-13Rα1鎖のヘテロ二量体からなるタイプII IL-4レセプターの2つのタイプが存在する．タイプII IL-4レセプターはIL-13とも結合できるためIL-13レセプターでもある．IL-4Rα鎖，γc鎖にはそれぞれチロシンキナーゼであるJAK1，JAK3が結合しており，IL-4の結合によりこれらキナーゼが相互リン酸化と，受容体にリン

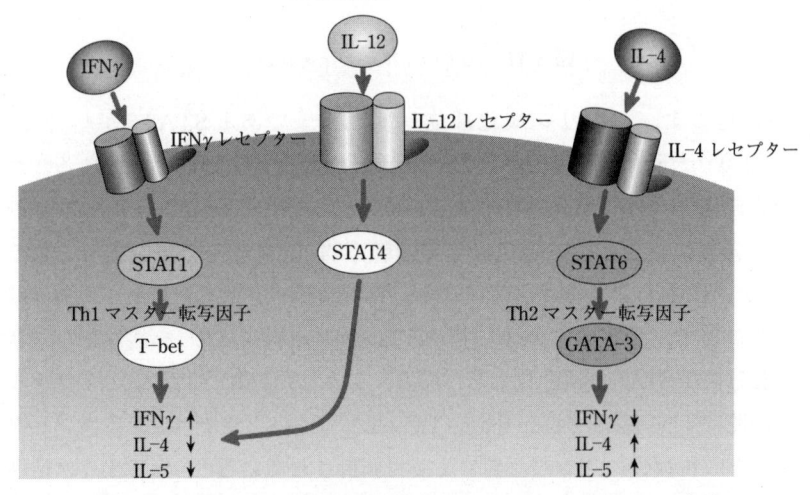

図3.10　Th1/Th2細胞分化に関与するサイトカインのシグナル伝達

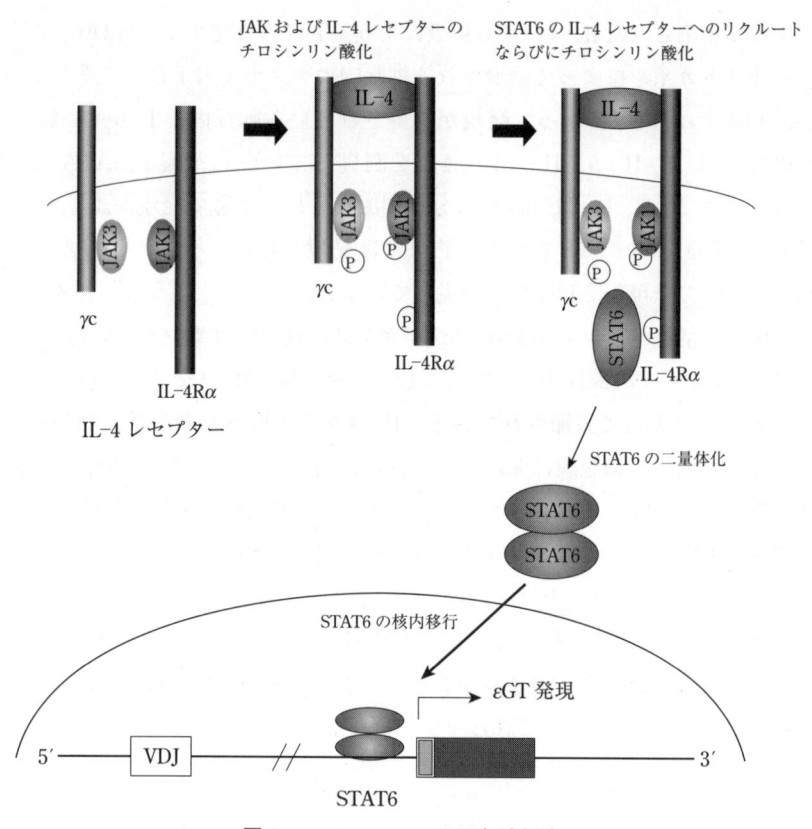

図3.11 IL-4のシグナル伝達経路

酸化を起こす．そのリン酸化部位へ転写因子であるSTAT6が結合し，STAT6のリン酸化が誘導され，IL-4とIL-13特有の生物活性が起こる．リン酸化STAT6はホモ二量体を形成し，核内に移行してgermline Cεのプロモーター領域に結合し，germline ε重鎖転写物（εGT）の発現が誘導される（図3.11）．IL-4以外のサイトカインも，特定のサイトカインレセプターへ結合することで，受容体に会合しているJanus kinase（JAK）を活性化し，特定の転写因子STATを活性化する．一方，こうしたJAK-STAT系のシグナル伝達経路はsuppressors of cytokine signaling（SOCS）やチロシンホスファターゼなどの内因性のタンパク質によって制御されている[13]．SOCS-1は活性化されたJAK1に結合することでIL-4のシグナル伝達を強力に阻害する．ま

た，SOCS-3は，受容体のリン酸化されたチロシン残基に結合してJAKを阻害する．これらSOCSタンパク質はサイトカインの刺激に依存してその遺伝子発現が誘導されることで，サイトカインシグナルを負にフィードバック制御している．

3.6 腸管免疫

　生体は毎日，食べたり，飲んだりして無限に近い抗原を，腸管を通して体内に取り込んでいる．つまり，腸管は体に入ってきた食品成分を処理する最前線の臓器である．腸管は常に外界と接触しているため，気道と並んで細菌やウイルスなどの病原体が最も侵入しやすい部位であることから，腸管の粘膜はこれら有害物質の侵入から生体を防御するバリアーとして機能する．摂取した98％以上の抗原はこのバリアーで侵入が阻害される．しかしながら，ごくわずかな残りの部分が未分解のまま丸ごと体内に取り込まれると，免疫系に認識され免疫応答が誘導される．バリアーは粘液層や消化酵素のような抗原非特異的なものと，抗原特異的に作用する免疫学的なバリアーに分けられる．粘液層を構成する主成分は様々な糖鎖が結合したタンパク質ムチンで，その分子量は数千kDaもの巨大分子である[14]．この糖タンパク質の糖鎖は，細菌が粘膜上皮細胞に結合する際に利用する細胞膜上の糖タンパク質と糖鎖構造が似ており，細菌の上皮細胞層への到達を阻害する．また，粘液層には細菌の鉄代謝を阻害するラクトフェリンなど，非特異的な抗菌作用を有する成分が含まれている．

　一方，特異的バリアーの代表は抗原特異的IgA抗体であり，腸上皮に存在するパイエル板と呼ばれる免疫器官においてその分泌が誘導される．IgAの本質的な機能は，殺菌的作用ではなく，病原微生物の上皮細胞への付着，定着阻害である．このIgA産生にはTh2型サイトカインであるIL-5, IL-10とともに，Th1型サイトカインであるIL-12が重要な働きをしている．IgA抗体はIgA1型とIgA2型の2つのサブクラスがある．血清中のIgAは90％がIgA1型であるのに対して，腸管分泌液中のIgAではIgA2型が約半分を占める．IgA2型はその構造上，IgA1型に比べて細菌由来のIgA抗体分解酵素の

作用を受けにくく，このことが高レベルに存在する理由の1つと考えられている．また，経口摂取された食物に対する不応答性が誘導される経口免疫寛容があり，古くから知られているが，その詳細な機構は不明である．

こうしたバリアー機構が破綻すると，抗原が生体内に侵入する機会が増加するためアレルギー疾患が発症する危険性が増す．食物アレルギーが乳幼児に多く認められるのは，乳幼児における粘膜バリアーの未熟性が1つの要因と考えられている．また，ウイルス感染などの腸管感染症は，粘膜の傷害を引き起こし，食物アレルギー発症の引き金となる．

消化管は生体外からの抗原に暴露されやすい環境にあるため，ほとんどの哺乳動物ではよく発達したリンパ組織が存在する．この組織は腸管付属リンパ組織（gut-associated lymphoid tissue；GALT）と呼ばれ，IgA産生前駆B細胞が密に集合したパイエル板などがその代表例である．パイエル板を被覆する上皮細胞層の粘液層は，周囲の絨毛上皮細胞層と比較して極めて薄く，そのため，ウイルスや細菌などとの接触が容易であり，腸管内の抗原を幅広く取り込んで抗原侵入情報の発信源としての役割を担っている．また，粘膜固有層や上皮細胞間には，病変のない健常な状態においても多数のIgA産生細胞，リンパ球，樹状細胞，マクロファージ，顆粒球などがまんべんなく存在しており，迅速に抗原の侵襲に対応できる合理的な組織が形成されている．

参 考 文 献

1) 宮坂昌之：免疫学イラストマップ，烏山　一編，p.16，羊土社（2004）
2) T. Ganz：*Nature Rev. Immunol.*, **3**, 710（2003）
3) U. Holmskov et al.：*Annu. Rev. Immunol.*, **21**, 515（2003）
4) S. Akira and K. Takeda：*Nature Rev. Immunol.*, **4**, 499（2004）
5) K. Rajewsky：*Nature*, **381**, 751（1996）
6) J. A. Boyce：*J. Allergy Clin. Immunol.*, **111**, 24（2002）
7) A. K. Abbas：*Nature*, **383**, 787（1996）
8) S. D. Fugmann et al.：*Annu. Rev. Immunol.*, **18**, 709（2000）
9) T. Honjo：*Annu. Rev. Immunol.*, **20**, 165（2002）
10) B. Heyman：*Annu. Rev. Immunol.*, **18**, 709（2000）
11) T. Kawakami：*Nature Rev. Immunol.*, **2**, 773（2002）

12) K. M. Murphy and S. L. Reiner : *Nature Rev. Immunol.*, **2**, 933 (2002)
13) K. Shuai : *Nature Rev. Immunol.*, **3**, 900 (2003)
14) 清野　宏：粘膜免疫, 清野　宏他編, p.2, 中山書店 (2001)

（立花宏文）

第4章　免疫環境の変遷と栄養の関わり

　異物の認識は単細胞レベルでも認められ，細胞表面分子によって外界を認識している．この機構によって細胞は自分と異なる異物は何でも認識（抗原非特異的）して貪食することができる．進化とともに原始的な補体系が液性防御機構として働くようになり，複数の細胞が互いに連携をとり異物を認識するようになる．そして，サイトカインの分泌，抗体の産生，細胞性免疫反応を介して異物を認識（抗原特異的）するようになる（図4.1）．

　免疫は自己と非自己とを区別して非自己を排除して自己を防御する機能である．生体防御は，皮膚・粘膜免疫（dermal and mucosal immunity）系，自然免疫（innate immunity）系，適応免疫（adaptive immunity）系の3つからなる．皮膚・粘膜免疫系は，主として物理的バリアーとして働いている．自然免疫系は，マクロファージ，好中球，ナチュラルキラー細胞（NK細胞）などの食細胞，補体などを中心とし，抗原非特異的で免疫学的記憶を伴わない．適応免疫系は，Tリンパ球（T lymphocyte，T細胞），Bリンパ球（B lymphocyte，B細胞）やNK細胞などのリンパ球が主役となり，抗原特異的で免疫学的記憶を伴っている（表4.1）．これら3つの免疫系は，形態的にも機能的にも個体発生の間に大きな変化を示し，乳児期初期には自然免疫系も適応免疫系も機能している．しかし老化するのも早い．免疫系の老化は，病原体に対する生体防御能力だけでなく，悪性腫瘍に対する抑制力の低下や，免疫寛容の破綻による自己免疫疾患の増加をもたらしている．

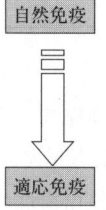

自然免疫　抗原非特異的な認識反応
・食細胞による異物貪食
・補体の活性化
・NK細胞による細胞傷害
・その他

適応免疫　抗原特異的な認識反応
・T細胞の抗原認識
・B細胞の抗原認識
・サイトカインの放出
・B細胞による抗体の産生・放出
・T細胞による細胞傷害

図4.1　異物認識機構

表 4.1　自然免疫と適応免疫の特徴と要素

	自然免疫	適応免疫
特　徴	抗原非特異的 メモリーなし 反復刺激で不変 機械的障壁 殺菌物質 細菌叢	抗原特異的 メモリーあり 免疫寛容
液性免疫	急性期タンパク質 リゾチーム 補体 抗菌ペプチド	抗体（B細胞）
細胞性免疫	NK細胞 食細胞	T細胞
時　間	0〜4 ──────────────▶ 96時間	

4.1　免疫環境と免疫系を構成する細胞・組織・器官

　免疫環境と免疫系は数多くの器官と，いくつかの異なったタイプの細胞によって構成されている（図4.2）．免疫系のすべての細胞は，骨髄の造血幹細胞（hemopoietic stem cell）から分化・成熟する．造血系前駆細胞(hemopoietic progenitor cell）からは，単核食細胞や多形核白血球などが分化・成熟する．また，リンパ系前駆細胞（lymphoid progenitor cell）からは，B細胞，T細胞，NK細胞やNKT細胞が分化・成熟する（図4.3）．

4.1.1　食　細　胞

　最も原始的な異物認識細胞である食細胞（phagocyte）による食作用（phagocytosis）は，進化上最も早くから観察される生体防御反応である．食細胞は，単核食細胞と多形核白血球に分類できる．食細胞の細胞表面には異物を認識するための受容体があり，特にToll-like receptor（TLR）は細菌やウイルス由来の物質を感知するPRR（pattern recognition receptor）として重要である．細菌が生体内に侵入してくると，補体が直接細菌に結合して細菌表面で補体複合体を形成し，それをマクロファージ（macrophage）などの食細

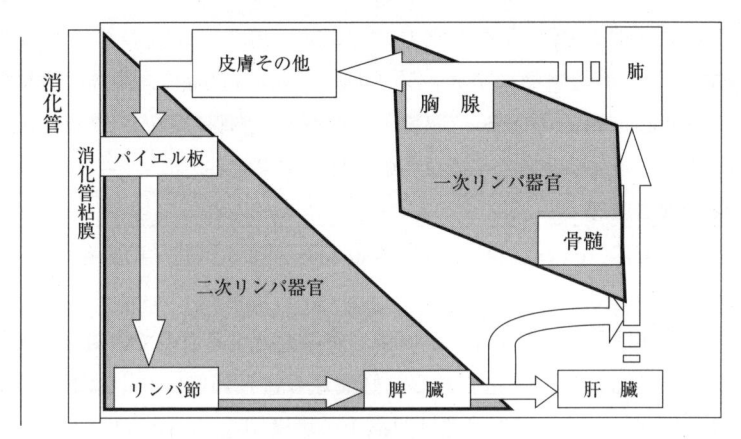

図4.2 免疫環境を形作る組織・器官

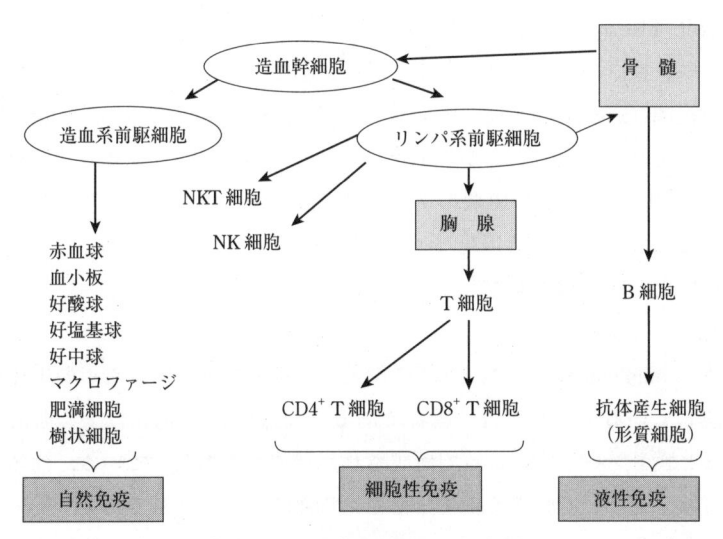

図4.3 免疫環境に関与する細胞群

胞が貪食して溶菌する．

1) 単核食細胞

　単核食細胞 (mononuclear phagocyte) は血液中や組織中でみられ，血液中では単球 (monocyte) として知られ，組織中では単球が分化してマクロファージとなる．また，腎臓のメサンギウム細胞 (mesangial cell)，骨の破骨細

胞（osteoclast），脳のミクログリア（microglia），肝臓のクッパー細胞（Kupffer cell），肺胞マクロファージ（alveolar macrophage），腹腔マクロファージ（peritoneal macrophage），脾臓・リンパ節・胸腺の洞内マクロファージ（sinuslining macrophage）も末梢血中の単球に由来する．

2) 多形核白血球

多形核白血球（polymorphonuclear leucocyte）は組織化学的染色によって，好中球（neutrophils），好酸球（eosinophils），好塩基球（basophils）に分類される．好中球は血液中を循環し，好中球を必要とするすべての組織に入り込むことができる唯一の細胞である．好酸球も貪食効率は好中球よりも劣るが，貪食細胞である．好塩基球は組織中の肥満細胞（mast cell）と共通な特徴を持っている．

3) Toll-like receptor

ショウジョウバエのToll受容体と同様に細胞外領域にロイシンに富んだ繰り返し領域（leucine rich repeat; LRR），細胞質内にToll/IL-1 receptor（TIR）ドメインを有していることからToll-like receptor（TLR）と命名された．現在TLR1〜TLR10までの10個のファミリー分子が報告されている．TLRファミリーは細菌に特有の構造物（ペプチドグリカンやリポテイコ酸など）を認識するPRRとしての機能を有している．

4) 補体

補体（complement）とは，生体に侵入した細菌を排除するための生体防御に機能しているタンパク質の総称である．補体は約30種類以上の血清タンパク質と膜タンパク質によって構成され，補体系を形成している．補体タンパク質は，主として肝臓で産生分泌される血清タンパク質である．生体内では酵素前駆体，チモーゲン（zymogen）として存在している．補体系は，細菌を認識し，一連の連鎖的な活性化反応により細菌を処理し，最終的に細菌を破壊する．

4.1.2 リンパ器官

外来抗原を認識し，これに対する免疫応答を行うためにリンパ球が集まった器官をリンパ器官（lymphoid organ）という．リンパ器官は一次リンパ器

表4.2 一次リンパ器官と二次リンパ器官の特徴

リンパ器官	特　徴
一次リンパ器官	1) 個体発生で最初にリンパ球が出現する器官である． 2) 加齢に伴い退縮する． 3) 幼若期に器官摘除すると免疫応答が著しく低下する． 4) 抗原刺激の影響を受けない．
二次リンパ器官	1) 一次リンパ器官由来のリンパ球が集積する． 2) 抗原を捕捉する． 3) 抗原に依存したリンパ球の増殖およびリンパ球どうしの相互作用が起こる． 4) B細胞は形質細胞に分化し，抗体を産生分泌する．

官（中枢リンパ器官）と二次リンパ器官（末梢リンパ器官）とに大別できる（表4.2）．一次リンパ器官はリンパ系前駆細胞が増殖分化する場所であり，そこで分化成熟したリンパ球が二次リンパ器官に移動してはじめて免疫応答を行うことができる．

1) 一次リンパ器官

一次リンパ器官（primary lymphoid organ）は胸腺と骨髄である．リンパ球が分化・成熟する一次リンパ器官の違いによって，リンパ球はT細胞（胸腺由来）とB細胞（骨髄またはファブリキウス囊由来）とに大別できる．

(1) 胸　腺

胸腺（thymus）は，内胚葉の第3鰓囊から生じる．胸腺の主な細胞は，胸腺細胞（thymocyte），貪食能のある細網細胞（reticular cell）および細網上皮性細胞（reticular epithelial cell）の3種類である．胸腺は，外側に位置する胸腺皮質（thymic cortex）と内側に位置する胸腺髄質（thymic medulla）から構成されている（図4.4）．骨髄でつくられたリンパ系前駆細胞は，移動して胸腺に入り，胸腺の環境の影響のもとで胸腺細胞に成熟していく．成熟したT細胞は，胸腺皮質と胸腺髄質の境界にある後毛細血管細静脈を介して胸腺外に出て，二次リンパ器官の特別な部位へと血管を通って移動する．

(2) 骨　髄

骨髄（bone marrow）は，すべてのタイプの血液細胞の源である．B細胞の前駆細胞が抗原に依存しないで成熟する過程を補助する微小環境を骨髄が提供する．

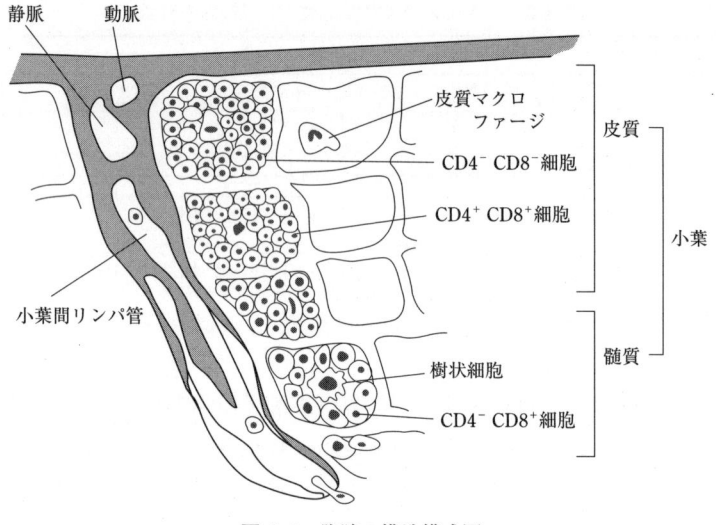

図4.4 胸腺の構造模式図

2) 二次リンパ器官

　二次リンパ器官（secondory lymphoid organ）は，リンパ球が他のリンパ球や抗原と相互作用できる環境をつくり，そこで誘導されたエフェクター細胞やエフェクター分子を外部に送り出す．二次リンパ器官としては，粘膜付属リンパ組織，リンパ節，脾臓がある．

(1) 粘膜付属リンパ組織

　消化器，呼吸器，生殖器に付属したリンパ組織は，粘膜から侵入してくる抗原に対抗するためのものであり，粘膜付属リンパ組織（mucosal-associated lymphoid tissue; MALT）と総称される（図4.5）．腸管に付属するものはGALT（gut-associated lymphoid tissue），気道に付属するものはBALT（bronchus-associated lymphoid tissue）といい，主に分泌型免疫グロブリンA（IgA）を産生して粘膜免疫に関与している．粘膜付属リンパ組織は，粘膜表面における局所免疫応答に重要である．粘膜下領域には，被膜をもたないリンパ組織の塊が点在し，生体防御に働いている．組織化されたものには，扁桃（tonsil），虫垂（appendix），パイエル板（Peyer's patch）がある．腸では，M細胞（M cell）を通った抗原がパイエル板にはいり，抗原特異的なリンパ

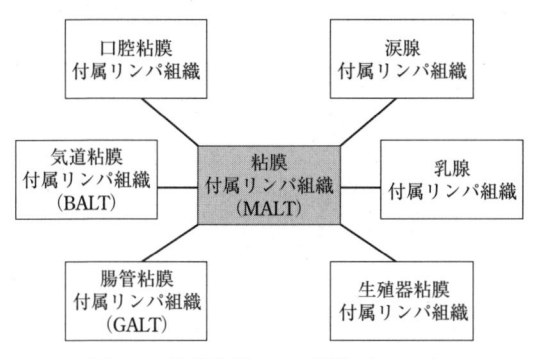

4.1 免疫環境と免疫系を構成する細胞・組織・器官

```
                  ┌──────────┐         ┌──────────┐
                  │  口腔粘膜  │         │   涙腺    │
                  │付属リンパ組織│         │付属リンパ組織│
                  └─────┬────┘         └────┬─────┘
                        │                    │
   ┌──────────┐         │    ┌──────────┐   │         ┌──────────┐
   │  気道粘膜  │         │    │   粘膜    │   │         │   乳腺    │
   │付属リンパ組織├─────────┼────┤付属リンパ組織├───┼─────────┤付属リンパ組織│
   │  (BALT)  │         │    │  (MALT)  │   │         └──────────┘
   └──────────┘         │    └──────────┘   │
                        │                    │
                  ┌─────┴────┐         ┌────┴─────┐
                  │  腸管粘膜  │         │  生殖器粘膜│
                  │付属リンパ組織│         │付属リンパ組織│
                  │  (GALT)  │         └──────────┘
                  └──────────┘
```

図 4.5　粘膜付属リンパ組織（MALT）

球を刺激する．活性化されたリンパ球は，リンパ管に入り，循環血中を回って腸の粘膜固有層（lamina propria）に戻り，そこでIgAを産生し，腸上皮細胞から腸管腔へ分泌型IgAとして分泌している．

(2) リンパ節

ヒトのリンパ節（lymph node）は，マメの形をした器官で，直径1〜25mmである．個体発生過程では一次リンパ器官ができた後にリンパ節が形成される．リンパ節は皮質，傍皮質と髄質からなる（図4.6）．皮質の辺縁部にはB細胞が集まった一次濾胞（primary follicle）がある．抗原刺激があるとB細胞が活発に増殖して二次濾胞（secondary follicle）となり，濾胞内に胚中心（germinal center）が出現する．胚中心ではB細胞の増殖・分化と免疫グロブリンのクラススイッチが起こる．流入してくる抗原は濾胞樹状細胞（follicular dendritic cell; FDC）によって捕捉され，B細胞に抗原提示される．傍皮質にはCD4 T細胞やCD8 T細胞が密に存在する．この領域に存在する相互連結細胞（interdigitating cell）がT細胞に抗原を提示する．髄質には，多数のマクロファージと形質細胞が付着している．リンパ節の外周は被膜に覆われ，被膜には輸入リンパ管が連結し，リンパ液，外来抗原がリンパ節実質に流入する．リンパ液は皮質，髄質を経て輸出リンパ管からリンパ節を出ていく．リンパ節を通ったリンパ液はリンパ管を流れ，頸部のリンパ管から静脈に入り血液循環に合流する．

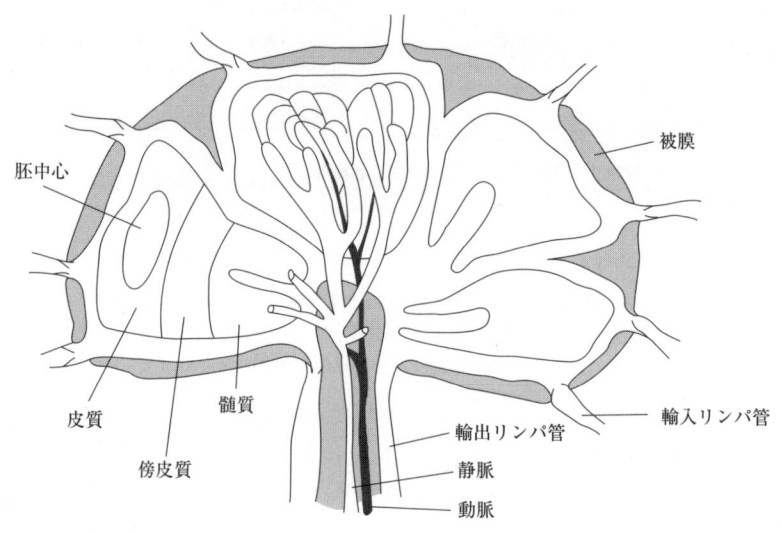

図 4.6 リンパ節の構造模式図

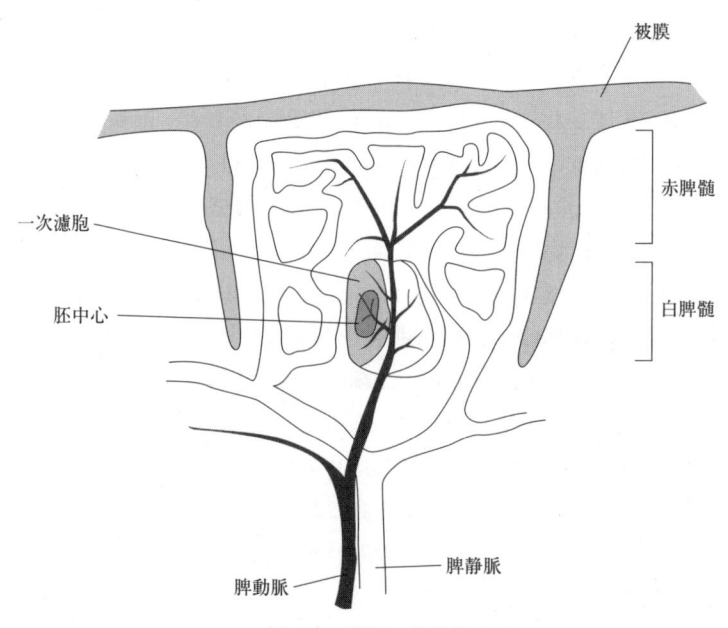

図 4.7 脾臓の構造模式図

(3) 脾　臓

　脾臓（spleen）は，脾動脈を取り巻いて存在する白脾髄（white pulp）と血液で満たされている赤脾髄（red pulp）からなる（図4.7）．赤脾髄は，古くなった赤血球の破壊に関与すると考えられている．白脾髄は，中心細動脈の周囲を取り囲んでCD4 T細胞とCD8 T細胞が集まっており，この部分を動脈周囲リンパ球鞘（periarteriolar lymphoid sheath; PALS）という．PALSでは樹状細胞である相互連結細胞が抗原を分解してT細胞に抗原を提示している．一方，B細胞はPALSの傍らに集まって一次濾胞を形成している．抗原刺激があるとB細胞が活発に増殖して二次濾胞となり，濾胞内に胚中心が出現する．胚中心ではB細胞の増殖・分化と免疫グロブリンのクラススイッチが起こる．濾胞樹状細胞が流入してくる抗原を捕捉し，B細胞に抗原を提示している．

4.2　免疫環境の変遷

　免疫機能を担当する細胞にはリンパ球（T細胞，B細胞，NK細胞），食細胞（好中球，マクロファージ），樹状細胞，好塩基球，好酸球，肥満細胞などがある．
　免疫系の細胞は造血幹細胞から分化する（図4.2）．造血幹細胞は胎生2.5～3週に卵黄嚢（yolk sac）に出現し，胎生5週には胎児肝に移動する．その後免疫系の細胞は骨髄に移動し，生涯にわたり骨髄に出現する．リンパ系前駆細胞は造血幹細胞から分化し，さらにB細胞，T細胞やNK細胞に分化する．一次リンパ器官である胸腺と骨髄がまず発生し，その後二次リンパ器官である粘膜付属リンパ組織，リンパ節，脾臓が発生する（図4.2）．

4.2.1　B細胞・抗体産生系の免疫環境の変遷

　最も未熟なリンパ球は造血幹細胞に由来する．造血の場は，胎生初期は大動脈生殖中腎領域（aorta-gonads-mesonephros; AGM）であるが，胎生4週頃から肝に，胎生16週頃から骨髄に移行する．プレB細胞（pre B cell）は胎生7週に胎児肝でみられ，9週に表面にIgMをもつB細胞が，11週にはIgM産

生細胞が検出される．胎生15週には血中のB細胞は出生時とほぼ同数存在する．血中に抗体が検出されるようになるのはIgMが胎生16週頃，IgGが19週頃，IgAが27週頃である．IgGは経胎盤性に母体から胎児へ移行し，出生時には母体の血清濃度相当となる．胎生期に抗原刺激に反応して作られる抗体はIgMであり，IgGとIgAはほとんど産生されない．新生児のIgGの産生は生後3～4か月から盛んになるので，母体由来のIgGと新生児のIgGを合わせた血清IgG濃度は生後3か月頃が最低となる[1]（図4.8）．新生児期のB細胞のIgM産生能は成人のそれとほぼ等しい．血清IgG濃度は5～6歳，血清IgA濃度は10歳くらいに成人の値に近づく．

　B細胞は造血幹細胞からリンパ系前駆細胞，プロB細胞（pro B cell），プレ・プレB細胞（pre pre B cell），プレB細胞，未熟B細胞，成熟B細胞，胚

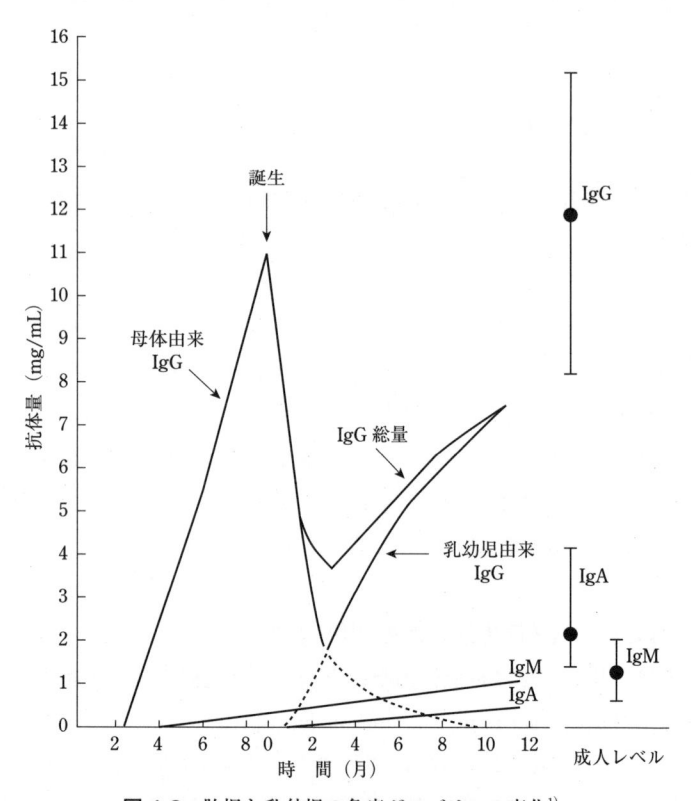

図4.8 胎児と乳幼児の免疫グロブリンの変化[1]

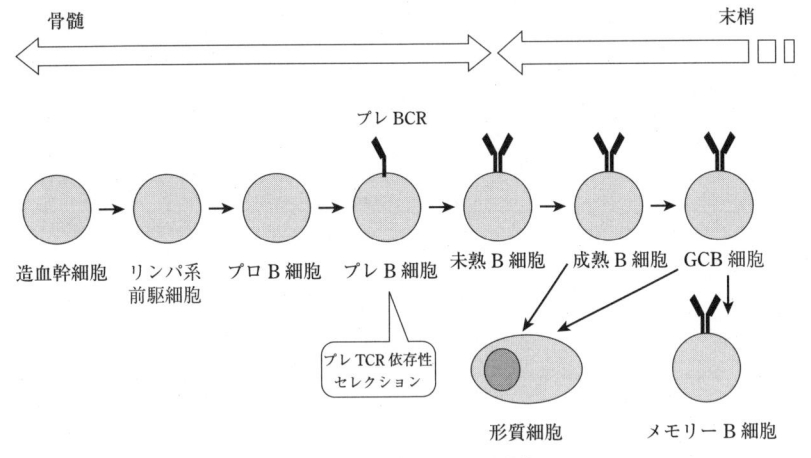

図4.9 B細胞の分化・成熟

中心B細胞（germinal center B cell；GCB細胞），メモリーB細胞，形質細胞へと分化する（図4.9）．未熟B細胞から形質細胞への分化の過程には，T細胞由来の種々のサイトカインが必要であるが，それ以前のB細胞の分化はプログラムされており，これらの因子を必要としない[2]．

4.2.2 T細胞系の免疫環境の変遷

胸腺は胎生4週より第3鰓嚢から形成され始め，しだいに下降して胎生6週頃，上皮性胸腺が形成され，胎生12週には成熟胸腺となる．胎生8〜9週までにはリンパ球が胸腺に流入し，リンパ性胸腺が作られはじめる．T細胞のレパートリーの形成は胎生8〜10週に開始され，胸腺内にCD7⁺T細胞やCD4⁺CD8⁺T細胞がみられる（図4.10）．胎生10週までに胸腺細胞の25％が$\alpha\beta$鎖のT細胞レセプター（T cell receptor；TCR）を有するようになり，出生後には95％以上が$\alpha\beta$鎖のTCRを有するようになる．T細胞は胎生11〜12週には胸腺から脾臓，リンパ節，虫垂へ，胎生14〜15週には扁桃に移動する．胎生12週頃にはCD3が陽性となり，TCRが発現し，T細胞は植物性レクチン（phytohemagglutinin; PHAやconcanavalin A; Con A）に反応し，胎生20週までには同種抗原に対して反応を示すようになる[3]．

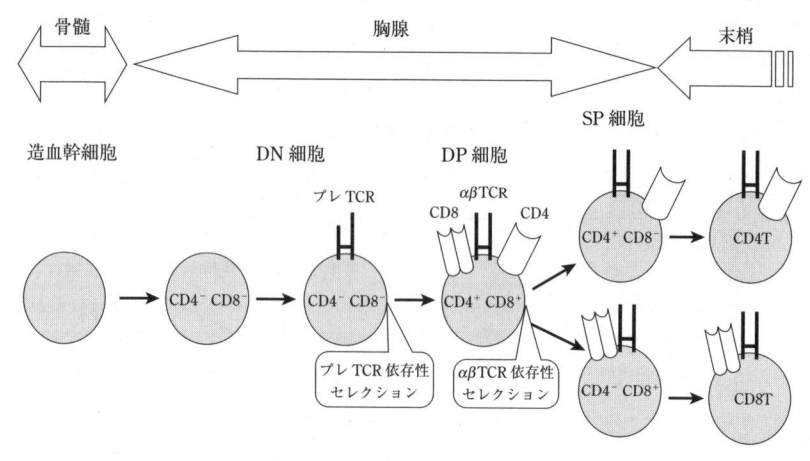

図4.10 T細胞の分化・成熟

4.2.3 NK細胞の免疫環境の変遷

胎生6週頃にCD16分子を表面にもつNK細胞と考えられるリンパ球が出現する．胎生20週頃にはCD16陽性細胞が成人の10～15％に達するが，CD56分子は発現していないので未熟なNK細胞と考えられる．胎生28週から新生児期にはNK細胞の細胞傷害活性は成人の30～50％となる．

4.2.4 補体系の免疫環境の変遷

補体の各成分は，肝，マクロファージなどによって産生される．胎生4週頃に補体成分C3が，8週頃にC2，C4，C5が，14週頃にC1が，16週頃にC7，C9，B因子が検出される．胎生20週頃から補体成分の生成が盛んになり，出生時には成人の50％前後となる．補体全体の働きを示す50％溶血価（CH_{50}）も出生時には成人の50％程度である．すべての成分が成人レベルに達するのは生後3～4か月と推定されている．

4.2.5 食細胞系の免疫環境の変遷

食細胞は，胎生5週頃，造血の場である肝でマクロファージとして確認できる．胎生20週頃には骨髄において単球の生成が盛んになる．新生児のマ

クロファージの機能は，走化性が成人よりも劣るが，貪食能と殺菌能は成人とほぼ同じである．

血液中の好中球は胎生9週に50/mm^{3}程度，20週に1 000/mm^{3}程度，出生時に10 000/mm^{3}となる．出生後急速に減少して生後2～3週で4 000/mm^{3}となる．

4.3 免疫環境と栄養

免疫環境は外部抗原に対して生体反応を行う免疫細胞の生体内環境と外部抗原としての生体外環境とに分けて考えられる．免疫細胞の観点から生体反応を分類すると，皮膚上皮細胞，粘膜細胞などが関与する皮膚・粘膜免疫，好中球，マクロファージ，肥満細胞，樹状細胞などが関与する自然免疫，抗原特異的なリンパ球が関与する適応免疫とに分けることができる（表4.1）．自然免疫を担うNK細胞，食細胞は，基本的には抗原刺激と無関係に分化・成熟する．適応免疫を担うB細胞，T細胞の分化・成熟は，あるところまでは抗原刺激と無関係に進行し，その後は抗原刺激に関連して進行する．B細胞，T細胞は，抗原刺激を受けることによってナイーブ細胞から記憶（メモリー）細胞に分化し，さまざまな抗原に対する免疫学的記憶が累積され，生体防御能が高まる．また，抗原と反応したB細胞，T細胞はサイトカインなどを産生分泌して周囲のB細胞，T細胞の増殖や成熟に影響を与える．

小児のタンパク質・エネルギー栄養失調（protein-energy malnutrition; PEM）時の免疫能の障害は多様である[4-9]．一般に液性免疫能や食細胞機能の障害はあっても軽度であり，免疫能の異常は主に細胞性免疫能の障害としてみられる[10]．また，胎児期の栄養障害は新生児期の液性免疫能および細胞性免疫能ともに影響を及ぼし，PEMを受けた時期が早いほど障害の持続期間が長くなる．一般には，栄養状態の改善に伴い免疫能の障害も回復する．

4.3.1 非特異的細胞性因子と栄養

PEMにおいて，末梢血中の好中球数，白血球数はほとんど変化せず，好中球，マクロファージの貪食能は正常であるとの報告が多い．PEMでは，

単球系の細胞の走化性が障害されるのに対し，好中球の走化性は保たれている．骨髄の増殖能の減退により骨髄プールからの食細胞の放出が減少する．食細胞の形態的変化は認められず，細胞表面に発現しているレセプターの数もほぼ正常に保たれている．オプソニン化された細菌や異物の取り込みも正常に保たれている．このように，好中球の感染局所への移動，貪食までの作用は正常に保たれるが，それに引き続く食細胞内での処理能が減弱している．細胞内殺菌作用の減弱については，殺菌物質である過酸化物の合成に必要なペルオキシダーゼなどの代謝系に障害が起こっているものと考えられる．

4.3.2 非特異的液性因子と栄養

PEMが重症になるまで補体値は正常値を保ち，細胞性免疫能が低下したあとも維持されていることが多い．しかし，PEMに感染症を合併した場合には補体値は低下する．補体各成分についてみると，補体活性経路に重要なC3はPEMで著しく減少し，CH_{50}は早期から低下する[11-13]．一方，栄養状態の改善により，低下した補体成分は速やかに回復する．C3が他の成分よりも先に回復し，補体活性系の後半で活性化されるC6，C8，C9は遅れて回復する．補体成分の回復に対する栄養素の効果ではタンパク質が最も効果的である．

4.3.3 特異的細胞性因子と栄養

PEMでは胸腺やリンパ系組織の萎縮がみられる．胸腺萎縮によりT細胞の分化誘導が障害を受け，T細胞数が著しく減少し，T細胞系の免疫機能が低下する．

高齢者ではT細胞の増殖機能，T細胞キラー活性，T細胞に依存する抗体産生能などがピーク時の10％以下に低下する．このT細胞系の免疫機能の低下は20歳代に始まっている．一方，B細胞の機能も加齢変化する（ピーク時の80～90％）が，T細胞のような大きな変化は示さない．また，悪性腫瘍に対抗するNK細胞の機能も加齢とともに低下する（ピーク時の50％程度）が，その程度はT細胞ほど大きくはない．

4.3.4 特異的液性因子と栄養

　PEMでは，B細胞数とB細胞のリンパ球に占める比率は正常であり，抗体産生は正常ないし亢進している[13]．血清IgG，IgM，IgA，IgE値は正常ないし高値であるが，抗原に対する抗体反応は正常ないし低下している．

　PEMにおいては，局所免疫として機能している分泌型IgAが減少し，消化管の免疫機能が低下することにより，消化管のバリアー機能が低下し，細菌の侵入（bacterial translocation）が増加し，PEMが重篤化する．

4.3.5 衛生環境仮説

　アレルギー疾患に関する疫学調査結果をもとに，アレルギー疾患発症機構として衛生環境仮説（hygiene hypothesis）が提唱されている[14]．さまざまなウイルス・細菌に感染することより，TLRを介して自然免疫系を活性化し，後に続く適応免疫反応の方向性が決まる．乳幼児期の感染症の減少によって，自然免疫系の活性化や成熟が阻害されているというものである．すなわち，乳幼児期の感染症の減少により，Th1細胞の活性化が十分に起こらず，生来持っていたTh2細胞優位のまま免疫系が成熟してしまったことがアレルギー疾患発症の機構と考えられている．

参考文献

1) D. M. ワイア，J. スチュワート；大沢利昭，小浪悠紀子，今井康之訳：免疫学概説，第8版，p. 100，共立出版（1999）
2) A. G. Rolink *et al.* : *Curr. Opin. Immunol.*, **13**, 202（2001）
3) L. J. Berg and J. Kang : *Curr. Opin. Immunol.*, **13**, 232（2001）
4) A. A. Jackson and P. C. Calder : Handbook of Nutrition and Immunity, M. E. Gershwin, P. Nestel and C. L. Keen eds., p.71, Humana Press, Totowa（2004）
5) R. K. Chandra : *Brit. Med. J.*, **2**, 583（1975）
6) R. K. Chandra : *Clin. Exp. Immunol.*, **51**, 126（1983）
7) R. K. Chandra : *Am. J. Clin. Nutr.*, **53**, 1087（1991）
8) D. N. McMurray *et al.* : *Am. J. Clin. Nutr.*, **34**, 68（1981）
9) R. R. Watson *et al.* : *Am. J. Clin. Nutr.*, **42**, 281（1985）
10) J. Rivera *et al.* : *Nutr. Res.*, **6**, 1161（1986）

11) S. Sirisinha *et al.* : *Lancet*, **1**, 1016 (1973)
12) M. Sakamoto, Y. Fujisawa and K. Nishioka : *Nutrition*, **14**, 391 (1998)
13) C. G. Neumann *et al.* : *Am. J. Clin. Nutr.*, **28**, 89 (1975)
14) M. Yazdanbakhsh, P. G. Kremsner and R. van Ree : *Science*, **296**, 490 (2002)

(木戸康博・田中理子)

第5章 病態と栄養との関係

5.1 食物アレルギーと栄養

　食物アレルギーや喘息，花粉症，アトピー性皮膚炎など，いわゆるアレルギー症は近年増加し続けており，その実態や原因の究明などは治療法や予防法の確立のためにも重要である．最近の調査では国民の約3分の1が何らかのアレルギー症を発症した経験があるとされている．このようなアレルギー症の増加の理由や発症の詳しいメカニズムなど，まだまだ未知の点が多く，抜本的な治療法は確立されていない．しかしながら，アレルギーの発症率と栄養状態や衛生状態，食環境などは密接に関連していると考えられている．また，アレルギーを発症している患者には考慮されるべき様々な栄養上・食生活上の注意点が存在する．このように，アレルギーと栄養は重要な関連性を有している．ここでは，アレルギー，特に栄養と食に関連の深い食物アレルギーを中心に，その概略を述べ，発症に関わる栄養や食品成分の関与，およびその対処方法などについて解説する．なお，この領域の成書[1-3]もあるので，参考にされたい．

5.1.1 アレルギーと食物アレルギー

　我々の身体には，身体にとって異物であるもの（抗原またはアレルゲン）が体内に入ったとき，それに対抗する物質（抗体）を作って，抗原を排除する免疫システムが存在する．このシステムが正常に働くことにより，さまざまな生体異物の侵入を防ぐことが可能となる．この反応を抗原抗体反応または免疫反応という．しかし，この免疫反応が過剰に応答し，生体防御の範囲を逸脱した場合はアレルギーとなる．すなわち，生体にとって不都合な免疫反応を総称してアレルギーと言う．このうち，食物が原因でアレルギー反応を引き起こす場合を食物アレルギーと呼ぶ．したがって，食物が免疫反応を

介することなく引き起こす生体傷害反応は厳密には食物アレルギーとは言えないが，一般的には混乱して使用される例がある．このような免疫応答を介さない場合も含めた表現としては "adverse reaction to food" という表現がある（強いて訳せば「食物副作用」，「食物に対する不利益応答」などとなる）．このような免疫反応を介さない生体傷害反応のなかでは，食品中に含まれる血管作動性物質などがその直接的な原因となり，症状としては免疫反応を介した"正規の"食物アレルギーと類似することから，偽アレルギー（仮性アレルギー）反応と呼ぶこともある．ここでは，偽アレルギー反応に関しては割愛し，免疫反応を介した生体傷害反応としての食物アレルギーについて解説する．なお，これらの表現と概念について図5.1に示した．

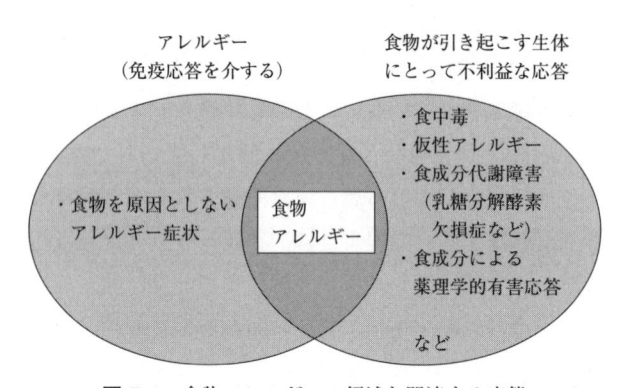

図5.1 食物アレルギーの領域と関連する病態

5.1.2 アレルギーの分類

クームスとゲル（Coombs and Gell）の2人が，アレルギーをその症状・機構によってI～IV型の4つの型に分類した[4]（表5.1）．このうち，現在一般的に用いられる「アレルギー」という言葉では，多くの場合，I型のアレルギー反応を示すことが多い．

I型アレルギーは即時型で，一般に体内で抗原抗体反応が発動してから約15分～12時間程度の短時間で臨床反応が起きる．食物アレルギーの多くは，このI型アレルギーにあたる反応で，最初のアレルゲンの侵入によって多量に作り出されたIgE抗体が，再度のアレルゲン侵入時に反応し，その結果，

表 5.1 アレルギーの分類

分類	概要	特記事項
Ⅰ型アレルギー	抗原感作によって産生されたIgE抗体が肥満細胞などの細胞表面のFcε レセプターに結合し，そこへ抗原が結合することによって様々な化学伝達物質が産生され，炎症を引き起こす．	食物アレルギーの大半はこのタイプに分類される．即時性．症状の代表例としてはアナフィラキシーショックが挙げられる．
Ⅱ型アレルギー	細胞表面の抗原に対して産生された抗体（IgG）が細胞に結合し細胞を障害する．補体が関与する場合もある．	血液型不適合による溶血や自己免疫性溶血など．
Ⅲ型アレルギー	抗原抗体複合体が組織に対して障害を与える．	食物アレルギーとも関連している可能性がある．
Ⅳ型アレルギー	抗原に感作されたT細胞が種々のサイトカインを産生し，組織の炎症などを引き起こす．	遅延型アレルギー．食物アレルギーの一部はこのタイプの関与が疑われる．

マスト細胞（肥満細胞）からヒスタミンやロイコトリエンなどの化学伝達物質が放出されることで発症する．このように，食物アレルギーは，事前に産生されたアレルゲンに反応するIgE抗体が，アレルゲンと抗原抗体反応を起こすことで惹起される．アレルギーの発症にはIgE抗体の産生が深く関与し，このIgE産生を誘発させる原因抗原のことをアレルゲンと言い，特定の物質に対する（IgE）抗体が産生されることを「感作される」という．

Ⅳ型アレルギー（遅延型アレルギーとも言う）は，近年では乳幼児のアトピー性皮膚炎と関連があるといわれている．このⅣ型アレルギーは，血液中に存在する細胞の一種であるT細胞が関与するアレルギー反応であり，この場合は一般に遅延型の臨床症状が引き起こされる．さまざまなサイトカインの産生が関係して起こり，通常，抗原（アレルゲン）を体内に取り込んで半日から数日たって反応が惹起される．いわゆる「化粧品かぶれ」や「うるしかぶれ」，「金属アレルギー」などの接触性皮膚炎もこのタイプに分類される．

5.1.3 食物アレルギーの発症メカニズム

通常，摂取された食物成分は消化管で消化され，低分子化され吸収されるが，一部は十分に低分子化されずに抗原としての機能を有したまま小腸上皮

粘膜から吸収され，免疫応答を刺激することがある．これが食物アレルギー発症の基本となる．吸収された食物由来成分はマクロファージや樹状細胞などの抗原提示細胞（APC）により取り込まれ，その抗原由来のペプチドを細胞表面に提示する．これをT細胞が認識し，その情報を受けてTh1あるいはTh2細胞に分化する．このうち，Th2細胞はIL-4などのサイトカインを分泌しB細胞に対してIgE抗体の産生を刺激する．こうしてB細胞は抗原に対応するIgE抗体を産生する（感作）．IgEは血液中に循環して存在しているが，このIgEに対するレセプターであるFcεレセプターI（FcεRI）をマスト細胞や好酸球，好塩基球などが有しており，一部のIgEはこれらの細胞表面に結合する．ここに再び抗原（アレルゲン）が侵入し，これらの細胞の表面上に存在するIgEと結合することによってFcεRIが架橋され，活性化される．そして細胞内へ情報が伝達される．さまざまな細胞内情報伝達系（セカンドメッセンジャー系）が作動するが，特に重要なものは細胞内カルシウム濃度の上昇や，機能分子のリン酸化に伴う活性化である．これらの細胞内情報伝達カスケード反応の結果，細胞内顆粒に蓄えられたヒスタミンやトリプターゼなどの化学伝達物質が放出される．また，細胞膜を構成しているリン脂質のグリセロ骨格の2位に主に結合しているアラキドン酸が切り出され，これを原料としてロイコトリエンなどの炎症性メディエーターが産生される．これらの物質が生体全体において，さまざまな炎症反応を引き起こす．

　食物アレルギーの発症の概略（図5.2）は以上のようなものであるが，消化管からの食物成分による感作の他に，食物以外の物質（花粉やハウスダスト，ゴム手袋など）によって呼吸器や気道，皮膚などを介して感作され，その後，感作物質と相同性を示す食物由来のタンパク質によって発症するという交差反応も多く，新たな食物アレルギー発症経路として注目されている．

5.1.4　食物アレルギーによる症状

　食物アレルギーの症状には様々なものがあるが，一般的には蕁麻疹，下痢，嘔吐，腹痛，瘙痒（かゆみ），口腔内違和感（口腔アレルギー症候群，oral allergy syndrome；OAS），血管性浮腫，くしゃみ，咽頭炎，喉頭炎，ショック（特にアナフィラキシーショック）などが代表的である．乳幼児などでは，

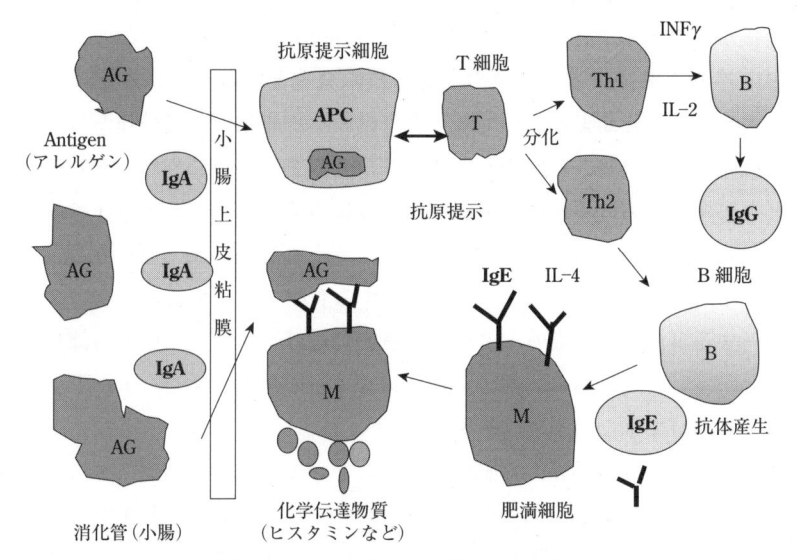

図 5.2 Ⅰ型食物アレルギーの発症機序

ミルク嫌いなど，好んで摂取しない状態にもアレルギーが潜んでいる可能性があるといわれている．このように食物アレルギーは全身の様々な臓器・器官にて症状を引き起こしうる点が特徴的であり，それゆえ臨床判断を難しくしているともいえる．また，食物アレルギーの発症には経口摂取した場合のみならず，原因抗原（アレルゲン）を吸入したり，経皮的に取り込んだりした場合にも起こりうるので注意が必要である．職業として食品粉末を扱うことによって発症する例も多数報告されている．

5.1.5 食物アレルギーの発症年齢と遷移，消失

食物アレルギーに代表されるアレルギーの発症は，圧倒的に乳幼児，特に2〜3歳頃に多い．元々アレルギー素因のある子供が，その成長とともに感作抗原が遷移し，また臨床像や発症臓器が遷移してゆくことが知られている．このような現象は「アレルギーマーチ」と呼ばれる[5]．すなわち初期に食物による感作を受け，皮膚症状を主な症状とする患児が，花粉やハウスダストなどの吸入抗原による感作を受け，気管支喘息や鼻炎などを発症し，そして通常はその後，12〜18歳程度で消失する．このように自然にアレルギ

一症状が消失することを「アウトグロー（outgrow）」と呼ぶ．このような一連の応答の一部は，腸管粘膜や皮膚粘膜の発達と関連していると考えられる．すなわち，乳幼児において腸管上皮粘膜や皮膚粘膜の未発達な状態によって抗原分子が吸収され感作やアレルギー発症を引き起こすが，その後成長とともに粘膜における抗原の吸収が起こりにくくなり，たとえ感作されていても発症に至らないものと理解される．しかしながら，ある種の抗原（ソバやピーナッツ，エビ，カニなど）を原因とする食物アレルギーの場合はアウトグローする可能性が少なく，これらを厳密に避けて生活していかねばならないことが多い．これらの一部の食物アレルギーの症状が強く，アウトグローがあまり期待できない理由は不明である．

なお，気道や皮膚粘膜から感作されることが多い花粉やハウスダスト，天然ゴム（ラテックス）などに対するアレルギーや，これらと関連するといわれるOAS，ラテックス-果実症候群などはむしろ反対に成人にて発症する場合が多い．天然ゴム（ラテックス）によるアレルギー発症は，手術用ゴム手袋を使用する医師や研究者が発症したり，なかにはプロ野球の応援用のゴム製風船を膨らませているときに違和感を覚えた例などが知られている．

5.1.6 アレルギー発症に関わる要因

アレルギー発症は，遺伝要因と後天的な環境要因の両者に依存するといわれているが，近年わが国をはじめ先進諸国においてアレルギー発症率が増加している原因としては，発症しやすい環境要因が増加していることが関係していると考えられる．このような環境要因について以下に具体的に述べる．また表5.2にもまとめた．なお，反対に抗アレルギー効果を有する食品成分などに関しては，茶に含まれる特殊なカテキン類やシソ抽出物中の有効成分など，幾つかの報告があるが，この領域については本書の第6章を参照されたい．

1） 過　栄　養

卵や牛乳，大豆など，主要なアレルゲン食材の特徴として，高タンパク質で，栄養価が高いことが挙げられる．これらのタンパク質の摂取量が増えることによって未消化状態でのタンパク質の吸収のリスクも高まり，このこと

がアレルギー発症の一要因になっていると推測されている．また，摂取する脂質の量や質の変化もアレルギー発症に大きな影響を与えていることが指摘されている．脂質の量に関しては，例えばアレルゲン分子の腸管吸収が脂質の共存によって亢進されることや，炎症性のサイトカインの産生能に脂質の量が影響することなどが示されている．脂質の質に関しては，脂肪酸の種類による影響が盛んに提唱されている．すなわち，リノール酸やアラキドン酸などに代表されるn-6系の脂肪酸と，α-リノレン酸，エイコサペンタ

表5.2 （食物）アレルギー発症に関わる要因（仮説も含む）

・遺伝性要因
　　免疫に関わる機能分子のSNPsなど
・栄養や食事形態が関与するもの
　　高タンパク質食
　　高脂肪食
　　早期離乳食
　　脂肪酸のバランス（n-6/n-3比）
　　食物繊維不足
　　腸内フローラのアンバランス
　　食品添加物
　　固め食い，ドカ食い，食い放題など
・環境要因が関与するもの
　　過剰な清潔性
　　寄生虫の駆除
　　大気汚染（ディーゼル排気など）
　　家屋の高気密性　　など

エン酸（EPA），ドコサヘキサエン酸（DHA）などに代表されるn-3系の脂肪酸のバランスの偏りにその原因を帰属させる考え方である．確かに，n-6系の脂肪酸から産生されるロイコトリエンやプロスタグランジンは，n-3系の脂肪酸から産生されるものよりも炎症惹起効果が強いものが多い．しかしながら，このバランスの偏りがアレルギー増加のすべての要因を説明できるとは考えられない．今後も客観的・科学的な知見の集積を進めていくことが必要である．

2) 生活環境・衛生状態

わが国を含め，多くの先進国では衛生状態が良くなり，寄生虫などもほとんど駆逐されてしまっている．IgE抗体は元々寄生虫などに対して産生されていたものであり，その寄生虫が駆除されたことにより，本来のターゲットではない食品成分に反応するようになったのではないかという仮説がある．また，乳児期に動物に接する機会が多いと動物由来の細菌中のエンドトキシンによって刺激され，Th1細胞への分化が亢進し，食物アレルギーやアトピー症などの発症リスクが低下するという説もある．また，食品添加物やディーゼル排気中の微小粒子などが抗原感作を促進するという説や，家屋の高密

封性化がハウスダストによる感作やアレルギー発症に関わっているとする説もある．

3）妊娠中の食事や離乳食

妊娠中に卵を大量に摂取するなどの偏った食生活が胎盤を介した新生児のアレルギー発症に関わることが示唆されている．このような観点から，ハイリスクの妊婦を対象に妊娠中から乳児期における除去食がアレルギー疾患の発症を予防しうることを示した研究がある．また，早めの離乳食や高タンパク質・高脂肪の離乳食が食物アレルギー発症を促進させている可能性についても広く受け入れられている．

5.1.7 食物中のアレルギーの原因物質（アレルゲン）

食物アレルギーを引き起こす原因物質を総称して食物アレルゲンというが，その同定やエピトープの解析などが精力的に進められており，多くの情報が集積しつつある．アレルゲンとしては二通りあり，1つは量的に多い主要な構成タンパク質がアレルゲンになる場合であり，もう1つは，量的には少ないが特徴的な性格を有する分子がアレルゲンとなる場合である．また，花粉症などの吸入性抗原との交差性を示すことによって発症する食物アレルゲンの例などもある．ここでは，主要な食物アレルゲンについて紹介する．なお，植物性アレルゲンに関しては優れた総説[6]があるので参照されたい．また，アレルゲンのデータベースに関する情報は文献7)を参照されたい．

1）乳

牛乳中のタンパク質は大きく分けて，カゼインと乳清タンパク質とに分類される．このうち，カゼイン，特にα_{S1}-カゼインと乳清タンパク質の中のβ-ラクトグロブリンが主要な牛乳アレルゲンである．なお，カゼイン（カゼインナトリウム）は多くの加工食品や薬品などに含まれており，注意が必要である．

2）卵

卵白と卵黄では，アレルゲンタンパク質は主に卵白に含まれる．卵白タンパク質のうち，オボアルブミン（オバルブミン）とオボムコイド，リゾチームなどが主要な卵アレルゲンである．卵黄は一般にアレルゲン性が低いこと

が知られており，固ゆでした卵から卵黄のみを利用すれば卵アレルギー患者でも摂取可能な場合がある．

3) 大　　豆

これまでに幾つかのアレルゲン分子が同定されており，また新たな分子の同定も進められている．主要な分子としては，主要種子貯蔵タンパク質である7Sグロブリンに属するβ-コングリシニン（α, α′, β-サブユニット）や，11Sグロブリンに属するグリシニンA3サブユニット，構造的にはチオールプロテアーゼファミリーに属するGly m Bd 30K，その他，トリプシンインヒビターなどが挙げられる．育種的手法によって主要アレルゲンであるβ-コングリシニンのα, α′-サブユニットを欠失させた品種（ゆめみのり）が開発されており，これを用いた低アレルゲン化大豆食品の開発が進められている[8]．

4) 小　　麦

小麦グルテンの成分であるグリアジンやα-アミラーゼインヒビター，アシル-CoAオキシダーゼなどが主要な小麦アレルゲンとして報告されている．また，小麦は食物依存性運動誘発性アナフィラキシーの原因食品としての頻度が高いことも特徴的である．

5) 果実・野菜

果実や野菜のアレルギーには他の食品と比べて固有の特徴がある．まず1つめは，果実や野菜には仮性アレルゲンを含むものが多いという点である．仮性アレルゲンとは，食品の中に含まれるヒスタミンやセロトニンなどの薬理反応を引き起こす成分のことである．したがって，この場合は免疫反応を介さず，直接それらの成分が各種炎症反応を惹起する．これは免疫反応を介さないので厳密には食物アレルギーとは言えないが，症状としては大変紛らわしいので注意が必要である．もう1つの特徴は，花粉症との関連性が強いことが挙げられる．この場合，他の一般的な食品抗原とは異なり，経口的に摂取し感作されるというよりは，花粉の吸入によって感作が成立したあとに，花粉抗原と交差性を有する果実・野菜アレルゲンを摂取した際に症状が起こる例である．この症状では主に口腔内でのアレルギー反応が引き起こされることが多く，口腔アレルギー症候群（OAS）という．主要な原因アレ

ルゲンとしては，植物が昆虫などによって食害を受けたり，感染微生物によって病害を受けた際に発現が亢進される一群のタンパク質グループである感染特異的タンパク質[10]（pathogenesis-related proteins；PR-Ps）や，植物界に普遍的に存在し，相同性の高いプロフィリン（アクチン調節タンパク質の一種），イソフラボン還元酵素，植物に広く存在する共通糖鎖（CCD），などが知られている．

5.1.8 食物アレルギーの対策
1) 診断・原因アレルゲンの同定

　食物アレルギーに対する対応のまず第一歩としては，症状や原因物質を見極めることが挙げられる．乳幼児の食物アレルギーは，一般に次のような症状や病気として現れる．ある特定の食品を摂取した際に，下痢，便秘，風邪をひきやすい，喘息，せき，鼻づまり，湿疹（アトピー性皮膚炎），紅斑，蕁麻疹，あせも，夜泣き，おむつかぶれ，乳ぎらい，しゃっくりなどが起き，なかなか治らない場合や，繰り返し起こる場合などには食物アレルギーの疑いが考えられる．そして医療機関による診断によって食物アレルギーの可能性を検査することになるが，この際の診断には問診による病歴の聞き取りが行われる．このとき，食物日誌をつけておくことによって診断が正確になる場合が多い．患者血清を用いたRASTやRISTなどによるIgE抗体の検査は原因物質の特定の参考になるが，必ずしも臨床症状との相関性を認めない場合もあるので，注意が必要である．また，これらの診断によって原因物質の絞り込みを行い，次にプリックテストなどの皮膚試験が行われる．そして，最終的には経口負荷試験を行い，原因食品を確定する．なお，ショックなどが起こる可能性があるので，これらの負荷試験は医師の監視下で行わなければならない．

2) 食物アレルギーの食事療法

　食物アレルギーの発症症状が，それほどひどくない場合は抗アレルギー薬をうまく使用することによって対応可能であり，特に厳密な除去食などの必要はないが，喘息やショックなどを伴い危険な場合や，深刻な皮膚症状を引き起こす場合などは原因食品の同定と除去食，代替食，低アレルゲン食の適

応などを考える．これまで除去食はアレルギー発症を回避する最も効果的で安全な治療法であるとされてきたが，アミノ酸スコアの優れた主要タンパク質を除去する場合が多く，また対象患者も成長期の乳幼児が多いので，十分な指導のもとで除去食が行われない場合，タンパク質栄養失調傾向をきたし，体重減少や発育遅延などが引き起こされる例が多く，問題となっている．したがって，除去食を行う場合は，栄養価的にほぼ等質の代替食を取り入れ，定期的なフォローアップや調理法の工夫などを行うことによって，なるべく栄養障害を引き起こさないように注意する必要がある．なお，除去食療法にも幾つかの方法（厳格除去食，簡便除去食，回転食など）があり，状況に応じて使い分ける．さらに集団生活においては混入の問題のみならず，自分だけ別のものを食べるという精神面での負荷を軽減させる工夫なども求められる．これらのことから，家庭内や医療機関での対応だけでなく，教育現場や集団給食施設などに従事する人々の理解と協力体制が重要となる．

3) アレルゲン性を低減化する調理法の工夫

アレルギー患者や抗原分子によっても状況は異なるが，調理法によっては発症せずに食べられる場合がある．例えば，一般的には，十分な加熱やアク抜き，発酵食品などでは抗原性が低下することが多い．大豆の場合，にがりによってタンパク質が重合している豆腐，発酵食品である納豆や味噌，醤油などはアレルゲン性が低いことが知られており，大豆アレルギー患者でも，摂取可能な場合がある．

4) 代替食品など

幾つかの食品会社から，アレルギー患者の栄養管理に有益な食品（代替食品，低アレルゲン食品，抗アレルギー食品）が発売されている．これらをうまく取り入れることによって患者の栄養状態の改善や生活の質を向上させることが可能となる．ここでは詳細については述べないが，これらの抗アレルギー食品や低アレルゲン食品の開発の実際については文献9)を，多彩なアレルギー対応食の実際に関しては優れたウエブページ[10]があるので参考にされたい．

5.1.9 食物アレルギー対策の課題

　食物アレルギーの診断・治療を行うのは医師であるが，除去食や代替食，調理上の工夫などを指導するためには，食物アレルギーに対する深い理解と知識を有した栄養士や調理師などの「食のプロ」の育成が強く求められている．また，アレルゲン（抗原）の同定やエピトープの解析，アレルギー発症の調節機構などの解明にはバイオ系の研究者が力を発揮する．さらに育種的に抗原性を低くした食糧資源を開発するのは農林水産関係の研究者のテーマとなり，アレルギー患者の食生活を支えている代替食品や低アレルゲン食品の開発・販売を行っているのは理解ある少数の食品（販売）会社のおかげである．抗アレルギー薬の開発には製薬会社をはじめ薬学領域の研究が多大な貢献をしている．さらにアレルギーの臨床検査に携わる人たちはより精度を上げることに努力している．食物アレルギーに苦しむ患者や家族たちの生活の質の向上を目指して，今こそこれらの異領域のプロたちが連携することが期待される．

参 考 文 献

1) 渡辺明治編：栄養免疫学―病態・疾患と治療，医歯薬出版（1996）
2) 中村　晋，飯倉洋治：最新食物アレルギー，永井書店（2002）
3) 岸野泰男，菅野道廣編：食物アレルギー，光生館（1995）
4) R. R. A. Coombs and P. G. H. Gell : Clinical Aspects of Immunology, p.575, Blackwell Scientific Publ., Oxford & Edinburgh（1968）
5) 馬場　実：アレルギーマーチの臨床，ライフサイエンス出版（1985）
6) 小川　正：化学と生物，**40**, 643（2002）
7) 小川　正：アレルギーの臨床，**24**, 506（2004）
8) 小川　正：食品工業，**45**（14），1（2002）
9) 上野川修一，近藤直実編：食品アレルギー対策ハンドブック，サイエンスフォーラム（1996）
10) 食物アレルギーねっと（http://www.food-allergy.jp/）（日本ハム（株）中央研究所が運営）

〔森山達哉〕

5.2 感染症と栄養

栄養状態が悪化すると免疫応答だけでなく粘膜や皮膚表面の感染防御機能も低下し，感染症にかかりやすくなることが知られている．本節では，はじめに感染症を引き起こす病原体の種類や感染経路について述べる．さらに，病原体から生体を守るための感染防御機構について概説し，感染防御に関与する栄養素の機能について解説する．

5.2.1 病原体と感染症

ウイルスや細菌などの病原体は，空気感染，経口感染，接触感染，吸血性節足動物（媒介動物）により体内に侵入する．病原体が生体内に侵入し，病変が生じることを感染症と呼ぶ．病原体には，細菌，真菌，原生動物（原虫）などの微生物やウイルスがある．

細菌は0.7～数ミクロン（μm）の大きさで，二分裂または内生胞子形成により増殖し，その形態により球菌，桿菌，らせん菌に分類される．またグラム染色によりグラム陽性細菌と陰性細菌に大別されている．細菌による感染症には，法定伝染病に指定されている腸チフス，赤痢，コレラをはじめ，サルモネラ，病原大腸菌などによる細菌性食中毒，細菌性肺炎，細菌性髄膜炎，細菌性結膜炎など非常に多くの感染症がある．また，硬い細胞壁をもたないマイコプラズマによる感染症にはマイコプラズマ肺炎や尿道炎などが知られている．さらに，多形性を示し，グラム陰性細菌に似た構造をもち二分裂によって増殖するが，偏性細胞内寄生菌で一般に生きた細胞でしか生育しないリケッチアによる感染症にはQ熱やツツガムシ病などがある．Q熱リケッチア以外は節足動物により媒介される．

真菌は形態により糸状菌，酵母，二形性真菌に分類されており，真菌による感染症を真菌症という．真菌症には，カンジダ症，クリプトコックス症，ニューモシスチス・カリニ肺炎などがあり，感染部位により表在性真菌症（皮膚や爪などの皮膚真菌症），皮下真菌症，全身性真菌症に大別される．

原虫は単細胞生物で，飲み水などから感染し激しい下痢を引き起こすクリプトスポリジウムやペットなどから感染するトキソプラズマ，蚊などの吸血

性節足動物により感染するマラリアやトリパノソーマなどがある．

ウイルスはタンパク質あるいは脂質でできた外殻をもつ20〜300 nmの最も小さな病原体であり，球形，円筒形，正二十面体などの様々な形態をもつ．大部分のウイルスは核酸の転写に必要な酵素系を持つが，エネルギーを生産する酵素やリボソームなどの器官をもたないため，細菌のように二分裂により増殖できず，宿主となる生物の生きた細胞の中でのみ増殖する（図5.3にインフルエンザウイルスの細胞への感染と増殖を示した）．ウイルスはRNA

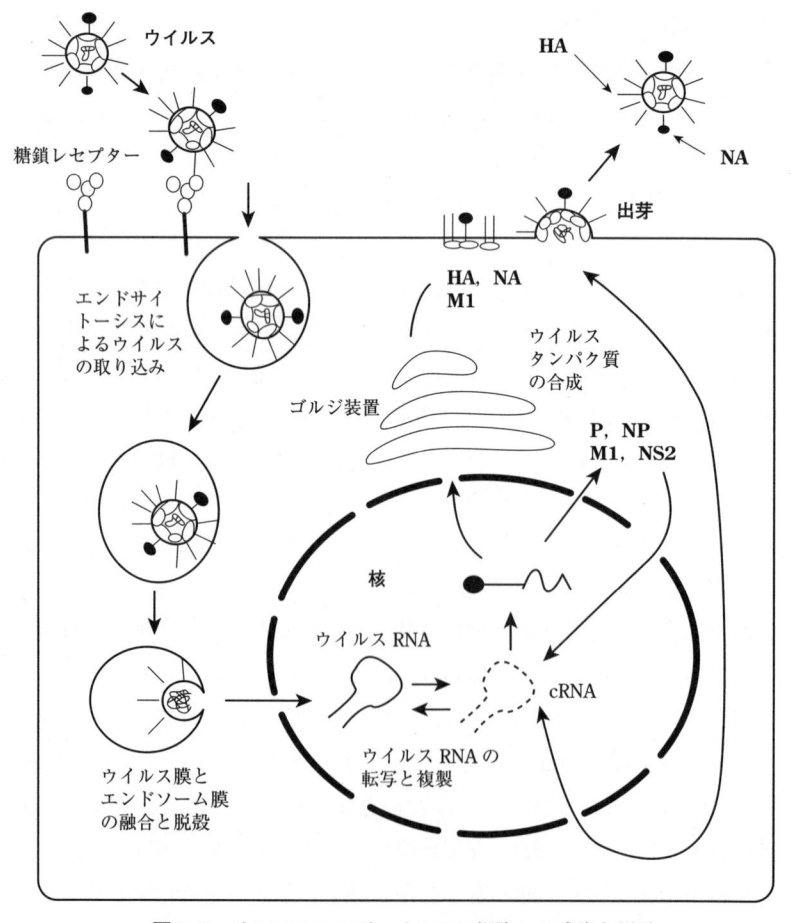

図 5.3 インフルエンザウイルスの細胞への感染と増殖

またはDNAをゲノムとしてもち，DNAウイルスとRNAウイルスに大別される．DNAウイルスにはパルボウイルス，パポーバウイルス，アデノウイルス，ヘルペスウイルス，イリドウイルスなどが，RNAウイルスにはトガウイルス，オルトミクソウイルス，パラミクソウイルス，レオウイルス，ピコルナウイルス，レトロウイルス，コロナウイルス，カリシウイルスなどがある．ウイルスはまた宿主の種類によって，動物ウイルス，植物ウイルス，細菌ウイルスに大別されており，特定の組織や臓器に選択的に感染する性質（感染指向性：トロピズム）をもつ．ウイルスによる感染症には，ノロウイルス，ロタウイルス，アデノウイルスなどによるウイルス性胃腸炎，A型，B型あるいはC型肝炎ウイルスなどによるウイルス性肝炎，インフルエンザウイルス，ライノウイルス，パラインフルエンザウイルス，RSウイルスなどによる風邪症候群に伴うウイルス性気管支炎や肺炎，アデノウイルス，単純ヘルペスウイルス，エンテロウイルスなどによるウイルス性結膜炎，日本脳炎ウイルスなどによるウイルス性脳炎，ヒトT細胞白血病ウイルスによる成人T細胞白血病やEBウイルスによるリンパ腫などのウイルス性腫瘍，ヒト免疫不全ウイルスによる後天性免疫不全症候群（AIDS）などの多くのウイルス感染症が知られている．

このほかに，植物に病気を引き起こすごく小さなRNAだけからなるウイロイドとよばれる病原性核酸やウシの海綿状脳症（狂牛病），ヒツジの中枢神経疾患であるスクレイピー，ヒトの中枢神経疾患であるクロイツフェルト-ヤコブ病を引き起こすプリオンと呼ばれるタンパク質性の感染因子がある．

5.2.2 感染防御機構

体内に侵入してきた病原体に対して応答する生体の防御機構としては，感染初期の免疫応答（自然免疫）と免疫細胞の活性化後に起こる病原体特異的な免疫応答（獲得免疫）が知られている．すなわち，自然免疫系が病原体の体内侵入を特異的に認識し活性化された後，さらに獲得免疫系の活性化が起こる．マクロファージなどの自然免疫細胞の表面にはToll様受容体（Toll-like receptor; TLR）が存在する．TLRには10種類以上のファミリーが報告されており，侵入してきた病原体に特有の構成成分をTLRが認識することで

自然免疫系が活性化される[1]．例えば，ウイルス感染初期には，インターフェロンによるウイルス増殖の抑制，マクロファージによるウイルスの貪食，ナチュラルキラー細胞（NK細胞）によるウイルス感染細胞の破壊，マクロファージから分泌されたインターロイキン（IL-1，IL-6）による発熱に伴った免疫応答の促進などが起こる．さらに，病原微生物の侵入や定着を防ぐために，血液細胞や気管，消化管，尿生殖器などの上皮組織や食細胞からdefencin[2,3]，また肝臓からhepcidin[4,5]などの抗微生物（菌）作用を持つペプチドが分泌される．これら抗菌ペプチドは，病原体の細胞膜を破壊することで*Bacillus subtilis*などのグラム陽性細菌，*Escherichia coli*などのグラム陰性細菌，*Candida albicans*などの真菌やエイズウイルス（HIV-1）に対し抗微生物作用を示す[6]．

これらの初期免疫応答により病原体が排除できない場合，さらにヘルパーT細胞の抗原認識による活性化に伴った体液性免疫反応と細胞性免疫反応が起こる．ヘルパーT細胞は，抗原認識による活性化段階においてIL-2やインターフェロンγ（IFNγ）によりTh1に分化し，IL-4などによりTh2へ分化する．体液性免疫反応にはTh2が関与する．Th2から分泌されたサイトカイン（IL-4，IL-5，IL-6など）によりB細胞はウイルスなどの病原体を抗原として認識して形質細胞に分化し，免疫グロブリン（抗体）を分泌する．体液性免疫は，IgGやIgM抗体による毒素などの中和や分泌型IgA抗体による粘膜表面への病原体の付着阻止などを担う．一方，細胞性免疫は，IL-2やINFγを産生するTh1により活性化されたマクロファージや細胞障害性T細胞（CTL）によりウイルス感染細胞を破壊する．

このほかに，唾液の感染防御作用が知られている．唾液にはリパーゼやアミラーゼなどの消化酵素をはじめ，IgA，リゾチーム，ラクトフェリンなどの抗（殺）菌作用を示す物質が含まれている．ラクトフェリンは哺乳動物の主として乳汁中に存在する鉄結合性の糖タンパク質で，溶液中から鉄イオンを奪うことにより抗菌作用を示す[7,8]．

一般的にビタミンやミネラルなどの栄養状態が悪化するとこれらの感染防御機能は低下する．そこで次項では感染防御に関係する栄養素の機能についてウイルス感染症を中心に詳しく述べる．

5.2.3 感染防御に関係する栄養素の機能
1） ビタミンAの機能

ビタミンAの欠乏は，夜盲症，眼球乾燥症，角膜軟化症，皮膚や粘膜上皮の角質化などを生じるだけでなく，感染症に対する抵抗性を減退させることが報告されている．例えば，インフルエンザウイルスのマウス感染モデル実験の報告では，高濃度のビタミンAを与えたマウスは，通常のマウスに比べて体重減少，肺でのウイルス量（ウイルス感染価）あるいはマウスの生存率について違いは認められなかったものの，唾液腺からのインフルエンザウイルスに特異的なIgA抗体の産生応答が著しく増加していた．さらにIFNγとTh1サイトカインの産生が低下し，インターロイキン-10（IL-10）とTh2サイトカインが上昇していた．ビタミンAはヘルパーT細胞のTh1とTh2の比率を変化させ，IgA抗体の産生を増加させたものと思われる[9]．この実験結果は，高濃度のビタミンAの投与はインフルエンザウイルスによる肺炎からの回復には十分な効果を示さないが，Th2が関与する体液性免疫反応による病原性細菌などの感染防御やIgA抗体による粘膜感染防御反応を増大させることを示している．

さらに，鳥類に病原性を示すニューキャッスル病ウイルス（NDV）のニワトリへの感染モデル実験の報告では，細胞障害性T細胞（CTL）の活性化に及ぼすビタミンAの影響が調べられている．それによれば，ビタミンAを十分に与えたニワトリと比べて，最低必要量のビタミンAしか与えなかったニワトリではCTL活性が著しく低下していた[10]．この報告は，ビタミンAの不足がCTL活性の低下を引き起こすこと，またビタミンAの摂取がウイルス感染からの回復に重要であることを示している．

感染症におけるビタミンAの機能としては粘膜表面の機能維持が知られているが，ここで述べたようにビタミンAの摂取によってヘルパーT細胞のバランスが変化し，サイトカイン産生や免疫グロブリン抗体の亜型組成が影響を受けることが動物実験モデルにより明らかにされている．

2） ビタミンDの機能

ビタミンDはカルシウム恒常性の維持機能に加え，感染防御に関する機能として，単球やマクロファージなどの骨髄細胞の増殖や分化誘導作用，TLR

のcoreceptorとなるCD14分子の発現誘導作用をもつことが知られている．さらに，小腸，腎臓，骨以外に表皮細胞や造血細胞などにもビタミンD受容体が検出されており，1,25-ジヒドロキシビタミンDはヒトのケラチン生成細胞，単球，好中球に作用してdefencinなどの抗菌作用を持つ抗菌ペプチド遺伝子の発現を誘導することが報告されている[11]．

3) ビタミンEの機能

ビタミンEの機能として，ビタミンEと抗酸化剤の摂取によりCD4$^+$細胞数が増加することが報告されている．またインフルエンザウイルスを用いたマウス感染モデル実験の報告では，500 ppmのビタミンEを6週間投与した老齢マウスにおける肺でのウイルス量（ウイルス感染価）は，30 ppmのビタミンEを投与した対照マウスに比べ，著しく減少していた．さらにビタミンEを6か月間投与した別の実験報告では，肺でのウイルス量の著しい減少が認められただけでなく，ウイルス感染後の体重減少も抑制されていた．さらに，ウイルス感染後に肺で認められるIL-6と腫瘍壊死因子α（TNFα）の上昇も顕著に抑制されていた．一方，抗酸化作用を示すグルタチオンやメラトニンなどにはこのような効果は認められなかったことから，ビタミンEのインフルエンザウイルス感染抑制作用は，抗酸化作用に加えビタミンEが有する別の機能によるものと推測されている[12,13]．

4) ビタミンB$_6$の機能

ビタミンB$_6$は腸内細菌によって合成されるため欠乏症は起こりにくいが，ビタミンB$_6$が欠乏すると，リンパ器官の萎縮を生じリンパ球の著しい減少や抗体応答性の低下，IL-2産生の減少が起こる．

5) 亜鉛の機能

亜鉛の欠乏により皮膚の防御機能だけでなく自然免疫や獲得免疫に関わるマクロファージやT細胞など数多くの免疫細胞の機能が低下する[14]．ボランティアによる実験によれば，亜鉛の欠乏によってTh1とTh2の平衡失調を生じた．さらに亜鉛はIL-2によるT細胞活性化に必要であり，亜鉛の欠乏によりIL-2の遺伝子発現は50％に低下した．またIL-2のαとβ受容体の遺伝子発現や亜鉛依存的な転写因子であるNF-κB（nuclear factor κB）のDNA結合性も低下した．またIL-2，CD4$^+$ CD8$^+$細胞あるいはIFNγの減少やNK

細胞の機能低下などが認められている[15,16]．発展途上国における栄養不良者の亜鉛摂取により，慢性の下痢に対する治療効果と感染症による下痢症や肺炎の発症率の低下が報告されている[17,18]．

6）セレンの機能

　感染症におけるセレンの機能に関しては，インフルエンザA型ウイルスとコクサッキーウイルス（B群）を用いたマウス感染モデル実験の報告がある．インフルエンザA型ウイルスを用いたマウス感染モデル実験によると，セレンを欠乏させたマウスでは，強い病毒性を獲得した遺伝子変異ウイルスが出現することが報告された．インフルエンザウイルスは，宿主の免疫機構から逃れるためにウイルス表面に存在する2種類のスパイク糖タンパク質（HAとNA）遺伝子に変異が生じやすいことが知られている．一方，強い病毒性を獲得したウイルスは，通常の遺伝子変異だけでなく，ウイルス内部に存在し，病毒性に関与することが知られているマトリクスタンパク質（M1）遺伝子に高い割合で変異が生じていた．セレンを欠乏させたマウスでは生体内での酸化ストレスの増大により，マウス細胞内でウイルスが感染増殖する過程（図5.3参照）で，通常よりも高い割合でウイルス遺伝子に変異が生じることにより，病毒性に関係するM1遺伝子に変異をもつウイルスが出現したものと考えられている[19]．同様に心筋炎を発症するコクサッキーウイルスのマウス感染モデル実験においても，セレンを欠乏させたマウスの体内で増殖したウイルスは病毒性を獲得し，ウイルスの遺伝子には変異が認められた．さらに同様の実験結果が，コクサッキーウイルスを用いたビタミンEの欠乏マウスやグルタチオンペルオキシダーゼのノックアウトマウスの感染でも確認された[20]．これらの報告から，セレンの欠乏により生体内での酸化ストレスが増大することでウイルス遺伝子に変異を生じやすくなるため，ウイルスの病毒性が変化したものと考えられる．また，セレン欠乏に伴ってグルタチオンペルオキシダーゼ活性が低下したマウスでは，ウイルス感染により生じた酸化ストレスによりIL-4やIL-10などのサイトカインやNF-κBが上昇し，対照マウスに比べて強い炎症反応が起こることが報告されている[21]．

7）鉄の機能

　鉄の欠乏により貧血，爪の脆弱化，口角びらんなどの症状を呈する．さら

にマラリアなどの病原体による罹患率が上昇し,感染防御に重要なミエロペルオキシダーゼ活性の低下を伴った好中球の機能低下やT細胞数の減少,NK細胞活性の低下,リンパ球によるIL-2産生の減少などが報告されている[22].また,トランスフェリンやラクトフェリンなどの細胞内外の鉄結合タンパク質による病原微生物の増殖阻止機能も低下することが知られている.さらにラット動物実験モデルでは,インフルエンザウイルスに対する抗体産生が鉄の欠乏により低下したとの報告もある[23].

8) 銅の機能

銅はセルロプラスミン(フェロオキシダーゼ)やモノアミンオキシダーゼ,シトクロムcオキシダーゼ,チロシナーゼ,スーパーオキシドジスムターゼなどに存在する.血漿中の銅のおよそ90%はセルロプラスミンに結合している.ウシ,ヒツジおよびラットの動物実験モデルによると,銅の欠乏により,好中球の食菌能が低下することが報告されている.また仔ウシにおける銅の欠乏は,呼吸器感染症によって誘導される腫瘍壊死因子(TNF)などのサイトカンに起因する体温上昇に異常が生じることが明らかになっている[24].

生命活動に必要なタンパク質,脂肪,炭水化物の三要素を含む多くの栄養素は,感染症などの疾病の予防と健康の保持や増進のために必要であることが知られている.本節ではその中で特に,生体の感染防御における栄養素の機能が動物実験モデルや細胞レベルで明らかにされているものを取り上げて解説した.生命科学の進展に伴ってこれまで不明であった病原体の感染機構や発症機構が分子レベルで明らかにされてきている.今後,生体の感染防御機能における栄養素の詳細な役割とその重要性が解明されるものと期待される.

参考文献

1) M. Yamamoto *et al.* : *Science*, **301**, 640 (2003)
2) M. Zasloff : *Nature*, **415**, 389 (2002)
3) M. Zasloff : *Lancet*, **360**, 1116 (2002)
4) C. Pigeon *et al.* : *J. Biol. Chem.*, **276**, 7811 (2001)

5) H. N. Hunter *et al.* : *J. Biol. Chem.*, **277**, 37597 (2002)
6) L. Zhang *et al.* : *Science*, **298**, 995 (2002)
7) M. C. Harmsen *et al.* : *J. Infect. Dis.*, **172**, 380 (1995)
8) M. Ikeda *et al.* : *Biochem. Biophys. Res. Commun.*, **245**, 549 (1998)
9) D. Cui, Z. Moldoveanu and C. B. Stephensen : *J. Nutr.*, **130**, 1132 (2000)
10) S. R. Sijtsma *et al.* : *Vet. Immunol. Immunopathol.*, **26**, 191 (1990)
11) T. T. Wang *et al.* : *J. Immunol.*, **173**, 2909 (2004)
12) M. G. Hayek *et al.* : *J. Infect. Dis.*, **176** (1), 273 (1997)
13) S. N. Han *et al.* : *J. Gerontol. A Biol. Sci. Med. Sci.*, **55**, 496 (2000)
14) A. H. Shankar and A. S. Prasad : *Am. J. Clin. Nutr.*, **68**, 447 (1998)
15) A. S. Prasad *et al.* : *J. Lab. Clin. Med.*, **140**, 272 (2002)
16) A. S. Prasad : *J. Infect. Dis.*, **182**, 62 (2000)
17) R. E. Black : *J. Nutr.*, **133**, 1485 (2003)
18) C. F. Walker and R. E. Black : *Annu. Rev. Nutr.*, **24**, 255 (2004)
19) H. K. Nelson *et al.* : *FASEB J.*, **15**, 1846 (2001)
20) M. A. Beck : *Am. J. Clin. Nutr.*, **71**, 1676 (2000)
21) M. A. Beck *et al.* : *FASEB J.*, **15**, 1481 (2001)
22) S. J. Oppenheimer : *Am. Soc. Nut. Sci. J. Nutr.*, **131**, 616S (2001)
23) A. Dhur *et al.* : *J. Nutr. Biochem.*, **1**, 629 (1990)
24) G. P. Gengelbach *et al.* : *J. Anim. Sci.*, **75**, 1112 (1997)

〔鈴木　隆〕

5.3　動脈硬化と栄養

　日本での死亡順位1位は，1980年以降悪性腫瘍（ガン）が独占していて，全死亡数の約30％を占めている．しかし，死亡順位の2位，3位には，心疾患，脳血管障害が位置し，この両者を合わせると，ガンによる死亡を抑えて，死亡順位1位に匹敵することは，特筆に値する．

　この動脈硬化性疾患は，欧米先進諸国では，常に死亡順位の1位に位置し，社会問題となっているが，日本においては，まだ欧米ほど大問題になってはいない．しかし，近年，食生活の欧米化が進んでいることからも，憂慮すべき問題の1つとなっている．

また，現在言われている食品の機能性の多くは，この動脈硬化性疾患に直接的，間接的に関与するものであり，動脈硬化性疾患の予防が，食品の機能性からも可能性があることを考えると，これらの重要性はますます高くなってくる．

5.3.1 動脈硬化と危険因子

動脈硬化とは，血管の壁が肥厚し硬くなることで，この動脈硬化が進行すると，内皮細胞壁が破壊され，血栓形成の程度によって，血管の内腔は狭窄し，場合によっては閉塞する．

この原因として，高脂血症，高血圧，糖尿病，肥満など，生活習慣の乱れによって発症する疾患，いわゆる生活習慣病がある．これら生活習慣病は，食習慣が強く関与しており，動脈硬化の予防には，毎日の食生活が大事であることは言うまでもない．

5.3.2 酸化から見た動脈硬化
1) 酸化変性LDL

最近の研究では，LDL（低密度リポタンパク質）そのものが動脈硬化を引き起こすのではなく，酸化変性したLDLが問題であることが分かってきた．LDLが高いと，LDL受容体のLDL受け入れには限度があるため，LDL受容体を介して組織にコレステロールを供給できないLDLが血液中で滞留する．滞留時間が長くなると，LDLは血管壁の内皮細胞間隙を通って内皮下に侵入し，そこで酸化をはじめとした外的ストレスを受ける機会が多くなる．この外的ストレスに耐えられないLDLは，酸化変性LDLへと変化し，酸化変性LDLは，LDL受容体に取り込まれないため，血中の単球を呼び寄せ，マクロファージ化し，スカベンジャー受容体ファミリー（スカベンジャー受容体CD36など）を介して自らを処理しようとする．しかし，マクロファージは，際限なく変性LDLを取り込み，酸化LDLが次から次へと出来ると取り込みすぎて泡沫化し，泡沫細胞となって動脈硬化は進展する．

したがって，動脈硬化の予防には酸化変性したLDLの量を増やさないために，悪玉とされてきたLDLの量を減少させることと共に，悪玉LDLを本

当の悪玉（酸化変性LDL）にしないことが，より重要であることが分かってきた．

2) 抗酸化物質の重要性

LDLから変性LDLに至る過程には，様々な抗酸化物質が関与して，変性LDLの生成を防いでいる．血液中に存在する抗酸化物質として代表的なものは，ビタミンE，ユビキノール，カロテノイド（β-カロテン，リコペン）などの脂溶性抗酸化物質と，ビタミンC，尿酸，アルブミン，ポリフェノールなどの水溶性抗酸化物質である（図5.4）．

これらの抗酸化物質は，LDLの内外において，LDLの酸化ストレスを防止する．脂溶性のビタミンE，β-カロテンはLDL内において，また水溶性のビタミンCは，LDLの外において，活性酸素などの酸化ストレスからLDLを守っている．さらにビタミンCには，すでに酸化ストレスを受けたビタミンEを元に戻す働きがあり，複雑にLDLの酸化変性を防止している．

3) フレンチパラドックス

血中の抗酸化物質の中には，主に食品から摂取されて動脈硬化の抑制の役割を果たしていると考えられているものがあるが，このことを疫学的に表している事例に，"フレンチパラドックス"がある．これは，欧米諸国では高い脂肪摂取量に比例して，動脈硬化性心疾患の発症が増加しているなかで，

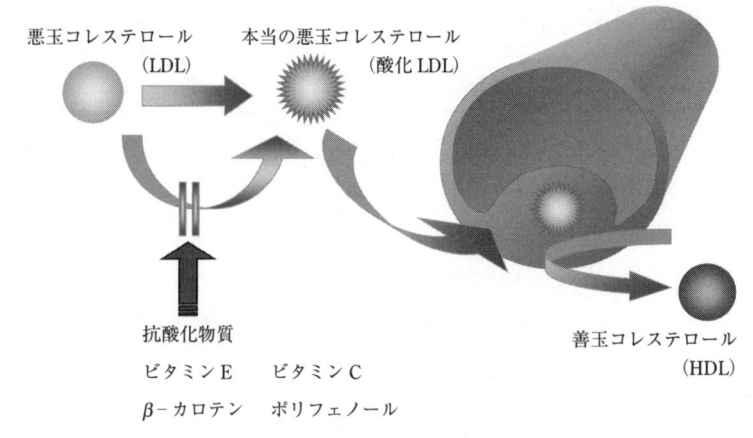

図5.4 動脈硬化の発生メカニズム

フランスだけが，多い脂肪摂取量にもかかわらず動脈硬化性心疾患が少ないという逆の現象を呈していることを指している．このパラドックスの説明に，赤ワインに含まれる赤色色素のアントシアニンなどのポリフェノールの抗酸化作用が有力視されるようになった（図5.5）．

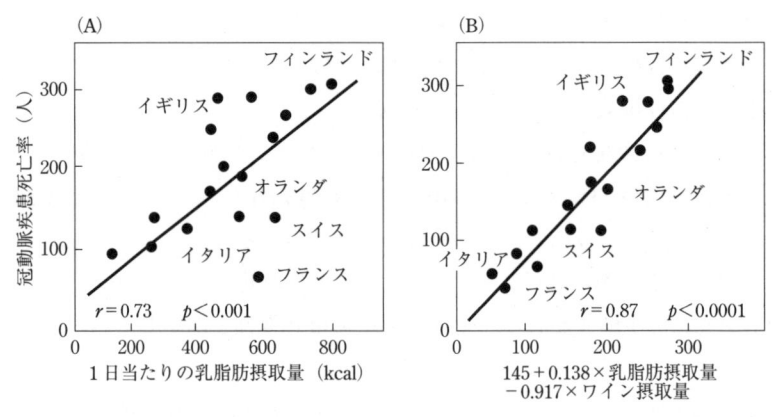

図5.5 各国の冠動脈疾患による死亡率と乳脂肪摂取量およびワイン摂取量の相関
(A) 冠動脈疾患による死亡率と乳脂肪摂取量の相関．
(B) 赤ワイン消費量の解析を加えた冠動脈疾患による死亡率と乳脂肪摂取量の相関．
死亡率は人口10万人当たりの1年間の人数．

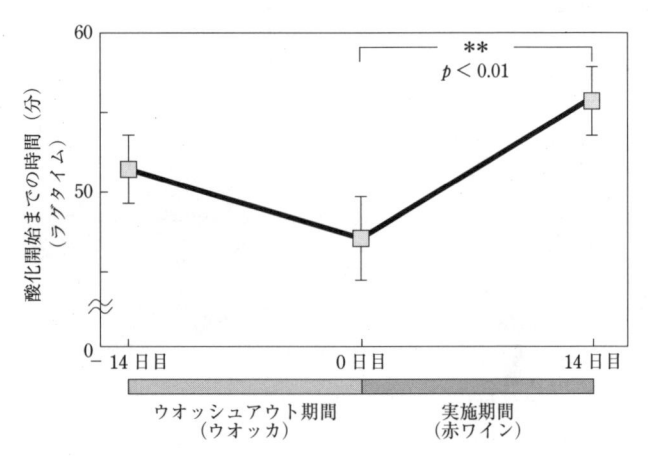

図5.6 赤ワイン飲用によるラグタイムの変化
1日当たりの飲酒量：0.8g/kg 体重（赤ワイン 500mL）
食事コントロール．

著者らの検討[1]では，健常人に赤ワインを2週間投与して，LDL抗酸化能が有意に亢進していることが確かめられた（図5.6）．

このほかにも，Zutphen elderly study[2]では，1日30mg以上のポリフェノールの摂取者は動脈硬化性心疾患の発症率が有意に低下し，Seven countries study[3]では，ポリフェノールの摂取量と動脈硬化性心疾患の間には，負の相関が認められている．また，フィンランドの研究[4]においても，ポリフェノールが動脈硬化に予防的に働くことを示す結果が得られていて，抗酸化物質を摂取することの重要性が現実のものとなっている．

4) ポリフェノール摂取の意義

赤ワインから分かってきたポリフェノールの効能であるが，ポリフェノールの種類は数千とも言われ，それを含んでいる植物を紫外線などによる酸化から守っている．そして，植物に含まれているポリフェノールが植物ばかりか，ヒトの体内でも酸化に対する防御に重要な働きをするということが，最近わかった重要な知見である．

代表的なポリフェノールとしては，カテキン，ケルセチン，イソフラボンなどが挙げられる．カテキンを持っている食品には，赤ワインをはじめ，緑茶，紅茶，カカオが，またケルセチンには，タマネギ，ブロッコリーなどがあげられ，さらにイソフラボンをみると，大豆製品に含まれているため，豆腐，納豆に加えて，醤油，味噌なども挙げられる．さらにまた，クロロゲン酸を持つコーヒー，セサミノールを持つゴマなども重要な抗酸化物質である．

また，カロテノイドにもβ-カロテンを含むニンジン以外に，リコペンを持つトマト，スイカ，アスタキサンチンを持つサケ，イクラ，エビ，カニ，タイなどがあり，抗酸化物質として重要な働きをしている．

5.3.3 炎症から見た動脈硬化

1) 動脈硬化の発症と炎症

従来，狭心症や心筋梗塞などといった虚血性心疾患は，冠動脈の血管壁が肥厚し，血管内腔が狭くなり，血液の流れが悪くなることで発症すると考えられてきた．しかし，実際の症例では，心筋梗塞を発症した例の約7割が，

冠動脈の狭窄度は50％以下の比較的軽度の狭窄であったことが報告されている．一方，病変の多くに血栓の形成が認められたことより，狭窄の進んでいないプラークでも，その破綻による血栓の形成が心血管イベントの引き金になっていることが示唆された．このように，破綻しやすい不安定プラークの存在が動脈硬化の危険因子として注目されている．冠動脈の病理組織では，不安定プラークに一致して，マクロファージやTリンパ球，活性化した平滑筋細胞などの炎症性細胞が集積していることが認められ，不安定プラークの形成に炎症反応の亢進が関与していることが報告されている[5]．

また近年，炎症の臨床的指標であるC反応性タンパク質（CRP）が冠動脈疾患と相関することが報告され，予後予測因子として注目されている．このように，炎症反応の制御が動脈硬化の予防に大きく関わっていることが明らかとなってきた．

2） エイコサペンタエン酸（EPA）の抗炎症作用

EPAが注目を集めたきっかけは，1970年代に行われたイヌイットたちの食事調査である．グリーンランドイヌイットの疫学調査[6]によると，イヌイットに動脈硬化の少ない原因として，血中のEPA，DHAの高値，アラキドン酸の低値が指摘され，イヌイットたちが常食としている魚介類に含まれているEPA，DHAなどの魚の脂が脚光を浴びるようになった．

また，動脈硬化性疾患のみならず，イヌイットは自己免疫性の慢性関節リウマチ，潰瘍性大腸炎など慢性炎症性疾患の罹患率が欧米白人に比べて低いことが報告され，EPAの抗炎症作用が注目されるようになった．EPAは，インターロイキン（IL-1，IL-2），腫瘍壊死因子（TNF）産生の抑制といった免疫や炎症に関係の深いサイトカインの産生調節に影響を及ぼすことが知られている．

その他，EPAの薬理作用として，血小板凝集抑制，血清脂質改善（中性脂肪の低下），血管平滑筋細胞増殖抑制など，様々な抗動脈硬化作用を有することが報告されている．

5.3.4　脂肪摂取から見た動脈硬化

脂肪の摂り過ぎは，血液中のコレステロール濃度の増加とともに論じられ

てきた．血液中のコレステロール量は，エネルギー摂取量，脂肪摂取量，コレステロール摂取量，食物繊維摂取量などの影響を受ける．中でも脂肪摂取量は重要である．これまでの疫学研究では，脂肪摂取量と血清コレステロール値，脂肪摂取量と動脈硬化性疾患との間には正の相関が認められている．

わが国において，総エネルギーに対する脂肪エネルギー比の適正値は，20～25％に設定されている．

一方，脂肪摂取にあたっては，脂肪の質的配慮を行うことも重要である．脂肪酸には，飽和脂肪酸（saturated fatty acid：S），一価不飽和脂肪酸（monounsaturated fatty acid：M），多価不飽和脂肪酸（polyunsaturated fatty acid：P）があり，さらに多価不飽和脂肪酸については，α-リノレン酸（18：3），EPA（20：5），DHA（20：6）のn-3系と，リノール酸（18：2），γ-リノレン酸（18：3），アラキドン酸（20：4）のn-6系とがある．飽和脂肪酸の多くは血清コレステロール濃度を増加させ，多価不飽和脂肪酸のリノール酸と，一価不飽和脂肪酸のオレイン酸は血清コレステロール濃度を減少させるため，これらの比率も重要である．S：M：Pを3：4：3，n-3：n-6を1：4にすることが勧められている．

5.3.5 タンパク質摂取の問題

摂取タンパク質と血液中の脂肪の関連については，摂取脂肪との関連ほど研究が進んでいるわけではない．しかし，以前より大豆タンパク質の摂取によりコレステロールの低下することが知られていた．その原因について諸説言われていたが，最近になり大豆タンパク質のペプチドに胆汁酸の循環を遮断する作用のあることが分かってきた．大豆にはこのほか抗酸化物質も含まれていて，摂取には十分注意を払うべき食品とも言える．また，魚タンパク質にはHDL-コレステロール（HDL-C）増加作用と抗酸化作用のあることが報告されている．

5.3.6 食物繊維摂取の問題

食物繊維は五大栄養素に比べ，栄養素としての条件を満たしていなかったために長い間，非栄養素としての扱いを受けていた．コレステロール低下作

用や大腸ガン,大腸憩室の予防効果などから,第六の栄養素として認められるようになったのは最近のことである.食物繊維には水溶性の繊維と不溶性の繊維があり,水溶性のペクチン,マンナンはコレステロール低下作用を有するが,不溶性のセルロースやヘミセルロースにはコレステロール低下作用は見られない.1日25g以上の食物繊維を摂ることが勧められている.

5.3.7 食事療法と食習慣

動脈硬化性心疾患の予防に食事療法は重要な位置を占めている.近年,米国では,食物繊維,植物ステロール(フィトステロール),不飽和脂肪酸,アーモンドを組み合わせた食事療法をポートフォリオダイエットとして提唱し,スタチン剤と同等のLDL-コレステロール(LDL-C),CRPの低下作用を有することが報告されている.

日本の食生活を改めて見直してみると,脂肪の摂取量や,質の面でも,また抗酸化物質の摂取の面でも,優れた食文化を受け継いでいることが分かる.動脈硬化性心疾患の発症が少なく,世界最長寿国である日本が,これまで築いてきた食習慣をいかにして維持し,改良していくかを世界が注目しているといっても過言ではない.

参 考 文 献

1) K. Kondo et al. : *Lancet,* **344**, 1152(1994)
2) M. G. L. Hertog et al. : *Lancet,* **342**, 1007(1993)
3) M. G. L. Hertog et al. : *Arch. Intern. Med.,* **155**, 381(1995)
4) P. Knekt et al : *Brit. Med. J.,* **312**, 478(1996)
5) P. Libby : *Circulation,* **91**, 2844(1995)
6) J. Dyerberg et al : *Am. J. Clin. Nutr.,* **28**, 958(1975)

〈岸本良美・鈴木真理子・近藤和雄〉

5.4 腎疾患と栄養

腎疾患は食事療法が大変重要な疾患で,薬物治療や透析治療などで十分な治療効果を得るためには食事療法をきちんと行うことが必要である.腎疾患

には様々な病態があり，その発症原因や経過および予後も異なっている．従来は，高血圧や浮腫または高尿素窒素血症などそれぞれの病態の改善に対して食塩摂取制限やタンパク質摂取制限が行われていたが，約20年前から低タンパク食が腎不全の進行を遅延させる可能性があることが報告され[1]，腎疾患の食事療法が治療法として重要視されるようになっている．しかし，食塩やタンパク質などを制限することによって栄養障害をもたらす危険性もあるため，腎疾患の栄養療法では病態改善や腎不全進行抑制のみならず栄養状態の維持も重要である．

5.4.1 腎疾患における三大栄養素の代謝
1) タンパク質

タンパク質は絶えず合成や分解が繰り返されており，日々の摂取と排泄が必要である．摂取されたタンパク質はアミノ酸に分解され，タンパク質合成やクエン酸回路によるエネルギー産生に利用される．通常，摂取タンパク質と排泄されるタンパク質の窒素量は等しい（窒素バランスがゼロである）が，タンパク質摂取が少ないと窒素バランスが負の状態となり，体タンパク質の異化が起こる．食物中のタンパク質の質的な評価法には，生物価（biological value）やタンパク価（protein score）が用いられる．生物価は摂取タンパク質がタンパク質合成に利用される効率を示すものである．一方，タンパク価は目的タンパク質の必須アミノ酸量を全卵（タンパク価100）と比較し，最も比率の少ない必須アミノ酸（第一制限アミノ酸）の百分率を表したものである．動物性タンパク質は，植物性タンパク質より生物価やタンパク価が高く良質のタンパク質とされるが，過剰摂取は脂質摂取の過剰をも招くため，動物性タンパク質を摂取タンパク質の40〜50％に保つことが推奨されている．

2) 炭水化物

炭水化物（糖質）は単糖類（グルコース，フルクトース，ガラクトースなど），少糖類（マルトース，スクロース，ラクトース，オリゴ糖など），多糖類（デンプン，グリコーゲンなど）に分けられる．食品中の炭水化物は消化酵素によって単糖類まで分解され小腸から吸収される．血液中に入ったグルコースは細胞内に取り込まれ，解糖系やTCA回路などのATP産生系によってエネル

ギー源として利用されている．低タンパク食を行っている慢性腎不全患者では，十分なエネルギー摂取がなされないと体タンパク質が動員され異化の亢進が生じる可能性があるため，エネルギー源としての炭水化物や脂質を十分に摂取することが必要である．

3）脂　　　質

代表的な脂質であるトリグリセリド（中性脂肪）は，体内のエネルギー貯蔵庫として脂肪組織に存在している．加水分解によってグリセロールと脂肪酸に分かれ，1g当たりの熱量が9kcalと，タンパク質や炭水化物の4kcal/gと比べ大きなエネルギー源である．一方，脂肪酸は飽和脂肪酸，一価不飽和脂肪酸，多価不飽和脂肪酸に分けられ，その摂取比率は3:4:3が推奨されている．多価不飽和脂肪酸のうちn-6系のリノール酸やn-3系のα-リノレン酸は体内で合成されないため必須脂肪酸である．また，n-6系列脂肪酸：n-3系列脂肪酸の摂取比率は4:1が望ましいとされている．α-リノレン酸から合成されるエイコサペンタエン酸（EPA）やドコサヘキサエン酸（DHA）は中性脂肪低下作用や抗動脈硬化作用を有するとされる．腎疾患患者では脂質代謝異常がみられる場合があり，ネフローゼ症候群では高コレステロール血症やLDLおよびVLDLの上昇が，糖尿病性腎症や慢性腎不全ではLPL（リポタンパク質リパーゼ）活性が低下して中性脂肪の上昇が生じることが知られている．これらの高脂血症は動脈硬化や心血管疾患の危険因子のみならず，腎障害の進展に関与する因子であると考えられている．脂質はエネルギー源として最も効率の良い栄養素であるが，高脂血症を増悪させないため，過剰摂取を避け，動物性脂肪由来の飽和脂肪酸と，植物および魚類由来の不飽和脂肪酸をバランスよく摂取することが重要である．

5.4.2　腎疾患患者の栄養評価

1）身 体 計 測

（1）体格の指標

体格指数としてbody mass index（BMI）が広く用いられている．BMIは体重（kg）/［身長（m）］^{2}で算出され，BMI = 22を標準体重とし，25以上は肥満，18.5以下はやせとされる．また，標準体重（IBW）に対する現体重の比

率を％理想体重（％IBW）として表す．しかし，腎不全患者では浮腫や腹水などを伴っている場合があるので体液量を考慮する必要がある．

(2) 体脂肪の指標

最も簡便な方法として，皮下脂肪計測器（キャリパー）を使って利き腕でない方の上腕三頭筋部皮下脂肪厚（TSF）を測定し，基準値と比較する方法（％TSF）がある．また，脂肪は電流を通さないという原理を用いた生体電気インピーダンス法を用いた体脂肪計も用いられるが，電流を通しやすい水が過剰に存在する浮腫や腹水などの有無に注意する必要がある．さらに，二重エネルギーX線吸収装置（DEXA）による測定方法やCTスキャンによって腹部内臓脂肪および腹部皮下脂肪面積，大腿部および上腕部脂肪面積を測定することによって部位別の脂肪蓄積を評価する方法もある．

(3) 骨格筋量の指標

筋肉量を測定することは困難であるが，前述のTSFを測定した部位の上腕周囲（AC）を測定し，上腕筋囲（AMC）とする方法がある．AMC（cm）はAC（cm）− 0.314 × TSF（mm）で算出し，基準値と比較する（％AMC）．また，脂肪と同様にCTスキャンによって評価する方法もある．さらに筋力の評価には握力計を用いる．

2）臨床検査

(1) 内臓タンパク質の指標

血清アルブミン値の低下は中期〜長期の低栄養を表す指標である．アルブミンは半減期が2〜3週間と長いため短期の栄養状態を評価するには適切ではないが，トランスフェリン（半減期7〜10日），プレアルブミン（半減期約3〜4日）などのrapid turnover proteins（RTP）は短期間の栄養状態の変動を評価するのに利用される．

(2) 骨格筋タンパク質量の指標（クレアチニン身長係数：CHI）

クレアチニンは筋肉の代謝産物であり，24時間の尿中クレアチニン排泄量から全身の筋肉量を推定することができる．CHIは24時間尿中クレアチニン排泄量（mg）/［クレアチニン係数（男性：23mg/kg，女性：18mg/kg）×標準体重］× 100で表し，性・身長による標準値と比較する．

(3) 骨格筋タンパク質の崩壊量（尿中3-メチルヒスチジン）

3-メチルヒスチジンはアクチンやミオシンの構成アミノ酸で，筋タンパク質が分解されると95％以上が尿中に排泄されるため，尿中排泄量の測定によって骨格筋異化の指標として用いることができる．

(4) 免 疫 能

免疫反応に重要な抗体や補体の産生にはタンパク質の合成が関与していることから，細胞性免疫の指標として総リンパ球数，遅延型皮膚過敏反応などを，体液性免疫の指標として免疫グロブリンの測定などを行う．

3) 食 事 調 査

食事調査には様々な方法があるが，3日間程度の食事内容を記録してもらう方法（記録法）や，前日に摂取した食事内容の口述により摂取栄養素量を算出する方法（24時間思い出し法）などが一般的である．そのほかに，個人の食習慣を把握する食物摂取頻度法や摂取した食事をデジタルカメラやインスタントカメラなどで撮影する写真法などがある．

4) 24時間蓄尿

24時間蓄尿から得られる結果は腎疾患患者にとって大変重要である．尿量，尿蛋白量，尿中クレアチニン排泄量のみならず，尿中尿素窒素やナトリウム排泄量の定量からタンパク質摂取量や食塩摂取量を推定することができる．タンパク質摂取量（g）は［尿素窒素排泄量（g/day）＋ 0.031 × 体重（kg）］× 6.25（Maroniの式）で表す．また，これによって窒素バランスを評価することができる．食塩摂取量（g/day）は尿中ナトリウム排泄量（mEq/day）/17で算出する．1日のクレアチニン排泄量は個人によってほぼ一定しているため，24時間蓄尿が正確に行われたかどうかの判断として尿中クレアチニン排泄量を指標とする．

5.4.3 急性腎炎症候群・慢性腎炎症候群

急性腎炎は，血尿および蛋白尿が突然発症し，糸球体濾過量低下に伴う水・電解質代謝異常と窒素含有物代謝異常を呈する疾患である．臨床症状としては水・ナトリウムの貯留と高血圧，高尿素窒素血症がみられる．その経過は乏尿期・利尿期・回復期・治癒期に分けられ，それぞれの時期に合った栄養療法を必要とする．特に乏尿期における食事管理は厳格な水分制限，食

表5.3 急性腎炎症候群[2]

		総エネルギー (kcal/kg*/day)	蛋　白 (g/kg*/day)	食　塩 (g/day)	カリウム (g/day)	水　分
急性期	乏尿期 利尿期	35**	0.5	0〜3	5.5mEq/L以上 の時は制限する	前日尿量＋ 不感蒸泄量
回復期および治癒期		35**	1.0	3〜5	制限せず	制限せず

＊ 標準体重，＊＊ 高齢者，肥満者に対してはエネルギーの減量を考慮する．

　塩およびタンパク質制限，エネルギーの確保を基本とする．表5.3に日本腎臓学会の「腎疾患患者の生活指導・食事療法に関するガイドライン」[2]の急性腎炎症候群の項を示した．

　慢性腎炎は，蛋白尿または血尿が少なくとも1年以上継続しており，経過と共に高血圧や腎機能の低下がみられる疾患である．臨床症状には血尿や蛋白尿があり，高血圧を合併することも多い．血尿は糸球体の基底膜の異常によって赤血球が漏出するもので，蛋白尿は基底膜の荷電選択性障壁とサイズ選択性障壁の機能喪失によるものと考えられている．高血圧は，水・ナトリウムの貯留による体液増加と，レニン-アンギオテンシン系の賦活（ふかつ）などが成因となっている．慢性腎炎の経過は，潜在期・進行期・腎不全期に分けられる．潜在期は尿蛋白が1g/day以下で腎機能も正常であるが，進行期になると尿蛋白が1g/day以上となり，高血圧や浮腫を合併することが多く，腎機能が軽度から中程度へと低下する．腎不全期ではさらに腎機能の低下をきたし，慢性腎不全へと移行する．潜在期から進行期初期でクレアチニンクリアランス（Ccr）が71mL/min以上ある場合は軽度の食塩制限（7g/day）のみを行うが，Ccrが70mL/min以下に低下し腎不全期に至った場合は慢性腎不全の食事療法に従う．

5.4.4　ネフローゼ症候群

　ネフローゼ症候群は，尿中に大量（3.5g/day以上）のタンパク質が漏出するため，低蛋白血症を認め，多くの場合浮腫や高脂血症を伴う疾患である．その原因によって一次性および二次性ネフローゼ症候群に分類される．小児の場合は，一次性が90％近くを占め，腎組織分類では微小変化型と呼ばれ

るものが80％前後であることが特徴である．ネフローゼ症候群では多量のタンパク質が尿中に漏れ出すため低アルブミン血症をきたし，血漿膠質浸透圧の低下によって浮腫が起こる．ネフローゼ症候群の高脂血症の原因は，血清アルブミンの低下による肝臓での脂質およびアポリポタンパク質の合成亢進などが考えられている．従来のネフローゼ症候群の食事療法は漏出したタンパク質の補充として高タンパク食を行ってきた．しかし，高タンパク食は糸球体濾過圧を高め，尿蛋白の排出を増加させ，腎機能を悪化させる可能性があって，中等度のタンパク質制限（0.8g/kg/day）にすると尿中アルブミン排泄が減少することが明らかになり[3]，近年ではネフローゼ症候群にもタンパク質制限が推奨されている．表5.4に日本腎臓学会の「腎疾患患者の生活指導・食事療法に関するガイドライン」を示した．ネフローゼ症候群の高脂血症治療では，低脂肪・低コレステロールを基本とし，多価不飽和脂肪酸と飽和脂肪酸の比であるP/S比（1.0〜1.5推奨）やn-6/n-3比にも注意を払う必要がある．さらに，低タンパク食におけるタンパク質利用を高めるために，良質のタンパク質を摂って，十分なエネルギーを摂取することも大切である．

表5.4 ネフローゼ症候群[2]

	総エネルギー (kcal/kg*/day)	蛋白 (g/kg*/day)	食塩 (g/day)	カリウム (g/day)	水分
微小変化型ネフローゼ以外	35	0.8	5	血清カリウム値により増減	制限せず**
治療反応良好な微小変化型ネフローゼ	35	1.0〜1.1	0〜7	血清カリウム値により増減	制限せず**

＊ 標準体重，＊＊ 高度の難治性浮腫の場合には水分制限を要する場合もある．

5.4.5 糖尿病性腎症

糖尿病が進行すると腎病変をきたし，微量アルブミン尿から顕性蛋白尿，ネフローゼ症候群，腎不全へと進展する．わが国の慢性透析導入患者の割合は1998年に糖尿病性腎症が慢性糸球体腎炎を上回って第1位になっている．また，維持透析患者に占める割合も増加し全体の3分の1以上に達している．

5.4 腎疾患と栄養

表 5.5 糖尿病性腎症[2]

病　　期	総エネルギー (kcal/kg*/day)	蛋　白 (g/kg*/day)	食塩 (g/day)	カリウム (g/day)	備　　考
第1期（腎症前期）	25〜30		制限せず**	制限せず	糖尿病食を基本とし，血糖コントロールに努める．蛋白質の過剰摂取は好ましくない．
第2期（早期腎症）	25〜30	1.0〜1.2	制限せず**	制限せず	
第3期-A（顕性腎症前期）	25〜30	0.8〜1.0	7〜8	制限せず	
第3期-B（顕性腎症後期）	30〜35	0.8〜1.0	7〜8	軽度制限	浮腫の程度，心不全の有無から水分を適宜制限する．
第4期（腎不全期）	30〜35	0.6〜0.8	5〜7	1.5	
第5期（透析療法期）	維持透析患者の食事療法に準ずる．				

＊ 標準体重，＊＊ 高血圧合併例では 7〜8g/day 以下に制限する．

特に高齢の2型糖尿病患者が大部分を占め，高血圧や動脈硬化などの合併症を有する場合が多い．患者の多くは糖尿病性腎症の併発に至るまでに，エネルギー制限などの食事療法が十分に守れず，血糖管理が不十分であったと考えられる．糖尿病性腎症の食事療法の基本は血糖管理であるが，病期によって異なった食事療法が必要である．表5.5に日本腎臓学会の「腎疾患患者の生活指導・食事療法に関するガイドライン」を示した．患者にとっては第3期以降になると，従来の糖尿病の食事療法との内容が著しく異なるため，脂質や炭水化物の摂取増加が難しく，栄養不良に陥ることも多い．患者の食事摂取量や身体計測値および臨床検査値などから個々のエネルギー摂取量や栄養状態を把握することが重要である．

5.4.6　急性腎不全・保存期慢性腎不全

　急性腎不全は何らかの原因によって腎機能が急激に低下し，体液の恒常性が維持できなくなる疾患であり，原因別に腎前性，腎性，腎後性に分類される．タンパク質代謝の異常を是正し，水・電解質・酸塩基平衡などの身体の恒常性を維持することが必要とされ，特に水・電解質管理が最も重要である．また，体タンパク質の異化亢進による窒素代謝産物の蓄積を防ぐため十分なエネルギー補充が必須である．日本腎臓学会の「腎疾患患者の生活指

導・食事療法に関するガイドライン」によるとエネルギーは35〜40kcal/kg/dayとし，急性期の経口摂取が困難な場合や摂取不足の場合はIVH（中心静脈栄養）による管理も必要である．タンパク質は内科的急性腎不全で0.5〜0.8g/kg/day，外科的急性腎不全で0.7〜1.0g/kg/day，透析療法を併用している急性腎不全で0.9〜1.2g/kg/dayとする．従来は厳格なタンパク質制限が行われていたが，近年では血液透析療法が発達したため制限は緩和されている．食塩は7g/day以下とし，水分は乏尿の有無を考慮して，前日の尿量や体重を参考にして決定する．

保存期慢性腎不全は，慢性腎炎や高血圧，糖尿病性腎症が原因で可逆性の腎機能低下が中〜長期間に徐々に進行し，尿素窒素やクレアチニンなどの窒素代謝産物の血中濃度の上昇によって尿毒症症状が出現する疾患である．慢性腎不全では正常ネフロンの減少に伴う残存ネフロンの糸球体障害や蛋白尿そのものが腎障害を進展させることが示されているため，低タンパク食療法を実施し，糸球体内血圧，糸球体血流量の正常化や尿蛋白量の低下を図る．また，糸球体障害を進行させる高血圧を改善するために食塩制限を行い，場合によっては降圧剤の使用も考慮する．慢性腎不全に至る経過はSeldinらの考え方によって4期に分類される．第1期は腎予備力低下期で尿素窒素などの蓄積もなく無症状である．第2期は腎機能障害期で軽度ながら高窒素血症が出現する．第3期は腎不全期で，狭義の慢性腎不全に相当する．第4期は尿毒症期で臨床症状が著しく，透析を必要とする時期である．保存期慢性腎

表5.6 保存期慢性腎不全[2]

	総エネルギー (kcal/kg*/day)	蛋 白 (g/kg*/day)	食塩 (g/day)	カリウム	水 分	リ ン (mg/day)
Ccr≦70ml/min	35が基準ただし年齢や運動量によって，適正なエネルギー量は28〜40の範囲になりうる	0.6以上0.7未満ただしCcr50ml/min以上で尿蛋白1g/day以下であれば0.9前後で開始することも可	7以下	低蛋白食が実行できていれば通常制限しないが，血清カリウム5.5mEq/L以上のとき，カリウム制限を加える	ネフローゼ症候群およびCcr15ml/min以下では尿量＋不感蒸泄量とする	低蛋白食が実行できていれば制限なしただし尿中リン排泄量500mg/day以上のときは，リン制限を加える

＊ 標準体重．

不全の食事療法について,表5.6に日本腎臓学会の「腎疾患患者の生活指導・食事療法に関するガイドライン」を示した.全ての時期において,食事記録や24時間蓄尿などによって摂取タンパク質量や摂取食塩量の推定を試みることが重要である.

5.4.7 血液透析

血液透析は,ダイアライザーを通して血中に蓄積した体内老廃物を拡散することによって透析液中に除去し,限外濾過によって過剰な体水分を調節する治療法である.わが国では血液透析療法が開始されて既に30年以上が経過している.血液透析患者は年々増加し,現在では22万人以上の患者が血液透析を行っている.それゆえ,血液透析の目的は単なる延命ではなく,合併症の予防を含む患者のQOL(生活の質)の向上と社会復帰の継続に変わりつつある.透析導入時には尿毒症症候群として悪心(おしん)・嘔吐や食欲不振を伴っていた患者も,透析維持期には病態の安定や食欲の改善がなされ,日常生活の活動も高まるため,十分な栄養補給が必要となってくる.しかしながら,現在の血液透析でも正常な腎臓の一部を代行しているに過ぎないため,過剰摂取は避け,適正な食事を心がけることが重要である.表5.7に日本腎臓学会の「腎疾患患者の生活指導・食事療法に関するガイドライン」を示した.透析技術が発達した今日においても血液透析患者の20%には低栄養状態がみられる.高齢者や長期透析患者などでは,不適切な食事,異化亢進,炎症反応の存在などが問題となっている.また,透析不足およびダイアライザーや透析液などの生体適合性も低栄養の原因として考えられている.さらに,

表5.7 維持血液透析患者(週3回透析)[2]

総エネルギー (kcal/kg*/day)	蛋白 (g/kg*/day)	食塩 (g/kg**/day)	カリウム (g/day)	食事外水分 (ml/kg**/day)	リン (mg/day)	カルシウム (mg/day)
30~35**	1.0~1.2	0.15 (残腎尿量100mlにつき0.5g/day増量可)	1.5	15 (残腎尿量分の増加可)	700	600

* 標準体重, ** 現体重 (dry weight)

低栄養（malnutrition）と炎症反応（inflammation）と動脈硬化（atherosclerosis）は密接に関連しているという報告[5]があり，低アルブミン血症やるいそう（やせ衰えること）を含む低栄養の改善が重要である．一方，透析患者は高リン血症や高中性脂肪血症，内臓肥満[4]を来しやすいことも報告されており，エネルギーやタンパク質の過剰摂取は避けるべきである．また，水や食塩の過剰摂取は体液量の増加を招き，心不全を引き起こすので，厳しく制限される．

参 考 文 献
1) G. A. Kaysen et al. : *Kidney Int.*, **29** (2), 572 (1986)
2) 腎疾患患者の生活指導ガイドライン・食事療法ガイドライン合同委員会：腎疾患患者の生活指導・食事療法に関するガイドライン，日本腎臓学会誌，**39**, 1 (1997)
3) G. A. Kaysen : *J. Renal. Nutr.*, **2**, 50 (1992)
4) M. Odamaki et al. : *Nephrol. Dial. Transplant.*, **14**, 2427 (1999)
5) P. Stenvinkel et al. : *Nephrol. Dial. Transplant.*, **15**, 953 (2000)

〈小田巻眞理・熊谷裕通〉

5.5 小児疾患（外科）と栄養

良好な栄養状態を保つことによって，本来の疾患の治療経過を改善させることはもちろん，栄養治療そのものが疾患の治療に重要な役割を果たす可能性も示唆されてきた．また成長発育期にある小児にとって，栄養障害は臨床でも大きな問題である．本節では小児臨床における栄養障害の状況を明らかにするとともに，現在臨床で切望されてはいるものの，多くの未解決の問題点を有する栄養治療とそのトピックスを中心に概説する．

5.5.1 小児疾患と栄養障害発生頻度

入院患者の栄養状態に関し成人では30～50％に栄養障害がみられるとされている．しかし小児入院症例における栄養障害発生頻度の報告は少ない．小児の栄養障害の身体計測によるスクリーニング指標としてはWaterlowが

5.5 小児疾患（外科）と栄養

提唱したweight for height（小児急性栄養障害の指標）と height for age（小児慢性栄養障害の指標）を用いた報告[1]が見られる．この指標を用いた1979年のボストン小児病院からの報告では，4か月齢以上の入院患者の1/3は急性栄養障害のエビデンスがあると指摘している[2]．また，単一の施設で小児入院症例について経年的変化の検討を行った報告でも，1992年では正常範囲内にあった症例はweight for heightで75.5％，height for ageで72.8％であり，以前に比較してタンパク質・エネルギー栄養不良（protein-energy malnutrition ; PEM）は減少したものの，未だ警告すべき高頻度を示していると報告されている[3]．残念ながらわが国での文献的報告は見られない．低出生体重児および日帰り手術例を除外した検討ではあるが，著者らの小児医療施設での同様の身体計測値を指標とした3回の1-day cross-sectional survey（特定の1日における横断的調査）の結果では，軽度栄養障害を含め栄養障害が疑われる症例は33～44％であり，栄養学的介入が必要と考えられる中等度・高度

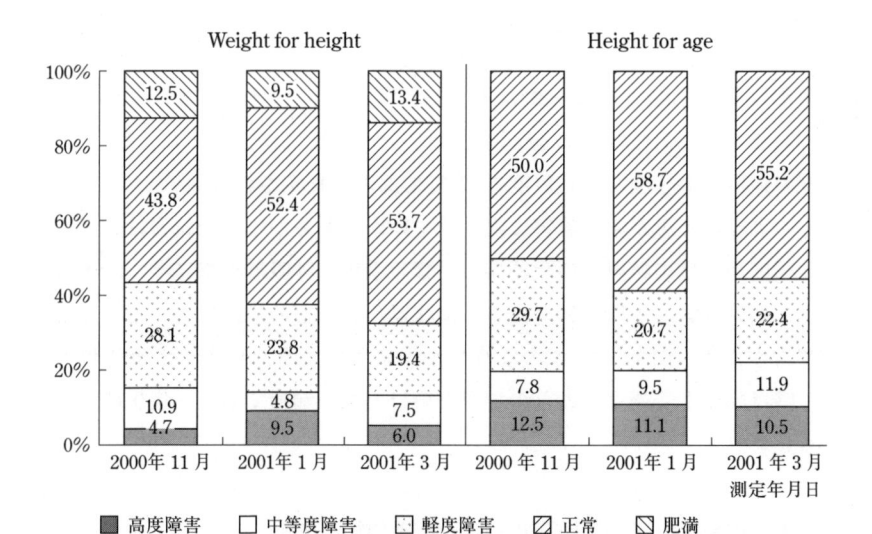

図5.7 小児入院症例の栄養障害頻度（静岡県立こども病院）

静岡県立こども病院での3回のサーベイの結果，weight for heightでは軽度栄養障害を含め栄養障害が疑われる症例は32.9～43.7％であり，栄養学的介入が必要と考えられる中等度・高度の栄養障害が示唆される症例は13.5～15.6％であった．Height for ageでは栄養障害が疑われる症例は41.3～50.0％，中等度・高度の栄養障害が示唆される症例は20.3～22.4％であった．

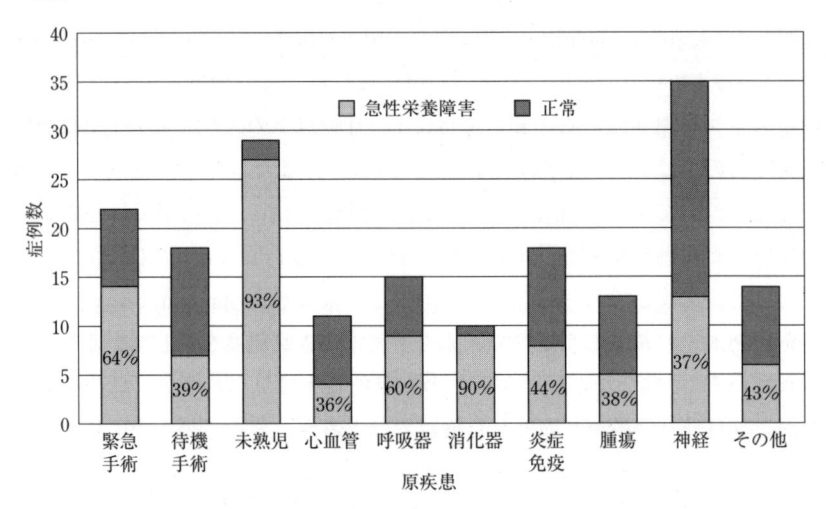

図 5.8 原疾患と栄養障害（文献 4）を改変）

Children's Hospital of Philadelphia の報告によれば，原疾患と栄養障害発生頻度の関係では，未熟児・消化器疾患・緊急手術および人工呼吸管理の行われている呼吸器疾患に多く，栄養障害の絶対数では未熟児・緊急手術例・神経疾患例に多い．

の栄養障害が示唆される症例は 14〜16％であった（図 5.7）．したがって，わが国でも小児入院症例の 1/3 以上に何らかの PEM が認められ，10〜15％程度の症例は中等度ないし重度の PEM であると推定される．

どのような疾患が栄養障害に陥りやすいかを明らかにした報告は皆無に近く，頻度面では未熟児・消化器疾患・緊急手術・呼吸器疾患に多く，絶対数では未熟児・緊急手術・神経疾患・消化器疾患などの症例に多いという唯一の報告がある（図 5.8）[4]．このように小児においても，疾患や治療に伴う栄養障害は臨床上看過することのできないほど高い頻度であり，疾患による偏りも見られる．

5.5.2 栄養障害の臨床上の問題点と栄養治療の効果

栄養障害がもたらす臨床上の問題点として，免疫能の低下や創傷の治癒障害がみられ，合併症発生率や死亡率が上昇するという数多くの報告がある．また小児では脳の発達が生後 6 か月頃まで急速な発育を示し，2 歳頃までが発達のピークであり，この時期の重症栄養障害は行動や精神発達の面で不可

逆的永続的障害を残すといわれ[5]，小児における特異的な問題でもある．

　1970年代当初，わが国では中心静脈栄養法が行われ始めたばかりであり，今日のような成分栄養剤（elemental diet）などの経腸栄養剤も市販されていなかった．臨床で用いられる栄養介入の手法は極めて限られ，原疾患の治療は行われても，栄養障害が進行し，極度の低栄養の結果，蝋燭の火が徐々に燃え尽きるようにして生命が失われた症例も決して少なくなかった．小児の腹部外科の領域では腸管壊死や壊死性腸炎・先天性腸閉鎖症などにより，きわめて広範囲の腸管を余儀なく失う症例がある（図5.9）．正常新生児の小腸はおよそ2.4m程度あるが，手術により75cm（約1/3）以下になると腸管広範囲切除例と呼び，消化吸収障害（短腸症候群）を呈する症例がみられる．中心静脈栄養法が導入され，臨床栄養療法が大きく変貌した1970年前後におけるこの新生児期小腸広範囲切除例の治療成績の変化は，臨床例における栄養介入の効果を如実に表している．すなわち1960年代の救命率はPEMが大きく影響し15％に満たなかったが，1970年代から1980年代にかけて，救命率は急激に改善し65％以上になり，PEMによる直接的な死亡例をみることは皆無に近くなった（表5.8）[6]．今日では救命率はさらに改善している．しかし一方では，特殊な栄養法に伴う感染症や機械的合併症さらに代謝的合併症が原因の死亡例が見られている．

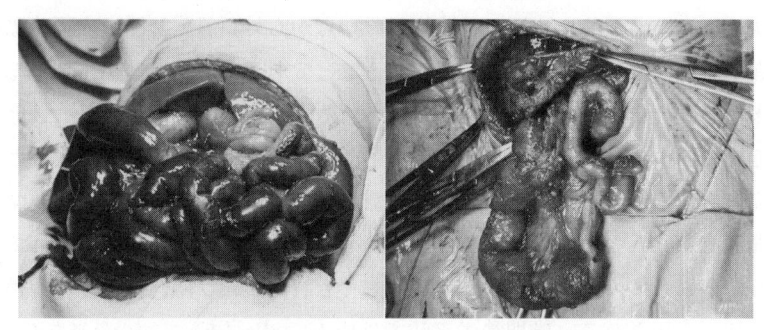

A：初回手術時所見　　　　　　　B：待機手術時所見

図5.9　小腸広範囲切除例
A：腸回転異常症による上腸管膜動静脈を軸とした腸管の捻転による小腸の広範囲な壊死と血行障害．B：捻転解除および腸瘻増設後に待機手術を行ったが，小腸は空腸起始部とわずかな回腸末端を残すのみとなった．

表 5.8　小児期小腸広範囲切除例の治療成績[6]

期　　間	1966～1969 年	1970～1987 年 8 月
症 例 数	7 例	24 例
救 命 例	1 例（14.4%）	16 例（66.6%）
死亡例　術後早期死亡	3 例 { 腹膜炎　2 例／肺合併症　1 例 }	6 例 { 腹膜炎　2 例／肺血症　2 例／自然気胸　1 例／出血傾向　1 例 }
死亡例　長期生存後死亡	3 例（① 33 日　② 90 日　③ 172 日）死因：栄養障害　体重（kg）　　出生時　最低時　死亡時　① 2.4　1.7　1.8　② 3.0　2.2　2.3　③ 2.5　1.5　1.6	2 例（① 133 日　② 43 日）死因：肺炎・肺血症　体重（kg）　　出生時　最低時　死亡時　① 3.4　3.1　6.9　② 2.8　2.2　3.7

1969 年以前の救命率は 14.4%にすぎず，死亡例の半数は 1 か月以上の長期生存しているものの，死亡時の体重は出生時よりも著明に減少し，主要死因は栄養障害であった．中心静脈栄養が導入された 1970 年以後，救命率は著しく改善し，長期生存後死亡例の死亡時体重はほぼ日齢に相当し，栄養障害による死亡は見られなくなった．今日では救命率はさらに改善している．

5.5.3　小児における栄養投与の問題点

　小児においても成人と同様の栄養投与法が用いられる．小児における栄養法の特徴として，静脈栄養では成人で汎用される鎖骨下静脈や内頸静脈の穿刺法に加え，手技的な問題や長期使用の観点から外頸静脈経路や内頸静脈を介在する顔面静脈経路なども多用されることである．また，低出生体重児では末梢静脈経由の中心静脈経路も多用される．小児で中心静脈栄養の適応となる症例の中には，数年以上ときには生涯にわたり中心静脈栄養を必要とする症例もある．このような症例では静脈ルートの確保が生命予後に関連する大問題であり，上大静脈閉塞など大血管の血栓性閉塞が長期治療を極めて困難なものにしている．一方，チューブ栄養も胃内および幽門後いずれも種々の方法が多用される．幽門後栄養法では成人で 8Fr（チューブの外径を表す単位で 1Fr = 1/3mm）以上のチューブが用いられるのと大きく異なり，乳幼児では 5.5Fr，太くても 6.5Fr 程度（胃瘻では 12～18Fr 程度）であり，新生児ではさらに細径である．したがってチューブ閉塞を来しやすいが，幽門後栄養

法ではチューブの挿入留置にレントゲン透視を必要とするため頻回の閉塞を避ける必要がある．しかしチューブ閉塞については栄養剤の管壁付着や粘稠度・食物繊維の投与・薬剤投与などの問題が残っている．また小児特有の問題として，新生児期からの数か月以上に及ぶ経口摂取長期中止は，中枢性嚥下障害が無いにもかかわらず経口摂取拒否状態に陥り，年単位の長期にわたり治療に難渋することがある．チューブ栄養に頼ることなく，可能な限り少量でも経口摂取を行うことが肝要である．

今日わが国では薬品および食品として数多くの経腸栄養剤が市販されているが，消化吸収組成の面で同等の製品が極めて多い．臨床的には牛乳アレルギーの症例は少なくないが，乳成分を含まない経腸栄養剤は成分栄養剤以外ほとんど無い．また，諸外国で見られるような，脂質・タンパク質（アミノ酸）・糖質など特定の栄養成分を増加させるために添加して用いる製品（modular nutrients）は，わずかに食物繊維や微量元素製品があるものの無いに等しい．成人でも同様であるが，エネルギー制限は行いたいがタンパク質栄養は低下させたくない症例，強い脂質吸収障害はあるが他の栄養素吸収障害は軽度である症例などmodular nutrientsを必要とする症例も少なくなく，解決可能な問題であり早期の解決が望まれる．

5.5.4 小児における栄養治療のトピックス
1) 静脈栄養と肝障害

小児の中心静脈栄養で特筆すべき問題は，成人と比較して胆汁うっ滞性肝障害のリスクが明らかに高いことである．年齢が若いほどそのリスクは高く，特に低出生体重児・新生児の静脈栄養では1979年のBealeの指摘[7]以来，今日なお大きな問題である．すなわち，この時期の中心静脈栄養では，進行性の肝線維化や肝硬変が少なからず見られ，時に不可逆的・致死的な状況になることが知られている．アミノ酸インバランスなどの輸液組成・肝胆道系の未熟性・肝傷害性胆汁酸・細菌の侵入（bacterial translocation）・微量元素欠乏などがこの原因として検討されてきたが未だ不明である．最近では活性酸素や過酸化脂質などによる酸化的ストレスが肝細胞性の傷害に関与している可能性が強く示唆されてはいるが，胆汁うっ滞の原因究明には至って

いない[8]．少なくとも低出生体重児を中心とした静脈栄養で見られる重症肝障害は，いくつもの因子が重なりあって発症するのであろうと考えられている[9]．

　胆汁うっ滞性肝障害の軽減のために実際の臨床では今日まで種々の工夫がなされてきた．成長発育にとって容認できる範囲内での静脈的な栄養投与量の減少，早期の経腸栄養併用，1日の中で肝への負担を軽減する時間をもつ間歇的(かんけつてき)静脈栄養，利胆剤の投与，新生児乳児用のアミノ酸液の開発などである．静脈栄養では経腸栄養と異なり，投与された栄養素は肝をバイパスしてまず体循環に入る．分岐鎖アミノ酸は主に肝以外の組織で代謝され，筋におけるタンパク質合成の促進・筋タンパク質の崩壊抑制作用があることから，バリン・ロイシン・イソロイシンなど分岐鎖アミノ酸の投与が有用といわれている．新生児乳児用のアミノ酸液については，この分岐鎖アミノ酸のほか，新生児の含硫アミノ酸・芳香族アミノ酸代謝の未熟性を考慮しタウリンの添加などの工夫により，血漿中アミノ酸濃度を指標として作製されている．しかし，シスチンやグルタミンなどの組成については技術・コスト上の問題から未だ十分満足のいく組成とは言い難い．

　これら臨床的な個々の工夫の効果を十分に明らかにすることはできていない．しかし，栄養投与量の制限と新生児用のアミノ酸輸液製剤の使用により，わが国での静脈栄養による胆汁うっ滞性肝障害の小児期発生頻度は1970年代の35.7％から1990年代には18.0％と有意に減少してきている[10]．また，乳児以下に限定した報告でもやはり減少傾向がみられ，その頻度は，1970年代に比べて1990年代前半では半減し25％であるとされている[11]．このように胆汁うっ滞性肝障害の発生は抑えられてきてはいるものの，米国の報告でも，わが国と同様に20％程度の症例にみられると報告され[12]，現在なお未解決の大きな問題である．

2） 栄養と免疫
（1） グルタミン

　中心静脈栄養では，1)腸管の透過性・細菌の過度の増殖（bacterial overgrowth）・bacterial translocationの亢進，2)腸管付属リンパ組織（gut-associated lymphoid tissue；GALT）のT細胞・B細胞および分泌型免疫グロブリンA

(S-IgA) レベルの急速な減少低下, 3) 気道における IgA が関与する粘膜の免疫機能障害, 4) 好中球の機能障害, 5) 粘膜萎縮を主体とした消化管の構造の変化などが動物実験で証明されている．特に腸管防御機能の障害により腸内細菌が腸間膜リンパ節や遠隔部位に運ばれ，菌血症や敗血症の原因となる細菌の侵入は，高度侵襲の動物モデルにおいて証明され，高サイトカイン血症さらには多臓器不全をも引き起こすと考えられている（図 5.10）．ヒトにおいても手術侵襲や外傷また中心静脈栄養時の腸管粘膜萎縮を示唆するいくつかの報告があり，細菌の侵入との関連は十分に明らかではないものの SIRS (systemic inflammatory response syndrome, 全身性炎症反応症候群) の一原因として大きく注目されている．

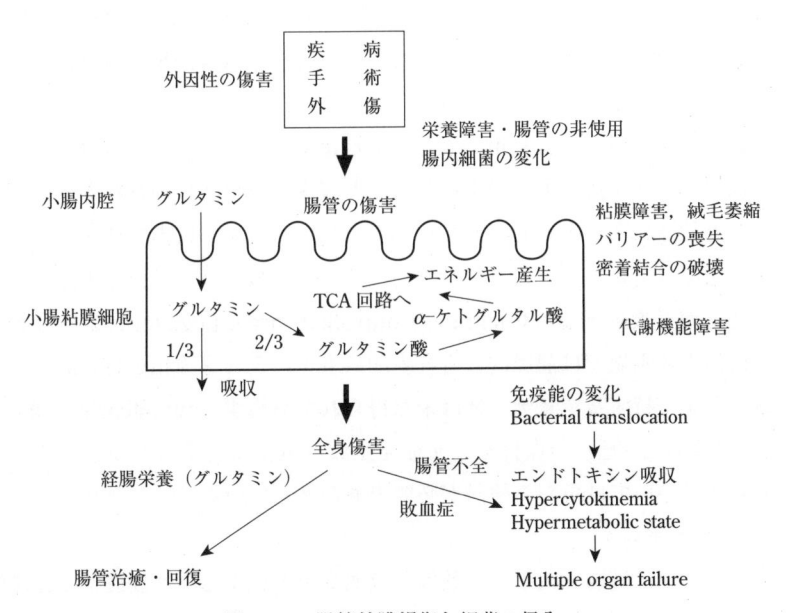

図 5.10 腸管粘膜損傷と細菌の侵入

疾病や手術・外傷などの高度の侵襲が加わることによって，摂食中止による腸管の非使用，抗生物質投与による腸内細菌叢の変化などを来す．また，侵襲時にはグルタミンが多量に消費されその需要度が増加し，相対的な欠乏状態となり，腸管粘膜障害・絨毛萎縮・粘膜バリアーの喪失・密着結合の破壊などを助長する．腸管粘膜損傷により，細菌やエンドトキシンが腸管上皮を通過し，細菌の侵入が惹起される．これが引き金となって高サイトカイン血症 (hypercytokinemia) や敗血症，さらには多臓器不全 (multiple organ failure) へと進展する．これらの病態の防止・改善に対するグルタミン投与の効果が期待されている．

グルタミンは腸管上皮細胞やリンパ球などの増殖の早い細胞のエネルギー源として好んで用いられる．動物実験では，グルタミン不足は消化管粘膜の萎縮を促進し，腸粘膜の透過性を増加させることが知られており，グルタミン投与の有用性が証明されている[13]．臨床でも成人の重篤（じゅうとく）な病状ではグルタミンが果たす数多くの役割が示唆され，小児でも免疫栄養（immunonutrition）として利用され始めている．しかし小児の領域での報告は少ない．経腸的に投与されたグルタミンの多くは腸管上皮でグルタミン酸に変換される．新生児期から離乳期の仔ブタの消化管上皮はα-ケトグルタル酸を代謝する高い能力を持っている[14]という報告もあり，グルタミンから変換されたグルタミン酸は粘膜上皮内で，直ちにα-ケトグルタル酸さらにTCA回路を経てエネルギー産生に用いられると考えられる．また臨床では低出生体重児に対するグルタミン強化調整乳の投与では，尿素合成が早く血漿グルタミン濃度には変化がなかったという報告もある[15]．したがって，グルタミン強化の経腸栄養は小児でも利用できる可能性はある．しかし，幼若ラットの実験ではグルタミン酸の多量静脈投与により視床下部弓状核の神経細胞に変性壊死の惹起されることが知られている[16]．したがって，低出生体重児や新生児・乳児ではグルタミンの多量投与によるアミノ酸毒性には経腸栄養でも十分な注意が必要である．Cochrane Controlled Trials Registerによる分析では，低出生体重児では静脈的にも経腸的にもグルタミン強化を日常的に使用することを支持するエビデンスは未だ得られておらず，gut integrity（腸管が正常機能を営む状態）の保持や敗血症発生頻度減少に対するグルタミンの強化の効果については更なる検討が必要であるとしている[17]．

(2) アルギニン

アルギニンは外傷・大手術・熱傷・敗血症などによる高度侵襲下では需要量が増加し，欠乏状態となるために条件的必須アノミ酸（conditionally essential amino acid）と呼ばれ，タンパク質異化の抑制・窒素平衡の改善・創傷治癒の促進・免疫能の増強など侵襲時の生体にとって好ましい作用がある．また，後述する成長ホルモンやIGF-I（インスリン様成長因子）・インスリンなどタンパク質合成ホルモンの分泌促進作用も知られ，高度侵襲下でのアルギニン強化栄養が注目されている．成人では腸管より吸収されたアルギニンの

16％が一酸化窒素（NO）産生に利用されると言われる[18]．NOはNO合成酵素（nitric oxide synthase ; NOS）によりアルギニンと酸素を基質として産生される．このNOには殺菌作用・T細胞活性化作用をはじめとする免疫機能賦活作用があり[19]，炎症性サイトカインの産生コントロールに関与していると考えられ，免疫栄養として注目されている．一方で，多量長期のNO産生によりT細胞増殖抑制を中心とした免疫機能を抑制することも知られ[20]，免疫系への関与機序の詳細な検討が必要である．

小児でのアルギニンの免疫上の役割に関する報告は少ない．新生児特有の疾患である壊死性腸炎はいまだ原因不明の疾患である．壊死性腸炎の好発年齢である新生児，特に低出生体重児の腸管のNOSの量は相対的に少なく[21]，壊死性腸炎発症例での血清アルギニンレベルが低い[22]という報告や，壊死性腸炎の動物モデルでアルギニン投与により腸管損傷が軽減される[23]などの報告があり，アルギニン投与の有用性を示唆する報告がある．一方，壊死性腸炎発症例ではiNOSの誘導に伴う多量のNO産生による腸管粘膜損傷を示唆する報告[24]もみられ，さらなる病態の検討が必要である．

(3) $n-3$系脂肪酸

リノール酸およびその代謝脂肪酸である$n-6$系脂肪酸と，α-リノレン酸およびその代謝脂肪酸である$n-3$系脂肪酸は，競合的に代謝される（図5.11）．$n-6$系脂肪酸のアラキドン酸から産生されるエイコサノイドである2-シリーズプロスタグランジン（PG）および4-シリーズロイコトリエン（LT）は，炎症反応亢進性に働くが，特にPGE_2やLTB_4は炎症性エイコサノイドとも呼ばれ，炎症細胞の活性化や遊走・平滑筋収縮・血管透過性亢進などの作用が強い．$n-3$系脂肪酸から産生される3-シリーズプロスタグランジンおよび5-シリーズロイコトリエンは，その作用が弱いか産生量が少ない．α-リノレン酸など$n-3$系脂肪酸はアラキドン酸の産生やそのエイコサノイドの産生を競合的にブロックすることによって抗炎症作用を発現するため，$n-6$系脂肪酸と$n-3$系脂肪酸の投与バランスが免疫機能の賦活の面で注目されている．

小児の領域では，アトピー性皮膚炎に関して$n-3$系脂肪酸の長期の議論があり，その母乳中濃度と子供のアトピー性皮膚炎の発現の間には相関関係が

```
                                ┌ 3-シリーズ PG
                                └ 5-シリーズ LT
                                      ↑
   n-3系列：
      α-リノレン酸          エイコサペンタエン酸    ドコサヘキサエン酸
      18：3 → 18：4 → 20：4 → 20：5 → 22：5 → 22：6
                  ⇡                    ⇡
               Δ-6-desaturase        elongase
                  ⇣                    ⇣
      18：2 → 18：3 → 20：3 → 20：4 → 22：4 → 22：5
     リノール酸  γ-リノレン酸  ジホモ-   アラキドン酸
                        γ-リノレン酸
                            ↓           ↓
   n-6系列：                          ┌ 2-シリーズ PG
                        1-シリーズ PG  └ 4-シリーズ LT

                                   ┌─────────────────┐
                                   │ PG：プロスタグランジン │
                                   │ LT：ロイコトリエン     │
                                   └─────────────────┘
```

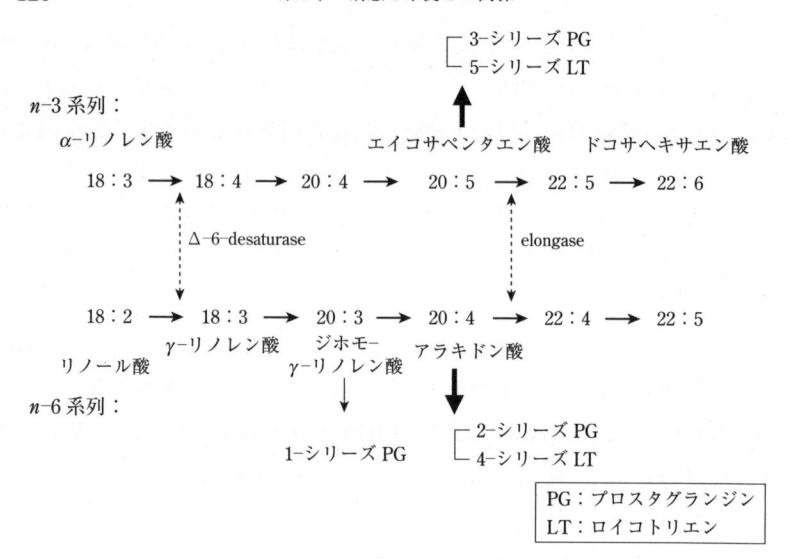

図 5.11 *n*-6系脂肪酸と *n*-3系脂肪酸の代謝とエイコサノイド

エイコサノイドは全身のあらゆる部位で生体機能の調節を行う多数の化学物質である．*n*-6系脂肪酸から合成されるエイコサノイドは2-シリーズPGと4-シリーズLTであり，*n*-3系脂肪酸であるEPAからは3-シリーズPGと5-シリーズLTがある．*n*-3系脂肪酸はアラキドン酸生成反応を競合的に抑制し，同時にアラキドン酸からのエイコサノイドの生成も抑制する．

ある[25]，発症以前の *n*-3系脂肪酸の役割を検討する必要がある[26]．*n*-3系脂肪酸の静注はアトピー性皮膚炎を急速に改善する[27] などの報告があり，その効用について一定の見解は得られていない．また，クローン病の緩解期や小児気管支喘息についても *n*-3系脂肪酸投与の有用性を示唆する報告[28-30]があるが，検討の最中であり明確な見解は示されていないと考えられる．

(4) 食物繊維とシンバイオテクス

Gibson らは，非消化性オリゴ糖とくにフラクトオリゴ糖は結腸の特定の細菌bifidobacteria（ビフィズス菌）の発育を活発にすることによって，結腸内の細菌叢を著明に修飾し，その構成を変え，さらに外因性に投与したbifidobacteriaの増殖も活発にしたことを報告した．また彼らは，すでに結腸内に生着している1種または限定された微生物の発育や活動を刺激することによって宿主にとって有益な効果をもたらす非消化性の食品成分をプレバイオティクス（prebiotics），腸管内微生物のバランスを改善することによって宿

主に有益な影響をもたらす微生物の食品サプリメントをプロバイオティクス（probiotics），両者の併用をシンバイオティクス（synbiotics）とし，新コンセプトを提示した[31]．プロバイオティクスとその増殖に至適な食物繊維の組合せによってプロバイオティクスを腸管内で増加させ，その効果を発揮させるというコンセプトである．臨床がプロバイオティクスに期待している効果は，腸管感染症の予防や治療・消化機能促進・宿主免疫能刺激・抗アレルギー作用・抗ガン作用などであり，その作用機序についてはプロバイオティクスが有する病原菌に対する殺菌効果，免疫能刺激による抗体産生能の活性化，マクロファージの貧食能の亢進など，免疫学的な面から詳細な検討が極めて積極的に進められている．

シンバイオティクスについて，小児の領域では腸管感染はもちろんのこと，食物アレルギー[32]，アトピー性皮膚炎[33]，また母乳中のオリゴ糖の検討[34]などが進められている．また，前述した腸管広範囲切除例でのシンバイオティクスの有用性を示唆する報告も見られ[35]，ヒルシュスプルング病およびその類縁疾患など腸管内容の停滞をきたす機能性腸閉塞でも期待が寄せられている．

3) enterotrophic polypeptides

消化管の発達や粘膜損傷後の上皮成長促進に関与するenterotrophic effects（腸管栄養効果）をもつポリペプチドとして，IGF-IやEGF（上皮成長因子），TGFα，TGFβなど多くの成長因子（growth factor）が知られており，母乳中にも種々含まれているといわれる[36]．これらの内，最も注目され，臨床応用に近いのがIGF-Iである．IGF-Iはタンパク質合成の促進，タンパク質崩壊の抑制効果があり[37]，動物実験では腸管粘膜萎縮を軽減するという多くの報告がなされている．IGF-Iレセプターは胃から大腸に至るまでのすべての消化管上皮に存在し[38]，腸管はIGF-Iの最も感受性の高い標的組織であることが示されている[39]．IGF-Iのenterotrophicな作用は，腸管壁が強く損傷される壊死性腸炎や腸管広範囲切除例を扱う小児外科領域でも多くの注目を浴び[40,41]，IGF-I臨床投与の試験も行われている[42]．しかし，Howarthのレビュー[43]に示されているようにIGF-Iについては，メソトレキセート（methotrexate）による腸管上皮細胞障害を悪化させること，また結腸直腸ガ

ン組織での発ガンリスクに関するIGF-Iの影響，担ガン状態と血中IGF-I値の関連を示唆する報告も少なくない．したがってIGF-Iの臨床応用には，悪性腫瘍の発現と進展に関するIGF-Iの役割がさらに明らかにされ，安全性に関する確認が必要である．

　静脈栄養よりも腸管を使用した栄養法がより安全でより優れていることは多くのデータが示している．しかし，腸管が十分に機能しない症例では，今日なお多くの問題を抱えている．このような症例に対する治療として小腸移植があげられるが，その成績は未だ不十分であり，技術的にも成人サイズの腸管を新生児乳児に移植することは極めて困難で，移植可能な年齢（体格）になるまで長期間何らかの栄養学的治療により待機しなければならない．また小腸の再生医療も1つの手段と考えられ，ラットでは再生して得られた嚢胞状新生小腸の移植実験が行われるまで進んでいるが[44]，臨床応用にはまだ多くの問題の解決が必要である．臨床栄養およびそれを支える栄養学の発展を願ってやまない．

参考文献

1) J. C. Waterlow : *Br. Med. J.*, **4**, 88 (1974)
2) R. J. Merritt and R. M. Suskind : *Am. J. Clin. Nutr.*, **32**, 1320 (1979)
3) K. M. Hendricks et al. : *Arch. Pediatr. Adolesc. Med.*, **149**, 1118 (1995)
4) A. Cooper et al. : *J. Pediatr. Surg.*, **16** (4 Suppl. 1), 554 (1981)
5) J. Cravioto : Brain Function & Malnutrition, J. Prescott et al. eds., p.53, John Wiley & Sons, New York (1975)
6) 長谷川史郎他：外科治療, **60**, 228 (1989)
7) E. F. Beale et al. : *Pediatr.*, **64**, 342 (1979)
8) B. Weinberger et al. : *Crit. Care.*, **6**, 521 (2002)
9) D. H. Teitelbaum and T. Tracy : *Semin. Pediatr. Surg.*, **10**, 72 (2001)
10) S. Suita et al. : *Surgery*, **131** (1 Suppl.), S275 (2002)
11) A. Kubota et al. : *J. Pediatr. Surg.*, **35**, 1049 (2000)
12) M. L. Forchielli et al. : *J. Pediatr. Gastroenterol. Nutr.*, **21**, 374 (1995)
13) A. B. Thomson et al. : *Dig. Dis. Sci.*, **46**, 2588 (2001)
14) M. Madej, T. Lundh and J. E. Lindberg : *Biol. Neonate.*, **75**, 250 (1999)

15) P. S. Parimi et al. : Am. J. Clin. Nutr., **79**, 402 (2004)
16) 藤原年男:外科と代謝・栄養, **16**, 123 (1982)
17) T. R. Tubman and S. W. Thompson : Cochrane Database Syst. Rev., **2001** (4), CD001457.
18) L. Castillo et al. : Proc. Natl. Acad. Sci. USA, **90**, 7749 (1993)
19) A. Barbul : JPEN, **10**, 227 (1986)
20) J. E. Albina, J. A. Abate and W. L. Henry Jr. : J. Immunol., **147**, 144 (1991)
21) J. P. Timmermans et al. : Cell Tissue Res., **275**, 235 (1994)
22) S. A. Zamora et al. : J. Pediatr., **131**, 226 (1997)
23) M. Di Lorenzo, J. Bass and A. Krantis : J. Pediatr. Surg., **30**, 235 (1995)
24) H. Ford et al. : J. Pediatr. Surg., **32**, 275 (1997)
25) K. Duchen and B. Bjorksten : Lipids, **36**, 1033 (2001)
26) S. L. Prescott and P. C. Calder : Curr. Opin. Clin. Nutr. Metab. Care., **7**, 123 (2004)
27) P. Mayser et al. : JPEN, **26**, 151 (2002)
28) A. Forbes : Aliment. Pharmacol. Ther., **16** (Suppl. 4), 48 (2002)
29) W. H. Oddy et al. : J. Asthma., **41**, 319 (2004)
30) J. Schwartz : Am. J. Clin. Nutr., **71** (1 Suppl.), 393S (2000)
31) G. R. Gibson and M.B. Roberfroid : J. Nutr., **125**, 1401 (1995)
32) M. Kalliomaki and E. Isolauri : Curr. Opin. Allergy Clin. Immunol., **3**, 15 (2003)
33) V. L. Miniello, G. E. Moro and L. Armenio : Acta Paediatr. Suppl., **91** (441), 68 (2003)
34) M. J. Gnoth et al. : J. Nutr., **130**, 3014 (2000)
35) Y. Kanamori et al. : J. Pediatr. Surg., **39**, 1686 (2004)
36) M. S. Murphy : Nutrition, **14**, 771 (1998)
37) E. R. Froesch et al. : Annu. Rev. Physiol., **47**, 443 (1985)
38) M. Laburthe et al. : Am. J. Phisiol., **254**, G457 (1988)
39) L. C. Read et al. : J. Endocrinol., **133**, 421 (1992)
40) A. W. Knott et al. : Am. J. Physiol. Gastrointest. Liver Physiol., **287**, G562 (2004)
41) A. C. Herman et al. : Pediatr. Res., **55**, 507 (2004)
42) A. M. Nucci et al. : J. Pediatr. Surg., **39,** 335 (2004)
43) G. S. Howarth : J. Nutr., **133**, 2109 (2003)

44) 貝原　聡：再生医療の実際，田畑靖彦編，p.135，羊土社（2003）

（長谷川史郎）

5.6　外傷・手術侵襲と栄養

5.6.1　外傷と手術に対する生体反応の概観

　外傷や待機的手術時には，神経内分泌系の活性化が除脂肪体重（lean body mass；LBM）の喪失を促進するために，飢餓(きが)時に見られるようなLBMの保存のための生体反応が働かない．外傷と手術は，ほぼ同様の病理生理学的な影響をヒトに与え，その生体反応の程度は外傷・手術の侵襲の程度に比例する．手術野が外因性・内因性の細菌などで汚染されないような清潔な待機的手術でも飢餓よりは侵襲度が高く，重症感染症が加わるとさらに侵襲の度合いは高まる．組織の損傷が起こると，神経，内分泌，免疫系は相互に関わりあって，発熱，血管透過性の変化，各臓器の生合成や異化などの代謝変化が起こり，治癒を目指して整合性のとれた一連の生体反応が進む．しかしながら，重症の感染症では，炎症のメディエーターが全身性に過度に作用するため，過分の生体反応を惹起し多臓器障害をきたす．

5.6.2　外傷および手術後の生体反応の経過

　外傷・手術後の経過には，Mooreの4相分類がよく用いられる．第1相は，受傷・手術時より始まり，その程度や合併症の有無にもよるが，2〜5日間続く．第2相はターニングポイントともいうべき時期で，神経・内分泌反応が一段落し，見た目にも回復に向かい始める時である．第3相は筋力が回復してくる時期で，窒素バランスが正となる．第4相は体重と体脂肪が増加してくる時期で，カロリーバランスが正となる．

1）　第　1　相

　様々な刺激により生体反応の代謝・循環動態の目標値が高めにセットされる．不安，恐怖，痛み刺激から反応が始まり，飢餓・床上安静・麻酔薬，出血や体液喪失なども刺激となる．侵害受容器・圧受容器・化学受容器からの刺激は求心神経を介して，一方，創傷部からの刺激はメディエーターを介し

て中枢神経系に伝わる．侵害受容器からの刺激は，脊髄視床路に入り，さらに視床から大脳皮質に至り，痛みとして認識され，そこから遠心性に視床下部と延髄の交感神経中枢に伝わる．そこから視床下部−下垂体−副腎系（hypothalamo-pituitary-adrenal axis）を中心とした神経・内分泌反応が始まる．動脈の圧受容体は血圧や脈圧を循環中枢に伝える．心房などにある静脈系受容体は脈拍や静脈の充満度を感知し，心房性ナトリウム利尿因子（atrial natriuretic factor）を分泌する．

創傷部でも，サイトカイン，血小板活性化因子（platelet activating factor），白血球，タンパク質分解酵素，一酸化窒素（nitric oxide；NO），免疫複合体，補体，凝固因子，ヒスタミン，セロトニンなどが中枢神経系に求心性の刺激を送る．これらのメディエーターは局所では，分泌した細胞自身や周辺の細胞も活性化するが，大量に分泌されればその内分泌的作用により肝臓，温度調節中枢などにも影響を与える．特にサイトカインは，視床下部−下垂体−副腎系も強く刺激する．

(1) 生理学的および代謝上の変化

神経内分泌反応の程度は外傷の重症度，体液喪失量や出血量などに比例する．もし，感染症を併発すれば，第1相は期間が延長しその程度も増幅される．通常のストレスに対する神経・内分泌反応の結果を表5.9に示した．生体反応に影響の大きいものをまとめると，ストレスホルモン（コルチゾール，カテコールアミン，グルカゴン）の分泌増加，体液量調節ホルモン（抗利尿ホルモン，レニン−アンギオテンシン，アルドステロン）の分泌増加，性ホルモンの分泌低下，甲状腺ホルモン（トリヨードチロニン）の分泌低下，創傷部メディエーターの分泌増加となる．その主な代謝学的効果は，① グルカゴン・エピネフリン（アドレナリン）・コルチゾール・甲状腺ホルモンによりホルモン感受性リパーゼが相乗的に活性化されて，末梢の脂肪分解が進む，② コルチゾールによるタンパク質分解の亢進，③ エピネフリンや成長ホルモンのインスリン拮抗作用による，末梢でのグルコース（ブドウ糖）取り込み低下，④ 抗利尿ホルモン（ADH）とアルドステロンの影響を受け，腎臓で水とナトリウムを活発に貯留する，などである．その結果，血漿中の遊離脂肪酸，グリセロール，グルコース，乳酸，アミノ酸の濃度が上昇する．肝臓

表 5.9 ストレスに対する神経・内分泌反応

視床下部	
エピネフリン（副腎髄質刺激）	↑
ノルエピネフリン（交感神経刺激）	↑
抗利尿ホルモン（脳下垂体で分泌）	↑
脳下垂体	
副腎皮質刺激ホルモン	↑
成長ホルモン	↑（軽症～中等症）↓（重症）
プロラクチン	↑
卵胞刺激ホルモン	↓
甲状腺刺激ホルモン	↑ or →
抗利尿ホルモン	↑
副腎皮質	
コルチゾール	↑
アルドステロン	↑
性ホルモン	→ or ↓
副腎髄質	
エピネフリン	↑
甲状腺	
チロキシン	→
トリヨードチロニン	↓
膵	
グルカゴン	↑
インスリン	↑（少し）
腎	
レニン-アンギオテンシン系	↑
創傷部	
各種メディエーター	↑

↑増加，↓減少，→不変．

は，それらの基質の取り込みを増やし，エピネフリンとグルカゴンによるグリコーゲン分解により糖の産生を増やし，コルチゾールとグルカゴンによる糖新生も増やす．グルコースの産生促進と末梢での糖利用抑制が相まって，糖不耐の状況が生まれる．それらをまとめると，電解質と水分の維持による細胞外液量の増加，血圧と心拍出量の維持，エネルギー消費量の増加と代謝亢進，タンパク質分解，負の窒素バランス，脂肪分解，インスリン抵抗性上昇，高血糖，糖新生，創傷治癒に関与する嫌気性代謝要求性の細胞へのエネルギー供給のためのグルコース産生促進，負の窒素バランスにもかかわらず創傷治癒が始まる，となる．

5.6 外傷・手術侵襲と栄養

　重症の外傷では，カテコールアミン分泌の増加がエネルギー消費量の増加の主な原因であり，熱産生，体温，酸素消費量も増加する．体温が0.5～1℃上がると酸素消費量は10～20％上がる．酸素消費量増加の主な理由は肝でのグルコースとタンパク質の合成である．呼吸商は普通0.7～0.76くらいで，脂肪酸化を示す．受傷・手術直後は，安静時エネルギー消費量（resting energy expenditure ; REE）は低めであるが，直ちに増加する．しかし，合併症の無い待機的手術ではその上昇は10％程度である．多発骨折などでは，REEが10～25％増加した状態が10～14日間続く．腹膜炎などではREEの15～50％上昇した状態が感染の持続する限り続く．広汎な熱傷では熱傷部位が被覆されるまでREEが40～100％上昇したままとなる．この代謝亢進状態の維持には，心拍出量や血流の増加が必要となるが，心機能の低下した患者では見合うだけの臓器血流量が確保できず，臓器虚血となる．

　飢餓時には，脂肪の燃焼から生じたケトン体をグルコースの代わりに脳で利用して，体タンパク質異化による糖新生を抑えるような生体の適応が働く．一方，外傷・手術後には，飢餓時と異なり，全身のタンパク質異化が亢進する一方で，タンパク質合成はわずかに増加するのみであり，強い異化状態を呈する．筋タンパク質の分解と筋肉でのアミノ酸取り込みの低下，肝でのアミノ酸取り込みの増加と急性相タンパク質（acute phase protein）の合成は，グルココルチコイド・グルカゴン・サイトカイン（特にTNFα, IL-1, IL-6）の作用による．ストレスから細胞内環境を保護するヒートショックタンパク質は，視床下部-下垂体-副腎系の刺激により誘導される．中等症の外傷では，タンパク質と脂肪をバランス良く燃やすが，重症の外傷では，より著明な筋タンパク質の異化により筋肉量が減少し，患者は筋力の低下を実感する．栄養補給によりタンパク質喪失量を減らすことはできるが，完全に止めることはできない．筋タンパク質は肝臓での糖新生の基質となる．異化は内因性の自由水を産生し，いくらかの脂肪動員も伴う．その結果，遊離脂肪酸が増加し，筋肉で燃料として利用され，グリセロールも肝臓でグルコースに変えられる．

　創傷部では，修復に関わるマクロファージ，線維芽細胞，新生毛細血管は嫌気性環境で機能するエネルギーを得るために嫌気的解糖を要するので，グ

ルコースの要求が高くなる．創傷治癒は負の窒素バランスの下でも始まり，進行する．

(2) 神経免疫系の反応

交感神経系と視床下部-下垂体-副腎系は，多くのホルモンとメディエーターを介して免疫能に影響を与える．特異的免疫はかつて胸腺由来のT細胞と単球・マクロファージによる細胞性免疫およびB細胞による体液性免疫とに明瞭に分けられていたが，現在では，これらの系の間で複雑な相互作用が働いていることが分かってきている．受傷・手術後には特異的免疫系は全体的に抑制される．受傷後30分以内にプロスタグランジンE_2（PGE_2）産生は増加し，リンパ球数増加の抑制とT細胞内のインターロイキン-2（IL-2）産生抑制に働く．この機構はインドメタシンによるPGE_2阻害により止めることができる．また，グルココルチコイドはPGE_2の産生を促進することでIL-2の発現を抑制し，T細胞の増加を抑制する．抗原提示細胞によりT細胞の抗原レセプターが活性化されると，T細胞ではメディエーターを産生しIL-2レセプターを発現するが，このことがT細胞への情報伝達の重要な過程である．この過程の抑制により外傷・手術後の易感染性がもたらされると考えられている．

外傷・手術後にはT細胞の構成も変化する．例えば，ヘルパーT細胞には2つのサブセットのTh1とTh2があり，各々分泌するサイトカインが異なる．Th1は，インターフェロンγ（IFNγ），IL-2，IL-12，腫瘍壊死因子α（TNFα）を分泌し，マクロファージと細胞障害性細胞を活性化することで，細胞性免疫能を高める．一方，Th2は，抗体とIL-4，IL-5，IL-6，IL-10，IL-13の産生により，細胞性免疫能を抑制し，体液性免疫能を高める．外傷・手術後にはTh2優位に傾き，単球のクラスII主要組織適合遺伝子複合体HLA-DRの出現が減少する．さらに，B細胞は形質細胞に分化して特異抗原に対する抗体を産生する．異化はタンパク質・エネルギー栄養不良（PEM）を招来し，免疫グロブリンやT細胞，B細胞の機能も変化させる．また，ショック状態や麻酔薬も免疫抑制に関与するとされている．

一方，非特異的免疫系は受傷・手術後に活性化される．多形核白血球数は増加し活性化され，早期に自己傷害性の好中球エラスターゼ，酸素ラジカ

ル，NOが循環血中に出現することが知られている．多形核白血球のプライミングと活性化が，阻血および再灌流時や外傷時の遠隔臓器障害を引き起こすのに重要な役割を果たしている可能性が指摘されている．

(3) 臨床的特徴

第1相では，患者を観察すると，その生体反応が正常範囲内なのか，合併症が起こりつつあるか見当がつく．普通，患者はおとなしく，無気力である．これらは，おそらく，痛み，β-エンドルフィン，エンケファリン，IL-1産生によるものである．

臨床所見としては，脈拍の増加，体温の37〜38℃台への上昇，乏尿，食思（食欲）不振，消化管の蠕動低下，知覚低下，呼吸予備能低下，などが見られる．受傷後1〜3日後までは，細胞外液量の増加や血液が創部に集積されるため，体重は日々増加するが，それ以後は，栄養補給が無い限り，異化相当分の体重が日々減少する．当初，サードスペース[注]に集積された体液は，徐々に血管内に戻り，受傷後2〜4日後には利尿がつくようになる．したがって，周手術期には，サードスペースの適切な血液量と細胞外液量を維持するために，ナトリウム含有の輸液で補うことが肝要である．また，鎮痛剤を十分用いることと患肢ではその固定により，LBMの喪失を減らすことができる．

組織壊死，感染，不適切な治療などで第1相が長引けば，正常の生体反応が起こらなくなる．不適切な治療とは，輸液過剰による低浸透圧や水中毒，脱水，代謝性アルカローシスなどである．また，外傷後の感染は多臓器不全につながる危険性がある．もし，第1相が長引きそうなら，腸管が使える限り，経腸栄養を始めるべきである．

　（注）サードスペース：細胞間質の水のほとんどはグリカンやコラーゲン繊維が網目状にからみあったゲル状態として存在しており，一度吸収された水は静水圧がかかっても容易に失われない．このように細胞間質ゲルは細胞や細胞間質の形態を保つための単なる構築物ではなく，水との相互作用により細胞に必要な水を保持する機能を有する．しかし，病態時この細胞間質ゲル構造が変化すると水の移動速度や体液量が大きく変化する．この例が手術時のいわゆるサードスペースの発生であり，血漿と機能的に交通しない細胞間質液の貯留場所，という概念で臨床医学では用いられている．

2) **第2相（転換点）**

外傷・手術後に患者のホメオスタシスが適切で，創傷管理が良好で，敗血症を併発しなければ，第2相に入る．ここに到達すれば，まず助かるし，神経内分泌反応も停止する．この時期には，コルチコイドやエンドルフィンの分泌が低下していく．創傷部の炎症反応もおさまり，そこで分泌されるメディエーターも減少し，もはや全身への影響も無くなる．この第2相には突然移行し，一晩から1日～2日間続くことがある．清潔な待機的手術では第2相はしばしば明瞭である．血漿中のエピネフリン，ノルエピネフリン（ノルアドレナリン），コルチゾール，成長ホルモン，ソマトメジン，ADHの濃度は正常化する．インスリンレベルは上がり始め，外傷・手術後1週間位でピークを迎える．

この時期の生理学的特徴は，利尿がつくこと，尿中ナトリウム量の増加，カリウムの貯留，窒素排泄量の低下，窒素摂取量にもよるがゼロまたは正の窒素バランスとなる，ことである．臨床的には，患者は安らぎを感じ，食欲も回復し，周囲に興味を示し始める．脈拍と体温は正常となる．待機的手術の術後2～3日目に第2相に入らなければ，何らかの合併症の存在を疑うべきである．ただし，熱傷患者は例外で，輸液により体液不足は解消され，エピネフリンレベルは正常化するものの，熱傷表面が覆われるまではノルエピネフリンレベルは高値を維持する．高齢者では，コルチゾールレベルの高値とインスリン抵抗性が持続する．もし，循環不全が続く，ホメオスタシスが維持されない，創傷部が治癒に向かわない，骨折が整復されない，合併症を生じるなどがあれば，第2相に入るのが遅れ，第1相の特徴の一部は持続する．

3) **第3相（同化相）**

もし，第2相の後に患者が特に栄養摂取ができたり，静脈栄養を受けていると，直ちに同化が始まる．この時期の患者は歩き始めても，力が無く，すぐ疲れやすく，気力はあっても体が十分には動かない．この無力は，第2相の代謝亢進，異化亢進により除脂肪体重（LBM）が減少し，かつ，床上安静の期間が長いことに由来する．正の窒素バランスと筋タンパク質の回復はゆっくりと進行する．筋肉が再構築される時に水分が失われることと，筋肉量

の増加速度は減少速度の3〜8分の1くらいと遅いことから，最初はほとんど体重は増えない．窒素バランスが回復する時には，1日に＋3〜4gの窒素あるいは＋19〜25gのタンパク質で，LBMにして約90〜120gの増加がみられる．この時期にカロリー消費量以上の栄養が供給されると，体脂肪もいくらか増える．

4） 第4相（後期同化相）

第4相はカロリーと炭素のバランスが正になるのが特徴である．窒素バランスはゼロとなる．体脂肪の貯蔵は回復し，さらに数か月から数年かけて増加する．体重増加は加速するが，どこまで回復するかは外傷の程度により決まる．

5.6.3 敗血症の及ぼす生理・代謝学的影響

感染症により臓器障害を来したものが敗血症である．感染が組織損傷に加わると，挫滅したあるいは壊死した組織を除去するための炎症反応を引き起こす．受傷部位では内皮細胞や白血球が協調して炎症反応のメディエーターであるサイトカイン（TNFα，インターロイキン），インターフェロン，ロイコトリエン，プロスタグランジン，NO，補体，ヒスタミン，ブラジキニンなどを局所で分泌する．傷害組織にこれらのメディエーターが限局して存在すると，免疫系の細胞をそこに引き寄せて，侵入微生物を除去する機構を誘導する働きがある．しかし，感染や傷害の程度が宿主の抑止力を超える場合にはその炎症反応は全身に及ぶ．その結果，通常の細胞の代謝と微小循環が破綻し，中枢神経系の障害による譫妄，肺障害による低酸素血症，心臓血管系障害によるショックと浮腫，腎障害による乏尿，消化管障害による腸閉塞，肝障害による黄疸，造血障害による凝固能異常と貧血，免疫系障害による免疫抑制などの臨床症状が明らかとなる．これらの症状の複合したものを多臓器障害症候群（multiple organ dysfunction syndrome ; MODS）と呼ぶ．臓器障害のリスクは普通，ショックの持続期間と重症度に比例し，年齢や基礎疾患によっても左右される．

敗血症時には，エネルギー消費量が著明に増加し，筋タンパク質異化の著しい亢進と合成の著しい低下が見られる．肝臓での分泌タンパク質と構造タ

ンパク質の合成は促進される．血漿中のグルコース，アミノ酸，遊離脂肪酸レベルは外傷時よりも増加する．非タンパク質の呼吸商（respiratory quotient；RQ）は0.7近くに低下し，遊離脂肪酸が著しく酸化されている状態を意味する．この低いRQは，グルコース投与によっても1を超えることはないので，投与されたグルコースは遊離脂肪酸合成に用いられることを示している．また，敗血症患者では，血漿アミノ酸分画も肝不全患者同様の異常（芳香族アミノ酸の上昇，分岐鎖アミノ酸の低下）を呈する．末期の敗血症では，肝臓でのアミノ酸取り込みの低下と糖新生停止により，血漿アミノ酸濃度はさらに上昇し，血糖は低下する．

5.6.4 低栄養の創傷治癒に及ぼす影響

低栄養により，細胞分裂能，臓器機能（心，肺，肝など），基質合成能が低下するので，創傷治癒も悪影響を受ける．体重減少とタンパク質欠乏は，創傷治癒不良の危険因子である．しかし，長期にわたり体重が減少した人では，創傷治癒は正常なこともある．受傷および術前・術後の数週間の急性の低栄養，例えば，2～3日間の絶食も明らかに創傷治癒の過程を妨げる．逆に，術前の短期間の栄養補給により，創傷治癒が促進され，在院期間が短縮できることが報告されている．

5.6.5 侵襲下の栄養補給法

受傷・手術後に適度な生体反応を導くには，除痛，体温の保持，サードスペースに必要とされる輸液の投与，そして合理的な栄養補給が必要である．

1）栄養補給経路

経腸栄養法と経静脈栄養法があるが，経腸栄養法の方が，生理学的，代謝上，安全面そして費用面などの多くの利点がある．経腸栄養法では，静脈的には投与不可能なタンパク質・ペプチド・繊維質を投与できること，消化管粘膜を厚く保つことでストレス潰瘍を避けることができること，腸粘膜での分泌型IgA産生を促進して腸上皮への細菌の付着や侵入（bacterial translocation）を抑制すること，腸管内pHと細菌叢を正常に維持することで日和見的な細菌の過増殖を減らすこと，などの点で経静脈栄養法より優れている．

受傷・手術後早期には，可能な限り早期に経腸栄養を開始するのが良く，特に3～4日間の絶食が予測される時や，重症の代謝亢進時などはそうである．しかしながら，経腸栄養法も経静脈栄養法も，異化ホルモンに対する代謝亢進や高血糖の反応を完全に止めることはできない．

2) エネルギーとなる栄養素

生体のエネルギー源は，通常，グルコースか脂肪である．グルコースはインスリン分泌を刺激し，インスリンはタンパク質合成を促進する．脂肪は総エネルギー消費量の約60％まで増やせるが，それを超えると，多形核白血球・マクロファージ・細網内皮系細胞の機能を障害する．

重症の外傷では，尿中窒素排泄量は15～20g/日まで増加するが，これは1日当たり750gのLBM喪失に相当する．もし栄養補給が無ければ，平均生存日数は約15日間である．敗血症時には，REEは+50～80％，尿中窒素排泄量は20～30g/日となり，栄養補給が無ければ，平均生存日数は10日間である．事故による外傷では，待機的手術よりも神経内分泌反応が強いため，REEが+25～30％と待機的手術におけるREEの+10％の増加より多い．

3) 特殊栄養素

グルタミン，アルギニン，n-3脂肪酸，分岐鎖アミノ酸，抗酸化剤（ビタミンC・A・E，グルタチオンなど）などを強化した栄養剤投与により，侵襲下の生体反応を適切なものにしようとする臨床的研究がなされている．

(1) グルタミン

グルタミンは，線維芽細胞，リンパ球，腫瘍細胞，腸上皮細胞などの分裂の盛んな細胞で活発に消費される．外傷後には，細胞内のグルタミン貯蔵は50％以上低下し，血漿中濃度は25％ほど低下するが，他のどのアミノ酸よりもその落ち込み度が大で，他のアミノ酸濃度が回復した時点でもまだ低い状態にある．グルタミンは，異化亢進時に骨格筋から放出されるアミノ酸の大部分を占め，アンモニア，シトルリン，アラニン，プロリンに代謝されて，その炭素骨格がエネルギーの前駆体となる．グルタミン添加の栄養剤投与により，筋肉内および血漿中グルタミン濃度の低下を軽減することができる．グルタミン投与により，腸上皮細胞の通常の絨毛高やDNA活性の維持，T細胞やB細胞数の減少を最小限に食い止めること，好中球やマクロファー

ジの機能を改善すること,などが可能とされている.

(2) アルギニン

アルギニンは尿素回路やNO産生の基質となり,また,成長ホルモン,プロラクチン,インスリンの分泌を促進する.アルギニン添加栄養剤の投与により,窒素バランスの改善,アルブミン合成促進,創傷治癒の促進,T細胞数の増加と機能の促進,IL-2とIL-2レセプターの増加,感染合併症の低下などの効果が示されている.

(3) 必須多不飽和脂肪酸 (polyunsaturated fatty acid ; PUFA)

必須多不飽和脂肪酸とは,生体内で合成できない長鎖脂肪酸のリノール酸 (n-6 PUFA) と α-リノレン酸 (n-3 PUFA) を指す.免疫系が効率的に機能するためには,n-6 PUFAとn-3 PUFAの各々の代謝物である2種のエイコサノイドがバランス良く作られることが必要である.n-6 PUFAに富む栄養剤は,PGE_2合成を促進することでT細胞の細胞分裂を抑制し,免疫能を抑えるが,n-3 PUFAを付加投与することでそれを打ち消すことができる.n-3 PUFAは,IL-1とTNF産生の低下,フィブリノーゲン濃度の低下,血圧の低下,細胞増殖の抑制,動脈の伸展性の改善,NO代謝の調節による内皮細胞機能の改善,などの効果があるとされている.

参 考 文 献

1) A.E. Baue : Current Surgical Diagnosis & Treatment, 11 th Ed., L.W. Way and G.M. Doherty eds., p. 100, McGraw-Hill, New York (2003)
2) J.E.Fischer : Textbook of Surgery—the biological basis of modern surgical practice, D.C. Sabiston ed., p.137, W.B. Saunders Co., Philadelphia (1997)
3) J.M.Watters *et al.* : Surgery—scientific principles and practice, 15 th Ed., L.J. Greenfield ed., p.38, J.B. Lippincott Co., Philadelphia (1993)

(平松毅幸)

5.7 消化管疾患と栄養

5.7.1 経腸栄養法
1) 経腸栄養法とは

　栄養スクリーニングにより栄養不良と認定された場合，何らかの栄養補給が必要となる．補給経路の選択肢として，消化管を使う経口栄養法および経腸栄養法と，経口摂取が不可能か消化管に問題がある場合に用いられる静脈栄養法がある．経腸栄養法は，意識障害や嚥下障害などにより経口摂取が不可能か不十分の場合に行われる栄養補給法で，通常鼻からチューブを入れて胃内に栄養剤（食品や医薬品）を注入する．長期間にわたる場合，あるいはチューブによる鼻や咽頭の不快感が強い場合，胃瘻を造設しそこから栄養剤を注入して栄養補給をすることも多くなってきている．上大静脈に留置したカテーテルから栄養を点滴する完全静脈栄養によっても栄養は維持されるが，できる限り経腸栄養法，さらに経口栄養法に移行することが望ましいとされる．その理由は，(1) 消化管を使う栄養補給は，静脈栄養よりも生理的であり，消化管の構造と機能を維持し，腸管の萎縮や細菌や細菌の産生するエンドトキシンが腸管壁を通過し体内に侵入すること (bacterial translocation) を防ぎ，(2) コストが安く，静脈栄養よりも管理が簡単で安全性が高い，からである．静脈栄養では，カテーテル留置に起因する気胸，血胸，空気栓塞，敗血症などが問題となる．

　経腸栄養剤：食品あるいは一部は医薬品として，多種類が市販されている．比較的高分子のものを多く含む半消化態栄養剤と，低分子まで分解されたものを多く含む消化態栄養剤に分けられる．消化態栄養剤のうち特に窒素源がすべてアミノ酸にまで分解されているものを成分栄養剤という．経腸栄養剤は，糖尿病用，腎不全用，肝不全用など，病態別に用意されている．

　免疫賦活栄養法：経腸栄養剤に補充すると，消化管の構造と機能を維持し，bacterial translocation を防ぐ効果が強化されると考えられる成分がいくつか知られている．以前より知られていたのがグルタミンとアルギニンである．最近では，グルタミンとアルギニンの他にさらに n-3 系脂肪酸と核酸を補充した経腸栄養剤が使われている．実際，外科手術後患者の感染症の合併

症の減少や，入院期間を短縮する効果があったことが報告されている．このような成分を特に加えた経腸栄養剤を免疫増強経腸栄養剤と呼ぶことがある．しかし，現状ではその効果も比較的限られたものであり，さらに改善の余地があるといえる．

2) 経腸栄養法の問題点

　経腸栄養法では，チューブに起因する粘膜のびらんや気管支への誤挿入などの合併症のほかに，腹部膨満感，下痢，便秘などの症状が出ることが多い．特に，消化態栄養剤は栄養素が比較的低分子にまで分解されており浸透圧が高いので，急速に注入すると悪心・嘔吐（おしん）がみられ，さらに浸透圧性の下痢を引き起こしやすい．そのほか，流動性が高いため，さまざまな原因で投与した栄養剤が逆流し肺に入り肺炎を引き起こす．そのため，経腸栄養剤の粘度を上げる工夫や，注入時および注入後の体位を頭側高位に保持する必要がある．

5.7.2　下　　痢

　便中への水分排泄は，1日当たり0.1〜0.2L程度しかない．この便中への水分排泄量が増えると下痢になる．水分中には多かれ少なかれNa^+とK^+を中心とした電解質が含まれているので，生体にとって下痢は電解質液の喪失を伴うことになる（脱水）．ひどくなると命を失う．特に小児ではその危険性が高い．脱水の治療法として静脈からの輸液を行うことになる．しかし，医療体制が十分整備されていない開発途上国では，適切な電解質液の輸液を行えない場合も多く，下痢が小児の主要な死因の1つとなっている．

　下痢は様々な原因で起こるが，その病態生理から①浸透圧性下痢，②分泌性下痢，③その他，と分けられる．

1) 浸透圧性下痢

　吸収されない物質が大量に腸管に入ると，その浸透圧効果で水（少量の電解質を含む）が腸管内に引き出され，下痢になる．「乳糖不耐症」（小腸の乳糖分解酵素の活性が弱いため，乳糖を多く含む牛乳を飲むと下痢になる）などがそれに相当する．

2) 分泌性下痢

　腸管には腸液分泌メカニズムが存在する．この腸液分泌が著明に増加すると分泌性下痢となる（図5.12）．腸管内には，口から摂取された水分や，胃液や膵液などの消化液として1日当たり9Lにも及ぶ電解質液が入るが，腸管上皮の2種類のNaCl液吸収メカニズムにより，その電解質液の大部分を(再)吸収しているので，便中へはわずかな水分しか排泄されない．分泌性下痢は，病原性微生物やその産生する毒素，あるいは炎症メディエーターなどにより引き起こされるもので，腸液分泌の亢進とNaCl吸収の抑制が引き起こされる（しかしグルコース吸収をともなうNaCl吸収メカニズムは抑制されない）．下痢は有害物質を排除する一種の生体防衛反応であると考えられている．したがって，むやみに下痢を止めることはむしろ状況を悪化させる可能性もあるので注意しなければならない．

　経口補液療法（oral rehydration therapy）：上記のように，分泌性下痢では，NaCl吸収抑制と腸液（NaCl液）分泌亢進が起こっているが，グルコース吸収を伴うNaCl吸収は抑制されない．このため，このグルコースとNaClの共役吸収経路を下痢による脱水に対する補給経路として利用することが考えられた．1960年代にWHOの主導で，輸液を行う医療体制の十分でない開発途上国の小児の下痢に対してこれを行うことが試みられ成功した．現在では発展途上国以外でも小児の（大人にも）下痢による脱水の簡便な対策の1つとして利用されている．

　経口補液の電解質組成[1]はほとんど下痢便のそれに近い．それにグルコースが加えられてきた（図5.12）．1つの問題点は，浸透圧が高く，そのため急激に大量に飲むと不快な症状が出ることである（早期ダンピング（後述）と同じこと）．そのためグルコースの代わりにそのポリマー（例えばデンプンを一部分解したもの）と置き換え，浸透圧が上がり過ぎない工夫などがされている．また，NaCl濃度を少し下げることにより浸透圧を下げ，水の吸収が速やかに起こるようにすることも試みられている．下痢になると一般に食事の量は減るが，経口補液を行うことは，消化管の廃用萎縮を防ぐという点からも有用なのかもしれない．

腸管内

NaCl ③ 水
グルコース
② 水 NaCl

絨毛部

クリプト部

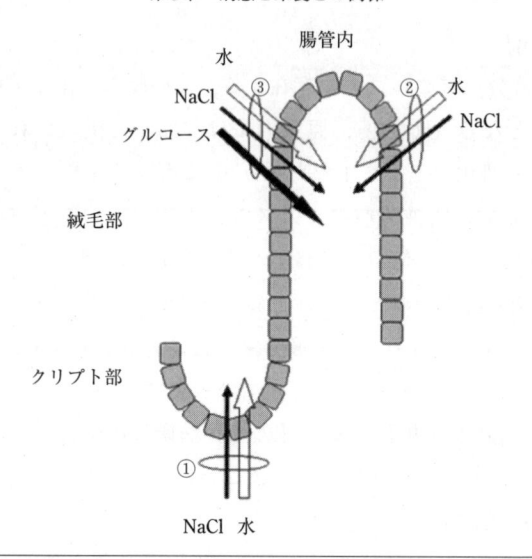

①
NaCl 水

経口補液の組成（WHO/UNICEF universal solution）[1]
Na^+：90 mmol/L，K^+：20 mmol/L，Cl^-：80 mmol/L，クエン酸：10 mmol/L，グルコース：111 mmol/L，浸透圧：311 mOsm/kg

図5.12 下痢と経口補液：腸管のNaClおよび水の吸収と分泌の異常

腸管には，無数の小さな突起である絨毛部とその間の落ち込みであるクリプト部（これも同様に無数にある）の2つの領域に分けられる．NaCl分泌メカニズム（①）はクリプト部で起こっており，NaCl吸収メカニズム（②）は絨毛部で起こっている．絨毛部にはそのほかにグルコースの吸収を伴う独立の（強力な）NaClメカニズム（③）がある．いずれも水の動きを伴うので，NaCl液分泌（腸液分泌），あるいはNaCl液吸収が起こることになる．分泌性下痢を引き起こす様々な活性物質は，NaCl分泌メカニズム（①）を活性化し，NaCl吸収メカニズム（②）を抑制する．腸管内の大量の電解質液が（再）吸収されず，その上大量の電解質液が分泌されるので，予想されるように下痢となる．グルコース吸収を伴うNaCl吸収は，この分泌性下痢を引き起こす活性物質の影響を受けない．このことをもとに，下痢のときにグルコースとNaClを含む電解質液を経口摂取させ補液することが考えられ，成功した．以上の説明より明らかなように，経口補液はあくまで下痢で失われる体液を補おうとするもので，下痢が軽減するわけではない．

5.7.3 逆流性食道炎

　食道から噴門を経て胃に入った食物はふつう逆流することはない．逆流性食道炎は，噴門部の閉鎖機能が不十分なため，酸性の胃内容物が一部食道に

表 5.10 逆流性食道炎における生活習慣の改善[2]

1. 胸焼けを起こしやすい食事習慣の回避
   - 大量摂取（暴飲暴食）
   - 早食い
   - すすり飲み
2. 胸焼けを起こしやすい食物の回避
   - 高脂肪食（フライ，てんぷら，油炒めなど）
   - 甘味食（ケーキ，饅頭など）
   - 柑橘類
   - 酸味の強い果物
3. 胸焼けを起こしやすい生活動作
   - 食後すぐの横臥
   - 前屈姿勢
   - 強い腹圧のかかる動作（重いものを持ち上げるなど）
4. 胸焼けを起こしにくくする就寝姿勢
   - 上半身挙上（ベッドの頭側の脚を高くする，布団の下に座布団を入れるなど）
   - 左を下にした睡眠

逆流し，障害を引き起こしたものである．胸焼けがその典型的な症状である．特に大量の摂食の後や，高脂肪食の後の胸焼けは特徴的な症状である．食後に，息みの姿勢をとったり，おなかに力のかかる仕事などをする場合にも起こりやすい．治療法としては胃酸分泌抑制が主であるが，食事の内容，やり方を含めた生活習慣の改善も必要である（表5.10）．

5.7.4 胃切除後の栄養学的問題

腫瘍や潰瘍などの疾患部を除く目的で胃の全体あるいは一部をその周辺部と共に切除する手術が行われる．胃の働きは，食べたものをいったん貯留し，酸性の胃液と混和し，その内容物を徐々に小腸に排出することである．その排出速度は，小腸での消化と吸収がスムーズに働くよう微妙に調節されている．胃切除手術は，切除後の残りの腸管ができるだけうまく機能することも考慮して行われる．それでも手術後には様々な栄養学的問題が生じる．

1）ダンピング症候群

早期ダンピング症候群：食後30分以内に発現し，吐き気，嘔吐，冷汗，脱力感，めまい，動悸などの症状をきたす．食べたものが急速に小腸へ落下

流入したことが原因である（ダンピングdumpingは,「ごみなどをどさっと投げ出す」という意味である）．このため,小腸内が高浸透圧になり,その刺激で,交感神経系の活性化や,セロトニン・ヒスタミン・ブラジキニンなどの生理活性物質の分泌などが起こり,血漿量の低下や,腸液の分泌の亢進,小腸運動の亢進などが起こり,上に述べたような症状が出てくる．

後期ダンピング症候群：食後2～3時間後に発現し,冷汗,めまい,脱力感,失神などの症状をきたす．やはり食物が急速に小腸に落下流入したためであるが,この場合は,血糖値が急速に上がったためインスリンの過剰分泌が起こり,引き続いての低血糖と低カリウム血症を引き起こし,上記のような症状が出てくる．

治療：ダンピング症候群への対策として,症状発現に最も大きくかかわる炭水化物の摂取を抑える．すなわち,高タンパク質・高脂肪・低炭水化物食を取らせる．炭水化物に関しては,浸透圧を下げる目的で,砂糖などを避け,できるだけデンプンのようなポリマーの形のものを与える．また,食事を分割して頻回に取らせ,食事には時間をかけるようにさせる．後期ダンピングが起こった時は,飴・氷砂糖などの補給を行い,血糖値の低下を改善する．

2) その他の栄養不良[3]

体重減少：上で述べたダンピング症候群などにより,食事量が減少し,必要カロリーの摂取が困難になった状態で起こる．

鉄欠乏性貧血：胃酸は鉄の吸収を助けているので,胃の切除により鉄欠乏性貧血をきたすことがある．食事量の減少や,手術部位からの微量な出血も原因となる．

ビタミンB_{12}欠乏：ビタミンB_{12}吸収（回腸で起こる）を助ける内因子は胃液中に分泌される．胃切除により内因子が不足すると,ビタミンB_{12}欠乏による貧血（巨赤芽球性貧血）が起こる．

骨障害：食事量の減少によるカルシウム不足が原因である．また,手術によってカルシウム吸収部位である十二指腸の吸収面積が減った場合も起こることがある．

5.7.5 吸収不良症候群

　摂取した栄養素の消化吸収のプロセスのどこかが障害を受けた病態を，吸収不良症候群という．様々な原因疾患で起こる（表5.11）．下痢などの消化管の症状をきたす場合もあるが，症状をきたさない場合もある．また，最終的には栄養素の吸収不良による栄養障害をきたすことも多い．

1）脂肪の消化吸収障害

　三大栄養素のうち脂肪の消化吸収不良が最も頻繁に起こる．脂肪は水に溶けにくく，そのため消化吸収過程は複雑で，余力も他の栄養素に比べて少ないためである．脂肪の消化吸収の過程を簡単にまとめると，まず小腸で膵液中に含まれるリパーゼなどの働きで一定の加水分解を受ける．しかし，それでも水に溶けにくく，小腸吸収上皮細胞に達することが困難である．胆汁中の胆汁酸は一種の界面活性剤としての特性を持つので，この脂肪の消化産物などを溶かし込むことにより（混合ミセル形成）小腸上皮への吸収を助けている．次に脂肪は小腸吸収上皮細胞内で形成されるキロミクロンに取り込まれる．キロミクロンはリポタンパク質の一種で，油滴とその周りを特別なタンパク質が取り囲む．キロミクロンは小腸吸収上皮細胞を出た後，リンパ管に取り込まれ，最終的に胸管を経て血中に取り込まれる．脂溶性ビタミン（ビタミンA, E, Kなど）も脂肪と同様にキロミクロンとして吸収される．

表 5.11　吸収不良症候群の分類[2]

病　態	原　因　疾　患
消化不全	胃全摘，膵酵素分泌不全（慢性膵炎，膵ガン，cystic fibrosis，膵切除），ガストリノーマ（Zollinger-Ellison 症候群）
小腸内胆汁酸濃度低下（ミセル形成不全）	肝疾患（肝硬変，胆汁うっ滞），腸内細菌過剰症（小腸狭窄，盲管症候群など），腸管運動低下（糖尿病，強皮症など），胆汁酸吸収不全（回腸切除，炎症性腸疾患），薬剤（コレスチラミンなど）
リンパ管閉塞	腸性リンパ管拡張症，リンホーマ
心血管系疾患	うっ血性心不全など
粘膜異常	乳糖不耐症，低 γ-グロブリン血症，無 β-リポ蛋白血症，アミロイドーシス，スクレロデルマ，放射線腸炎，Whipple 病，スプルーなど
ホルモン・代謝性疾患	糖尿病，副甲状腺機能低下症，副腎不全症，甲状腺機能亢進症，ガストリノーマなど

脂肪の消化吸収の障害を起こす原因疾患として，まず膵疾患（慢性膵炎，膵ガン，膵切除）がある．リパーゼの不足のほかに，アルカリ性の膵液による胃酸の中和の障害も関係してくる．リパーゼは酸性の環境下では活性が低下するからである．小腸内胆汁酸濃度低下によるミセル形成不全も脂肪の消化吸収障害を引き起こす．胆汁酸の形成分泌にかかわる肝臓の疾患のみならず，回腸からの胆汁酸再吸収障害などの腸管循環の破綻なども原因となる．

慢性膵炎：症状としては，便中への脂肪排泄増加（脂肪便）である．糞便量が多く，光沢のある外観，白い脂肪塊，太い淡紅色の有形便で酸性臭がある（その他の原因による脂肪の消化吸収障害でも，同様の脂肪便となる）．また，必須脂肪酸欠乏は皮膚のかさつき，乾燥として認められる．さらに脂溶性ビタミン欠乏症状をきたす．そのほか全般的な栄養摂取不足によるカロリー不足，亜鉛，鉄などのミネラル欠乏症状をきたす．

栄養管理としては，まず消化酵素剤を服用する．食事摂取により腹痛などをきたすときには，脂肪摂取の制限を行う．油を使わない調理法を工夫することも必要である．中鎖脂肪酸を含む中性脂肪は消化と吸収がより速やかなため，摂ることを勧める．また，糖質やタンパク質を十分に摂取させ，カロリー不足にならないよう気をつける．また，1回の食事の量を減らして回数を増やすことも行われる．食事による栄養管理が難しい場合，膵酵素による消化を必要としない成分栄養剤が有用である．

2） 乳糖不耐症

吸収不良症候群に含まれる病態としてその他に，小腸粘膜の乳糖分解酵素の活性の不足による乳糖不耐症があり，独特の下痢を引き起こす（上述）．乳糖を含む牛乳の摂取を控えるか，乳糖がある程度分解されているヨーグルトなどの発酵乳製品を摂取するようにする．

5.7.6　クローン病（Crohn's disease）と栄養

潰瘍性大腸炎とクローン病は，下痢，下血，腹痛，発熱などが出現する原因不明の慢性炎症性疾患であり，まとめて炎症性腸疾患と呼ばれている．摂食不良，吸収障害，代謝の亢進などにより栄養障害を合併するため，栄養管理が必要である．また，特にクローン病に関しては，栄養療法が，薬物療

表5.12　クローン病の食事療法[4]

- 摂取エネルギーは，炭水化物から必要量の60%以上を確保することが望ましい．炭水化物では小麦粉，パン酵母に対して抗原性を示す患者が多いとの意見もあり，米飯の摂取が望ましい．
- タンパク質は，以前は高タンパク食が推奨されていたが，第六次改定の日本人の栄養所要量で，成人のタンパク質所要量は1.01g/kgとされ，またクローン病患者ではタンパク質に対して抗原性を呈するとの意見もあり，食事でのタンパク質摂取は0.6～0.8g/kgと少なくすることが望ましい（経腸栄養剤との合計では1.5～1.8g/kgの高タンパク質となる）．タンパク源は良質の魚介類，大豆製品，卵などがよい．
- 脂肪に関しては，その摂取量が多いほど再燃しやすく，1日30g以上で再燃率が高くなるとの報告がある．脂肪酸の種類では，飽和脂肪酸とリノール酸系（n-6系）脂肪酸から炎症を惹起する生理活性物質が作られている．一方，α-リノレン酸系（n-3系）脂肪酸は，n-6系脂肪酸から作られる強力な生理活性物質を抑える作用を有すると言われており，リノール酸などのn-6系脂肪酸を減らし，魚油などのn-3系脂肪酸を多く摂取することが望ましい．n-6系脂肪酸とn-3系脂肪酸の比はクローン病では明瞭な指標はないが，健康人では4：1を目安にするとされている．
- 食物繊維については，神経質になる必要はないが，狭窄や痙攣による一過性の通過障害があるときには，繊維の多い食品や消化されにくい食品を避ける．
- ビタミン・ミネラルの必要量は，個々の患者の病状や症状によって異なるが，日本人の所要量を下回らないようにすることが肝要である．

法，外科療法と並んで主要な治療法となっている．

　クローン病は現在完治させることができない．栄養療法の目標はできるだけ早急に緩解状態にし，それを長期間維持することである（表5.12）．緩解導入には，高カロリー輸液や経腸栄養剤を用いる．緩解導入後に食事を再開すると1年で約半数が再燃するので，緩解維持目的にも栄養療法を行う．栄養療法には経腸栄養剤として成分栄養剤（上述）を用いる．成分栄養剤は，タンパク質が完全にアミノ酸にまで分解されているため，抗原性が低いことが効果につながっていると考えられている．成分栄養剤はまた脂肪含量が少ないという特性を持つが，脂肪がクローン病を悪化させる可能性があり，そのことも治療効果につながっているのかもしれない．成分栄養剤だけでなく半消化態栄養剤も同様の緩解導入・維持効果が見られる．半消化態栄養剤はタンパク質がアミノ酸まで分解されていないもので，脂肪も普通に含まれている．したがって脂肪は必ずしも悪いわけではないかもしれない．むしろ，脂肪の組成が病気の進展にかかわっている可能性も考えられている．不飽和脂肪酸のうちn-6系の多価不飽和脂肪酸からは炎症に関与する生理活性物質

が産生され，n-3系の多価不飽和脂肪酸からは炎症抑制作用を持つ生理活性物質が産生される．n-3系多価不飽和脂肪酸の投与がクローン病において有効であるとの報告もある．

参 考 文 献
1) J. D. Cummings: Human Nutrition and Dietetics, 10th Ed., J. S. Garrow, W. P. T. James and A. Ralph eds., p.547, Churchill Livingstone, Edinburgh (2000)
2) 財団法人日本消化器病学会「消化器病診療」編集委員会編：消化器病診療，医学書院 (2004)
3) 日本病態栄養学会編：NSTガイドブック，メディカルビュー社 (2004)
4) 樋渡信夫，高添正和：クローン病のmanagement指針案，厚生科学研究費特定疾患補助対策事業難治性炎症性腸管障害研究班　平成13年度研究報告書，p.81 (2002)

（鈴木裕一）

5.8　悪性腫瘍と栄養

5.8.1　食生活とガン

わが国における三大国民死因の第1位は悪性腫瘍（ガン）であり，以下，心臓病，脳血管疾患と続き，死亡総数に対するガンによる死亡の割合は31.0％（平成13年）と最も多い[1]．ガンは，発ガン性化学物質，紫外線や放射線の照射，食生活など様々な要因によってガン遺伝子やガン抑制遺伝子の異常が誘導されることによって発症することが知られている．その中で，ガンの発症と食生活との関連性についての研究は，1975年にArmstrongとDoll[2]によって初めて報告された．彼らはガンの発症頻度および死亡率と食事因子との関係についての疫学的研究を23か国において行い，その結果，高脂肪が結腸ガン，直腸ガン，乳ガン，卵巣ガンおよび前立腺ガンの発生に最も強い影響を及ぼす食事成分であることを示唆した．さらに，1981年にDollとPeto[3]は食事因子がガンによる死亡原因の35％を占めると報告した．また，世界ガン研究基金（World Cancer Research Fund；WCRF）と米国ガン研究機関（American Institute for Cancer Research；AICR）がまとめた疫学研究

5.8 悪性腫瘍と栄養

表 5.13 食事方法によるガン予防[4]

ガン発症部位	食事性因子	非食事性因子	食事方法による予防(%) 低い評価	食事方法による予防(%) 高い評価
口腔・咽頭 鼻咽腔	↓ 野菜と果物 ↑ 塩蔵魚, 飲酒	↑ 喫煙 ↑ 噛みタバコ	33	50
喉頭	↓ 野菜と果物 ↑ 飲酒	↑ 喫煙	33	50
食道	↓ 野菜と果物 ↑ 飲酒	↑ 喫煙	50	75
肺	↓ 野菜と果物	↑ 喫煙, 職業	20	33
胃	↓ 野菜と果物 ↑ 塩, 高塩分食品	↑ ピロリ菌 ↓ 冷蔵	66	75
膵臓	↓ 野菜と果物 ↑ 肉, 動物性脂肪	↑ 喫煙	33	50
肝臓	↑ 飲酒, 食品汚染	↑ 肝炎ウイルス	33	66
大腸	↓ 野菜 ↑ 肉, 飲酒	↓ 身体活動 ↑ 遺伝	66	75
乳	↓ 野菜 ↑ 肥満, 飲酒	↑ 出産, 早期初潮 ↑ 放射線	33	50
卵巣		↑ 遺伝 ↑ 出産	10	20
子宮内膜	↑ 肥満	↑ エストロゲン ↑ 出産	25	50
子宮頸部	↓ 野菜と果物	↑ 喫煙	10	20
前立腺	↑ 肉, 動物性脂肪 ↑ 乳脂肪		10	20
甲状腺	↑ ヨウ素欠乏	↑ 放射線	10	20
腎臓	↑ 肥満	↑ 喫煙	25	33
膀胱		↑ 喫煙, 職業	10	20
その他			10	10

↓:発ガンリスクを下げる, ↑:発ガンリスクを上げる.

においても,食事摂取法を改善することによって,表5.13に示すように全部位ガンの平均29.3〜40.6％を予防できることを報告[4]しており,特に,野菜や果物を多量に摂取することがガン予防に有効であることを示している.野菜や果物にはフラボノイドなどの抗酸化物質が含まれており,生体内での抗酸化反応や解毒酵素を誘導することによって,ガンの発症を抑制していることが多くの研究によって示唆されている.これらのことから,食事因子はガン発症を促進するという作用と抑制するという作用の両方を有しているため,適切な食生活を営むことは非常に重要である.

5.8.2 部位別のガンと食事因子との関係

食生活とガンとの関わりを調査する研究方法として，疫学的研究と実験室レベルでの研究がある．まず，疫学的研究によって得られた知見に基づいて，主要な部位に発症するガンと食事因子との関係について概説する．

1) 肺ガン

肺ガンは，世界的にもわが国においてもガン死因の第1位を占める[1]．肺ガンにおける最大の危険因子は，喫煙であると考えられている．さらに，大気汚染やその他の環境要因，放射性物質，アスベストなど職業上の因子との関連性も指摘されている．肺ガンを予防する食事因子には，種々の緑黄色野菜および果物そしてそれらに含まれる微量成分があげられる．微量成分にはビタミンC，ビタミンE，ビタミンA，β-カロテンなどの抗酸化系ビタミンがある．WCRF/AICRの報告[4]では，緑黄色野菜および果物の摂取は喫煙者および非喫煙者における肺ガンの発症を20〜33％予防することができると評価している．しかし，表5.14に示すように2001年の米国ガン協会の指針[5]では，緑黄色野菜および果物の摂取と肺ガンとの関係を「確実」から「確実性が高い」へと評価を下げている．

表 5.14 米国ガン協会の食物関連因子とガン予防に関する評価 (2001年)[5]

栄養因子	大腸ガン	乳ガン	前立腺ガン	肺ガン	口腔・食道ガン	胃ガン	膵臓ガン	膀胱ガン	子宮ガン
野菜や果物の摂取の増加	A2	A3	A3	A2	A2	A2	A3	A3	A3
赤色肉の摂取制限	A2	B	A3	B	B	C	A3	C	B
身体活動の増加	A1	A1	B	B	B	B	B	B	A2
肥満を避ける	A1	A1	C	B	A2	C	A3	C	A1
飲酒の制限	A3	A2	C	B	A1	C	A3	C	B
大豆製品の消費	B	B	B	B	B	B	B	B	B
β-カロテンを摂る	B	B	C	D	B	B	B	B	B
ビタミンEを摂る	B	B	A3	C	B	B	B	B	B
ビタミンCを摂る	B	B	B	B	B	B	B	B	B
葉酸を摂る	A3	A3	B	B	B	B	B	B	B
セレンを摂る	A3	B	A3	A3	B	B	B	B	B

注) A1：確実に有効，A2：確実性が高い，A3：可能性がある，B：証拠が不十分，C：利益を示す根拠がない，D：有害．
β-カロテン，ビタミンE，ビタミンC，葉酸，セレンはサプリメントとして摂取．

2) 胃ガン

　世界的には胃ガンの罹患率は減少傾向にあるが，わが国における発生頻度は未だ高い．胃ガンの罹患率が減少している理由として，冷蔵庫の普及と食物貯蔵法の改良によって，一年中新鮮な食物を摂ることができるようになったことがあげられている．胃ガンの発症には，胃粘膜に生息するヘリコバクター・ピロリ（*Helicobacter pylori*）と呼ばれる細菌の感染が関与していることが知られている．この細菌の感染および発ガン率は食事性因子により変化する．すなわち，野菜や果物の摂取はガン予防的に作用するが，食塩および高塩分の食品の摂取はガンの発症を増加させる．このことは，食塩および高塩分食品を摂取することによって，浸透圧の変化から胃粘膜バリアーが破壊され，食品中に含まれる発ガン性物質が吸収されてしまうためであると考えられている．したがって，胃ガンの予防法として，野菜と果物を多く摂取すること，食塩あるいは高塩分食品の摂取量を抑えることが推奨されている．WCRF/AICRの報告[4]では，このような食生活を実践することによって，胃ガンの発症を66〜75％予防することができると評価している．

3) 乳ガン

　乳ガンは世界でのガン死因の第3位である．日本における乳ガンの発症率は欧米と比較しても低値を示しているが，年々増加する傾向にある．乳ガン発症の危険因子として，早期初潮，高齢出産，低い出産率など出産や月経にかかわる事例があげられている．さらに，高身長などの体格の変化との関係も示唆されている．特に学童期から20歳代までの成人期では，食事が大きな危険因子として作用している．すなわち，この時期のカロリー過剰摂取が早期初潮や高身長を引き起こし，乳ガン発症のリスクを高めると考えられている．さらに，多くの野菜と果物の摂取はガンの予防効果を示すが，アルコールの多飲はガン発症を促進させることが示唆されている．菜食，肥満の防止と適度の身体活動により乳ガン発症を33〜50％防ぐと考えられている．

4) 大腸ガン

　大腸ガンは結腸ガンと直腸ガンに大別される．わが国における大腸ガンの発症率は食生活の欧米化によって増加傾向にあるが，特に結腸ガンの増加が著しい．野菜の摂取と適度の身体活動は，大腸ガン発症のリスクを下げるこ

とが報告されている．一方，大腸ガン発症のリスクを上げるものとして，高脂肪やアルコール多飲があげられる．特に，動物性脂肪の赤身肉の多い食事が大きな原因となっている．一方，食物繊維は大腸ガンの予防効果を有すると報告[6]されている．ところが，近年，大腸ガン発症に及ぼす食物繊維の影響[7]や果物および野菜の影響[8]についての大規模な疫学的研究が行われたが，両者のあいだに関係は認められなかった．しかしながら，実施された試験期間がガンの進行のサイクルより短かった可能性もあり，食物繊維の大腸ガン予防効果についての更なる研究が必要とされる．現在の大腸ガン予防法として，野菜を多く摂り，肉の摂取をひかえること，そして適度の身体活動をすることがあげられる．これによって，大腸ガンの発症を66～75％減少させることが可能であるとWCRF/AICRは評価している．

5) 口腔・咽頭ガン

口腔・咽頭ガンの危険因子には，喫煙および噛みタバコとアルコール摂取があげられるが，これらの危険因子の複合によって，発症のリスクは顕著に高くなる．現在推奨されている予防法は，野菜や果物を多く摂り，アルコールを控え，肥満を避けることである．WCRF/AICRの報告では，食生活の改善により口腔・咽頭ガンの発症を33～50％予防することができると評価している．

6) 肝臓ガン

肝臓ガンは，わが国では罹患率の高いガンである．非食事性要因であるB型肝炎ウイルスあるいはC型肝炎ウイルスの持続感染によって肝硬変から肝ガンへと進行する．肝臓ガン発症における食事性の危険因子として，ナッツなどに生えたカビが産生する毒素であるアフラトキシンなどに汚染された食品の摂取や，アルコールの多飲があげられる．飲酒はアルコール性肝炎から肝硬変を経て，肝臓ガンを発生させると考えられている．強い予防作用のある食事因子は現在のところない．

5.8.3 発ガンのプロセスとその予防法

次に，ガンがどのようにして発症するのかについて概説する．図5.13に示すように発ガンのプロセスはその進展状況によって次の3段階に分けられ

5.8 悪性腫瘍と栄養

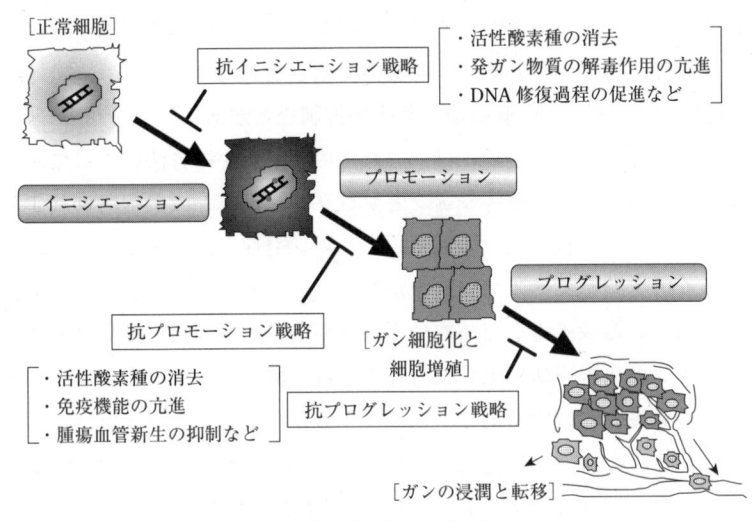

図 5.13 発ガンのプロセス

る．すなわち，(1) 遺伝情報に変化を生じさせるようなDNAの損傷を起こすイニシエーション，(2) 増殖やアポトーシスなどを制御する因子に関する遺伝子の発現を変化させることによって起こるプロモーション，そして (3) 細胞を侵襲性のガン細胞へとさらに発展させるプログレッションの3段階である．これらの3つの段階は，原ガン遺伝子やガン抑制遺伝子の異常が蓄積して起こると考えられている．すなわち，正常細胞がガン細胞に変化するときには，複数の遺伝子が変異していることが明らかとなっている．例えば，ほとんどの直腸ガンでは，4～5個のガン関連遺伝子において7～10の変異が生じている．原ガン遺伝子は正常な遺伝子で，これに変異が生じてガン遺伝子となる．ガン遺伝子は，車でたとえるとアクセルに相当し，ガン抑制遺伝子はブレーキに相当する．これらの遺伝子に変異が生じると細胞の増殖制御ができなくなり，最後にガン化する．

イニシエーションを予防する戦略として，(1) 活性化に関与する酵素を阻害することにより発ガン物質の活性化を抑制，(2) 活性酸素種の消去，(3) 発ガン物質の解毒作用の亢進，(4) DNA修復過程の促進があげられる．また，プロモーションとプログレッションの過程を予防する戦略として，(1)

活性酸素種の消去，(2) 細胞の増殖，アポトーシスや分化を制御する細胞内シグナル伝達に関与する遺伝子発現を変化させること，(3) 炎症の減少，(4) 免疫機能の亢進，(5) 腫瘍血管新生の抑制などがある．

　ガンの発症を予防するためには，これらのいずれかの方法によってイニシエーションあるいはプロモーションとプログレッションの過程を抑制すればよいと考えられる．現在，食事因子によるガン発症予防のメカニズムについて，数多くの実験室レベルでの研究が行われている．これらは，食事や食品中に含まれている栄養素などの成分を動物や培養ヒト細胞に投与することによって，ガン発症の予防効果を検討している．特に野菜や果物には，生理活性を持つ非栄養性化合物であるフィトケミカルとして，カロテノイド類（カロテン，ルテイン，リコペンなど），フェノール類（カテキン，ケルセチン，ミリセチンなど），アルカロイド類など5 000種類以上の化合物が含まれる．これらの化合物の抗ガン性について，単独での作用あるいは組合せによる相乗効果についての基礎的研究が広く行われている[9]．著者らの研究室においても，緑茶ポリフェノール[10]やタイショウガの成分[11]におけるガン細胞のアポトーシス誘導メカニズムについて詳細に報告している．その他これらの研究によって多くの結果あるいは知見が得られているが，必ずしも細胞レベルや実験動物レベルでの結果をヒトにそのまま当てはめることはできないという欠点は持つ．しかしながら，疫学的な研究成果と考え合わせることによって有用な情報となる．

5.8.4　食品成分とガン

　疫学的研究および実験室レベルでの研究から得られた知見をもとに食品成分とガンとの関係についてまとめる．

1) アルコール

　飲酒は口腔，咽頭，喉頭，食道，肝臓でのガンや乳ガンの危険要因を増加させる．また，喫煙との組合せはそれぞれ個別でのリスクよりも大きくなる．

2) 野菜と果物

　野菜と果物は肺，口腔，食道，胃や大腸でのガンを抑制することが疫学的

研究[12]によって明らかになっている．野菜や果物に含まれるビタミン，ポリフェノールやフラボノイドなどの抗酸化作用が，ガン化のイニシエーションあるいはプロモーションの段階を抑制することが示唆されている．具体的には，ブロッコリー，カリフラワーやケールなどのアブラナ科植物に大腸ガン抑制因子が含まれていることや，トマト類に含まれるリコペンにガン抑制効果あるという報告がある．さらに，野菜や果物に含まれる葉酸が大腸ガンや乳ガンを抑えることも報告されている．一方，β-カロテンについて行われた大規模な疫学的研究では，ガン抑制効果について否定的な結果や逆に発ガンを促進するという報告がなされている．

3) **食 物 繊 維**

水溶性食物繊維は，血中コレステロールを低下させることによって冠動脈疾患のリスクを低下させることが明らかにされている．また，水溶性食物繊維は腸内細菌によって発酵・分解され短鎖脂肪酸を生成する．短鎖脂肪酸のうち酪酸にはヒト大腸ガン細胞増殖抑制効果がある．

不溶性食物繊維は食品中に含まれる発ガン因子および二次胆汁酸などを吸着し，腸管上皮細胞への暴露を低下させる．

食物繊維の一種であるフィチン酸は鉄イオンとのキレートを形成し，ガンのイニシエーションを抑制する．

しかしながら，食物繊維と大腸ガンには関わりがないという疫学的報告もある．

4) **嗜 好 飲 料**

お茶に含まれる茶ポリフェノールは細胞レベルや動物実験レベルでは有効であるが，疫学的研究では効果があるという報告と効果がないという報告がある．コーヒーに関して発ガン性が問題となったことがあったが，乳ガンやその他のガンを発生させるという明らかな証拠はない．なお，最近コーヒーの飲用によって肝ガンの予防効果が認められたことが報告された．

5) **カルシウム**

カルシウムを多く含む食べ物の摂取は，大腸ガンの発症リスクを減少させる[13]．しかし，サプリメントなどによるカルシウムの高摂取は前立腺ガンの発症を増加させるという報告もある[14]．

6) 脂　　肪

　脂肪は高カロリーであり，過剰に摂取すると肥満の原因となる．特に，飽和脂肪酸を含む動物性脂肪の過剰摂取は大腸ガン，乳ガン，卵巣ガン，子宮体ガンや前立腺ガンなどのガンの発症リスクを増加させる．$n-3$系高度不飽和脂肪酸を多く含む魚油は，発ガンのリスクを減少させるという報告もあるがまだ確証はない．

7) 大豆製品

　乳ガンの危険因子には，出産，月経などに関わる事例があげられるが，これは女性ホルモン，特にエストロゲンの関与が考えられる．すなわち，エストロゲンは乳腺組織の細胞分裂を促進する．この際，遺伝子の変異が起こりガン化へと進むと考えられている．大豆にはエストロゲンと似た構造を持つイソフラボンが含まれており，これが乳腺細胞にあるエストロゲン受容体に結合することによって，エストロゲンによるガン化作用を抑制すると考えられている．

8) 高塩分食品

　塩辛，練りウニや塩蔵魚卵の摂取頻度と胃ガンのリスクとの関連性や，塩分の摂取量の多い地域ほど胃ガンによる死亡率が高いという報告[15]がある．

5.8.5　これからの問題点

　ガンは長期間に及ぶ数段階の過程を経て発生する病気である．先に述べたように，食物繊維の大腸ガン予防効果あるいは肺ガンに及ぼすβ-カロテンおよびビタミンAの影響についての大規模な介入試験による疫学的研究が行われたが，これらの相互関係は認められなかった．実施された期間がガン進行のサイクルより短かったために，相関関係が明らかにされなかったと考えられる．おそらく食事介入は発ガンのある特定の段階で検討しなければならないのであろう．したがって，同じ内容の食事療法が異なる段階においては同様な効果を示さないことが推察される．一方，発ガンのそれぞれの段階においてガン化やガンの進行を予防するためには，異なった食品に含まれる予防因子や栄養素を必要することも考えねばならない．そのためには個々の状態における適切な食事について，より詳しく追求しなければならない．

肥満はガンをはじめとする様々な生活習慣病の危険因子である．一方，カロリー制限は実験的腫瘍形成を阻害することが報告されている[16]．したがって，カロリー制限と食事・栄養療法を組み合わせることや，種々の食事因子を組み合わせることが必要であることが示唆される．また，ガンの予防効果として身体活動があげられるが，実際に必要とされる身体活動の種類や量について具体的に明確にされていないため，更なる研究が行われなければならない．

以上のことから，ガンを予防するためには，健康な食生活を営むことが最も大切なことである．また，食事因子がガン抑制に重要な役割を果たすことが明らかにされつつあるが，食事は単独の食品だけを食べるわけではない．今後，食事因子の相互作用あるいは相乗作用についても更なる研究が必要とされる．

参考文献

1) 厚生統計協会：厚生の指標，臨時増刊「国民衛生の動向」，**50**(9), 46 (2003)
2) B. Armstrong and R. Doll : *Int. J. Cancer*, **15**, 617 (1975)
3) R. Doll and R. Peto : *J. Natl. Cancer Inst.*, **66**, 1291 (1981)
4) World Cancer Research Fund/American Institute for Cancer Research : Food and the Prevention of Cancer : a Global Perspective (1997)
5) T. Byers *et al.* : *CA Cancer J. Clin.*, **52**, 92 (2002)
6) D. Burkitt : *Lancet*, **2**, 1229 (1969)
7) V. Mai *et al.* : *Int. J. Epidemiol.*, **32**, 234 (2003)
8) Y. Sato *et al.* : *Public Health Nutr.*, **8**, 309 (2005)
9) Rui Hai Liu : *J. Nutr.*, **134**, 3479S (2004)
10) D. O. Kennedy *et al.* : *Cancer Lett.*, **179**, 23 (2002)
11) J. Moffatt *et al.* : *Carcinogenesis*, **21**, 2151 (2000)
12) K. A. Steinmetz and J. D. Potter : *Cancer Causes Control*, **2**, 325 (1991)
13) M. E. Martinez and W. C. Willett : *Cancer Epidemiol. Biomarkers Prev.*, **7**, 163 (1998)
14) E. Giovannucci *et al.* : *Cancer Res.*, **58**, 442 (1998)
15) M. Kobayshi *et al.* : *Int. J. Cancer*, **102**, 39 (2002)

16) S. D. Hursting and F. W. Kari : *Mutat. Res.*, **443**, 235 (1999)

(湯浅　勲)

5.9　運動器の病変と栄養

5.9.1　筋肉と栄養摂取

　ヒトや動物は骨格筋を収縮することにより運動することができる．すなわち，骨格筋は運動器の中心的臓器である．筋肉の代謝は，他の臓器と同様に栄養により大きく影響される．しかし，他の多くの臓器と異なる点は，運動負荷と栄養摂取を適切に行うことにより，肥大することである．この肥大した状態は，体タンパク質を通常よりも多く蓄積した状態であり，それを維持するためにはやはり適切な運動負荷と栄養（特にタンパク質およびアミノ酸）摂取が必要である．

　筋肉の疾病としては，遺伝性疾患などの特殊な疾病を除けば，ほとんどが外力による損傷（筋断裂など）や自己の力に起因する損傷（肉離れなど）がほとんどである．これらの運動と関係する筋肉の障害の発生には，栄養や免疫と直接関係することはないが，ほとんどの場合がその患部に炎症をともなう．炎症が発生した場合には，当然局所的に免疫系が活性化され，その患部でのエネルギー代謝が増大する．まだ多くの情報はないが，炎症が発生してからの栄養摂取は，その回復に影響を及ぼす可能性があり重要であると考えられる．

　運動障害からの回復ばかりではなく，適切な体づくりを行うためにも適切な栄養摂取は重要である．特に，最近のトピックスとして，スポーツと関連したタンパク質・アミノ酸サプリメントに関心が集まっており，特にアミノ酸の中でも分岐鎖アミノ酸と体タンパク質合成および免疫機能との関係は興味深い．ここでは，筋肉に対する分岐鎖アミノ酸の効果を中心として栄養と免疫の関係を解説する．

5.9.2　筋タンパク質合成とアミノ酸

　タンパク質は，20種類のアミノ酸（表5.15）がペプチド結合することによ

り作られている．体内ではタンパク質の合成と分解が絶えず繰り返されており，細胞内および体内のタンパク質の貯留もしくは損失は，これらのバランスに依存する．ヒトの成長期では，タンパク質合成が増加すると同時に分解が減少する．一方，運動トレーニングにより筋肉が肥大する場合にはタンパク質合成と分解が共に増加するが，最終的には分解量よりも合成量が上回るためその結果となる．

表5.15 タンパク質を構成する主要なアミノ酸

必須アミノ酸 （9種類）	非必須アミノ酸 （11種類）
バリン*	アスパラギン
ロイシン*	アスパラギン酸
イソロイシン*	アラニン
スレオニン	アルギニン
トリプトファン	グリシン
フェニルアラニン	グルタミン
メチオニン	グルタミン酸
リジン	システイン
ヒスチジン	セリン
	チロシン
	プロリン

* 分岐鎖アミノ酸．

1）タンパク質合成の調節機構

生体内におけるタンパク質の合成は，遺伝子（DNA）の情報をメッセンジャーRNA（mRNA）に転写し，mRNAの情報を翻訳することにより達成される．この一連の流れはセントラルドグマ（中心教義）（図5.14）と呼ばれ，一部の例外を除いて，バクテリアから哺乳動物に至るまで同様な方法でDNAの情報に基づきタンパク質が合成されている．

タンパク質合成は，リボソームにmRNAが結合することにより開始されるが，この合成過程は極めて複雑であり，リボソーム，mRNA，トランスファー（転移）RNA（tRNA）ばかりでなく，タンパク質合成開始に必要な因子（eukaryotic initiation factor；eIF）やペプチドの伸長に必要な因子（eukaryotic

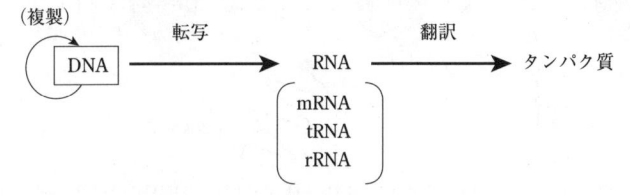

図5.14 DNAからのタンパク質発現におけるセントラルドグマ（中心教義）

mRNA：メッセンジャーRNA，tRNA：トランスファーRNA，rRNA：リボソームRNA．

elongation factor；eEF）などの多くの成分が関与している（図5.15）．また，多くのエネルギーを必要とする反応系である．タンパク質合成過程の詳細については，生化学などのテキストを参照していただきたい．

2） タンパク質合成に対するアミノ酸およびタンパク質摂取の効果

必須アミノ酸を動物に摂取させると，筋タンパク質合成を促進するが，最近の研究により分岐鎖アミノ酸の1つであるロイシンがその作用の中心的なアミノ酸であることが明らかにされつつある[1]．ロイシンのこの作用は，細胞内のタンパク質リン酸化酵素の1つであるラパマイシン標的キナーゼ（mammalian target of rapamycin（mTOR）：免疫抑制剤であるラパマイシンにより抑制されるタンパク質リン酸化酵素）を活性化（リン酸化）し，さらにmTORが幾つかのeIFとリボソームタンパク質（特にS6と呼ばれるタンパク質）を活

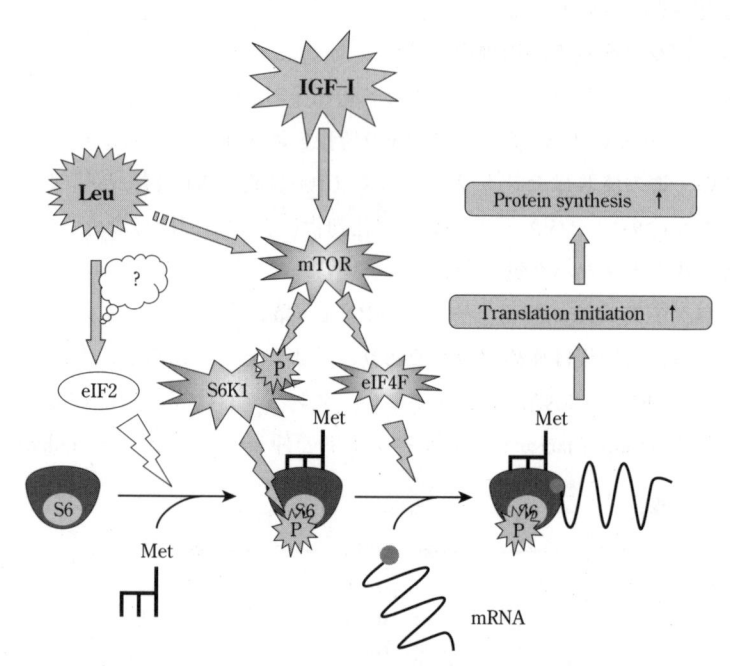

図 5.15 ロイシン（Leu）とインスリン様成長因子（IGF-I）によるタンパク質の翻訳開始の調節（文献1）の図を改変）
mTOR：哺乳動物のラパマイシン標的キナーゼ，eIF：真核生物の開始因子，S6：リボソームの S6 タンパク質，S6K1：S6 タンパク質をリン酸化するキナーゼ 1，Met：メチオニン，P：リン酸化．

性化して，タンパク質合成の開始を促進することが明らかにされている[1] (図5.15)．

また，タンパク質摂取も，体内のタンパク質合成を促進することが分かっている．このメカニズムの1つとして，上述したロイシンによる作用が挙げられるが，さらに，もう1つの機構として，インスリン様成長因子-I（IGF-I）などのホルモンが仲介することが分かっている[2]．すなわち，良質のタンパク質を十分量摂取すると，肝臓におけるIGF-I生産量の増加や，血中のそのホルモンのタンパク質同化活性が増加することにより，体タンパク質の合成が促進される．この機構は，食事中のタンパク質やアミノ酸栄養の情報を生体が内分泌シグナルに変換するモデルとして興味を持たれている．IGF-Iの作用も，ロイシンの作用とは経路が異なるがmTORを活性化してタンパク質合成を促進するので，タンパク質合成の開始段階に作用するようである（図5.15）．

3) タンパク質代謝に対する老化の影響

老化による筋タンパク質の減少（サルコペニア，sarcopenia）は，老人の活動力を低下させ，quality of life（QOL：生活の質）が低下するばかりでなく，医療費を増大する点においても，日本ばかりでなく世界における大きな問題である．筋タンパク質代謝に対する老化の影響の特徴として，ロイシンによる筋タンパク質の合成促進作用が低下すること[3]，および免疫活性の上昇があげられる[4-6]．この免疫活性の上昇は，全身の炎症反応の指標となるC反応性ペプチドの増加や免疫細胞から生成される炎症性サイトカインである腫瘍壊死因子α（tumour necrosis factor α；TNFα）やインターロイキン-6（IL-6）などの血中濃度の増加を伴う．また，血中IGF-I濃度は老化により低下することが知られている．老化によるこれらのホルモン物質の変動により，筋タンパク質合成は抑制されると考えられる．

5.9.3 分岐鎖アミノ酸代謝の特徴

分岐鎖アミノ酸は，筋タンパク質の必須アミノ酸の約35％，食事タンパク質の必須アミノ酸の40～50％もの多くを占めるアミノ酸である[7]．すなわち，ヒトは多くの分岐鎖アミノ酸を摂取しているし，またタンパク質合成

には多くのそれが必要である．分岐鎖アミノ酸の1つであるロイシンは，上述のようにタンパク質合成を促進するが，ロイシンは自分自身も含め分岐鎖アミノ酸の分解を調節する作用を持っている[8]．すなわち，組織中のロイシン濃度が増加するとタンパク質合成が促進されるが，同時に自分自身の分解も促進するので，ロイシンのタンパク質合成促進の刺激はあまり長続きしないと考えられる．現在得られている知見では，ロイシンは分岐鎖アミノ酸分解よりもタンパク質合成を先に活性化するようである[9]．しかしながら，これら2つの系の調節がどのように関係しているかは，まだあまり明確にされていない．以下に分岐鎖アミノ酸の分解系の特徴について述べる．

1） 分岐鎖アミノ酸の分解系

分岐鎖アミノ酸の分解系（図5.16）は全て細胞のミトコンドリア内に存在する．この分解系の最初の2つのステップは3つの分岐鎖アミノ酸（ロイシン，イソロイシン，バリン）に共通しており，これらのステップに大きな特徴がある．第1ステップの反応は，分岐鎖アミノ酸アミノ基転移酵素（branched-chain aminotransferase；BCAT）により触媒され，可逆的である．第2ステップの反応は，分岐鎖α-ケト酸脱水素酵素（branched-chain α-keto acid dehydrogenase；BCKDH）複合体により触媒され，不可逆である．そのため，第2ステップが全ての分岐鎖アミノ酸分解を律速するとされている．BCKDH複合体は，酵素タンパク質のリン酸化による活性調節を受けるので，迅速な活性調節が可能である（図5.16）．BCKDH複合体をリン酸化して不活性型にする酵素がBCKDHキナーゼであり，逆に脱リン酸化して活性型にする酵素がBCKDHホスファターゼである．

BCKDHキナーゼは，BCKDH複合体の活性調節に中心的に作用していることが明らかにされつつある[8]．その1つの機構が，ロイシンからアミノ基転移により生成されるα-ケトイソカプロン酸によるキナーゼの阻害である．すなわち，筋肉においてロイシンが蓄積するとα-ケトイソカプロン酸も増加し，それによりキナーゼが阻害される．キナーゼ活性が低下すると，活性型のBCKDH複合体が増加し，分岐鎖アミノ酸の分解が促進される仕組みである．すなわち，一般的によく知られているフィードバックの調節ではなく，フィードフォワードの調節である．

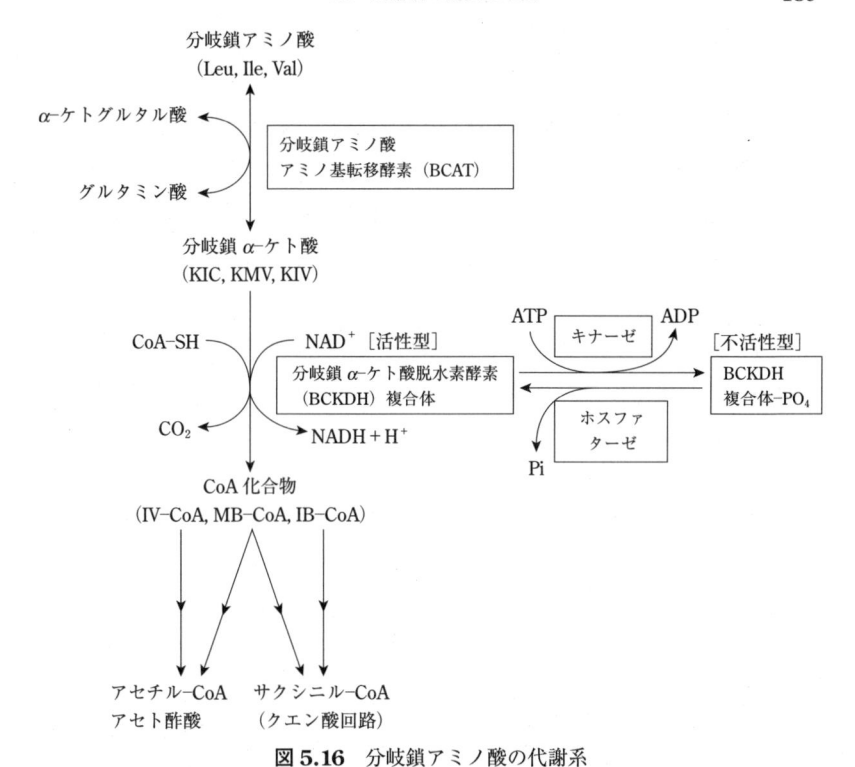

図5.16 分岐鎖アミノ酸の代謝系

KIC：α-ケトイソカプロン酸，KMV：α-ケト-β-メチル吉草酸，KIV：α-ケトイソ吉草酸，IV-CoA：インバレリル-CoA，MB-CoA：α-メチルブチリル-CoA，IB-CoA：イソブチリル-CoA．

2) 分岐鎖アミノ酸分解の臓器特異性

　ラット骨格筋に存在するBCKDH複合体は，安静状態ではそのほとんどがリン酸化された不活性型で存在する．すなわち，安静状態における骨格筋の分岐鎖アミノ酸の分解は非常に少ないと考えられる．この酵素活性が低いことは，分岐鎖アミノ酸を筋タンパク質合成のために確保する重要な条件であると考えられている．一方，ラットにトレッドミル走による運動を負荷すると，骨格筋のBCKDH複合体活性は著しく高まることが明らかにされており[8]，この酵素活性の上昇と共に分岐鎖アミノ酸の分解も増加することが認められている．運動負荷によるこの酵素活性の増加は，ヒトにおいても同様

に認められており[10]，ヒトでもラットでも骨格筋の分岐鎖アミノ酸の分解は運動により促進される．

一方，肝臓においては，BCKDH複合体以降の分解系は存在するが，最初の酵素であるBCATがほとんど発現していないことが明らかにされた[11]．よって，肝臓では分岐鎖アミノ酸を直接分解することができないが，筋肉などでアミノ基転移反応により生成される分岐鎖α-ケト酸を代謝することができるわけである．この機構は，筋肉などの分岐鎖アミノ酸を多く必要とする組織に分岐鎖アミノ酸を供給する仕組みとして好都合であると考えられる．なぜならば，食事中のタンパク質は，小腸で分解されて分岐鎖アミノ酸を生成する．この分岐鎖アミノ酸は，小腸で吸収された後全て肝門脈に集まり，まず肝臓に送られる．肝臓ではタンパク質合成に分岐鎖アミノ酸を使用するが，分解することはできない．したがって，分岐鎖アミノ酸は筋肉などの他の組織に供給されることになる．肝臓で直接分岐鎖アミノ酸を分解できないことは，肝臓で分岐鎖アミノ酸を消費しすぎないようにするための仕組みであろう．

5.9.4 炎症と分岐鎖アミノ酸

上述のように老化はロイシンによる筋タンパク質合成促進作用を低下させるが，この機構にはサイトカインが関係しているようである．老化だけでなく，激しい運動により筋肉に起こる炎症の場合にもサイトカインの産生が増加する．その代表的なサイトカインはTNFαとIL-6である[12]．

また，全身的な炎症状態を引き起こす敗血症の状態でも，これらのサイトカインが仲介して筋タンパク質の分解を引き起こすようである[13]．この場合，当然タンパク質合成は低下するので[14]，筋肉量が減少する結果になる．この敗血症の状態でも分岐鎖アミノ酸の分解が促進されることが明らかにされているので，ロイシン分解の亢進がタンパク質合成の抑制と関係すると考えられる．

これらの炎症状態における分岐鎖アミノ酸分解促進のメカニズムとして，BCKDH複合体の活性化があげられる．実験的にTNFαをラットに投与すると，キナーゼ活性が阻害されてBCKDH複合体活性を上昇することが認めら

れたので[15]，炎症状態ではTNFαの作用を介してBCKDH複合体を活性化し，分岐鎖アミノ酸の分解を亢進すると考えられる．興味深いことに，このBCKDH複合体の活性化の場合には，血液中の分岐鎖アミノ酸濃度は変化しないので，ロイシンから生成される分岐鎖α-ケト酸（α-ケトイソカプロン酸）によるキナーゼの阻害は関与しないと考えられる．炎症における分岐鎖アミノ酸分解促進の詳細なメカニズムについてはまだ不明な点はあるが，炎症により高められたエネルギー代謝に分岐鎖アミノ酸が寄与していると考えられる．したがって，炎症状態では分岐鎖アミノ酸の必要量が高まる可能性が高い．

5.9.5 免疫系とアミノ酸

免疫系の細胞は，グルタミンを選択的に消費することが知られている．グルタミンは，血液中で最も濃度の高いアミノ酸であるが，敗血症などにより免疫系の細胞が活性化される場合には，グルタミンの消費が促進され，またグルタミン合成も促進される．敗血症の場合，分岐鎖アミノ酸からのグルタミン合成が促進されるので，そのためにも分岐鎖アミノ酸分解は促進される[16,17]．感染症により高熱を発生した場合には筋タンパク質の分解が促進されるが，タンパク質分解によるエネルギー基質の供給ばかりでなく，分岐鎖アミノ酸およびグルタミンを供給することもその目的に含まれると考えられる．したがって，分岐鎖アミノ酸の必要量は感染症により高まるであろう．

運動前に分岐鎖アミノ酸を投与すると，運動中の筋タンパク質分解を抑制することが報告されている[18]．この所見は，あらかじめ分岐鎖アミノ酸を投与することにより運動中に消費される分岐鎖アミノ酸を供給できるので，筋タンパク質分解を抑制したと推察される．もし，同様なことが感染症の場合にも当てはまるとすれば，感染症時に分岐鎖アミノ酸を投与すれば筋タンパク質分解を抑制できる可能性がある．この仮説は，動物実験における敗血症などの研究において一部証明されている[17]．今後の研究においてこれらのことがさらに解明されることを期待したい．

免疫系の細胞以外にグルタミンを多く消費する細胞として腸の上皮細胞が知られている[19]．そのため，グルタミンを経口的に摂取してもその細胞で消

費されるので血中には現れにくい．したがって，感染症時にグルタミン補給の目的でアミノ酸を投与するとすれば，グルタミン自体よりも分岐鎖アミノ酸が効果的である可能性が高い．この点についても今後の研究に期待したい．

参 考 文 献

1) 吉澤史昭：日本栄養・食糧学会誌，**56**, 117（2003）
2) 竹中麻子：日本栄養・食糧学会誌，**52**, 163（1999）
3) C. Guillet et al. : *FASEB J.*, **18**, 1586（2004）
4) R. Roubenoff et al. : *J. Gerontol. A Biol. Sci. Med. Sci.*, **53**, M20（1998）
5) R. Roubenoff et al. : *Am. J. Med.*, **115**, 429（2003）
6) M. J. Toth et al. : *Am. J. Physiol.*, **288**, E883（2005）
7) A. E. Harper et al. : *Annu. Rev. Nutr.*, **4**, 409（1984）
8) Y. Shimomura et al. : *Curr. Opin. Clin. Nutr. Metab. Care*, **4**, 419（2001）
9) C. J. Lynch et al. : *Am. J. Physiol.*, **285**, E854（2003）
10) A. J. M. Wargenmakers et al. : *Eur. J. Physiol.*, **59**, 159（1989）
11) A. Suryawan et al. : *Am. J. Clin. Nutr.*, **68**, 72（1998）
12) K. Ostrowski et al. : *J. Physiol.*, **515**, 287（1999）
13) T. C. Vary : *Curr. Opin. Clin. Nutr. Metabol. Care*, **1**, 217（1998）
14) C. H. Lang and R. A. Frost : *Am. J. Physiol.*, **287**, E721（2004）
15) M. Shiraki et al. : *Biochem. Biophys. Res. Commun.*, **328**, 973（2005）
16) S. Yoshida et al. : *Biochem. J.*, **276**, 405（1991）
17) M. Holecek : *Nutrition*, **18**, 130（2002）
18) D. A. MacLean et al. : *Am. J. Physiol.*, **267**, E1010（1994）
19) S. Thomas et al. : *Surgery*, **137**, 48（2005）

〔下村吉治〕

5.10 中枢神経系の病変

5.10.1 中枢神経系（脳，脊髄）

脳は動物が意思を持ち，行動したり，考えたりするために欠かせない組織であり，その構造は高等動物になるほど複雑である．一口に脳といっても，

実は脳の部位により，異なる機能を有しており，また，神経の連絡様式やシナプスでの信号を伝える役割をする神経伝達物質の種類も違っている．

　脊椎動物の脳は大きく分けて，大脳，間脳，中脳，小脳，橋，延髄の6つの部位から成り立っている．間脳から延髄までが1本の幹のように連なり，その上に大脳半球と小脳があるので，間脳，中脳，橋，延髄を一括して脳幹と呼ぶが，このうち中脳・橋・延髄は，脊椎動物全般を通じて大差がなく，生存のための基本的な機能を営んでいることから，これを脳幹と呼ぶこともある．特に，間脳にある視床，視床下部または脳下垂体は，ホメオスタシスを維持するために重要な部位であり，ここから多くのホルモンが分泌され，これにより，全身の多くの生理機能が調節されている．大脳または小脳は，運動や会話，思考や記憶に関わっており，これらの高次機能をつかさどる大脳皮質は，他の動物と比較し人間がもっとも発達していることが知られている．また，大脳皮質のすぐ下には，扁桃体，海馬，歯状回などがあり，これらが綿密な連携を取り合って大脳辺縁系を形成している．海馬は，記憶の形成に関係があり，海馬の損傷は，その後に経験したことの記憶がいっさい残らないが，損傷する以前の記憶は失われずに残っていることから，記憶の貯蔵は海馬以外の部位で行われていると考えられている．また，扁桃体は，情動をつかさどる部位であることが知られている．特に不安感の発現に重要であり，近年増加している精神疾患の1つであるうつ病との関連について重要視され，また，ストレスの発現に関わっている脳部位の1つである．

　このように，脳にはいろいろな部位があり，その働きに違いがあるが，これらが密接に連携を取り合って，膨大な量の情報を処理している．この脳の機能が免疫機能と密接に関係していることが近年の研究により明らかになってきた．

1）　中枢神経系と免疫系

　免疫とは，細菌やウイルスなどの外界からの刺激および，新陳代謝の結果生じた老廃物の蓄積やガン細胞の発生など，生体の内部環境が変化した時，生体が生理的に健康な状態を維持しようとする働きである．そのためには，多くの物質が独自に，または相互に働き，刺激に対応しながら恒常性（ホメオスタシス）を保つ．そして，脳・神経系もまた，外界からの刺激や，内部

環境の変化を感じ取り，それに対応する器官であると考えられる．例えば，誰もいない暗い夜道を歩く時，脳では，感覚器からの視覚や聴覚刺激を脳の視覚野や聴覚野で受け，海馬では自分のこれまでに経験した記憶や情報を呼び起こし，また，扁桃体では嫌悪感などを生じる．そしてこれらを総合的に処理し，一方では，セロトニンなどの神経伝達物質を分泌して不安感を生じる．また一方では，視床下部を通じ，ノルアドレナリンなどの神経伝達物質を放出し，それにより副腎皮質刺激ホルモンを分泌する．これにより，副腎からコルチコステロンが分泌される．このような一連の信号の伝達により，生体が精神的または身体的ストレスに対応する態勢をとり，恒常性を維持しようとする．つまり，免疫系と神経系，それと内分泌系の作用やそれらの連動により恒常性を保っているのである（図5.17）．

2） 中枢神経と免疫の相互作用

従来，免疫系と神経系の調節は，それぞれが独立して働いていると考えら

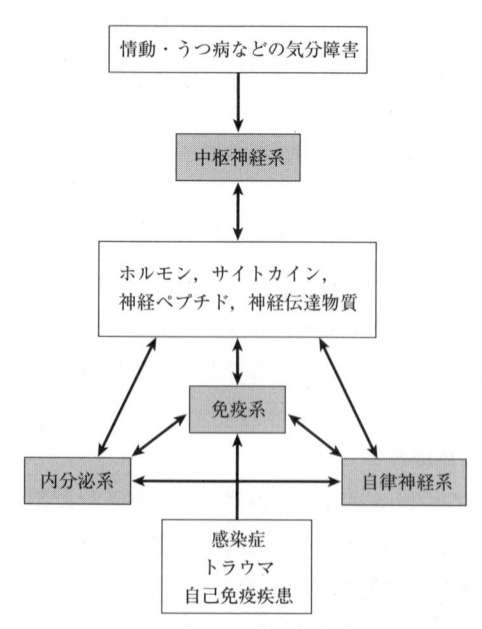

図 5.17 ホメオスタシスを維持するための生体反応とそのネットワーク

れていた．免疫系では，信号の伝達にサイトカインなどの物質が関与しており，それに対し，神経系では，電気信号または多くの神経伝達物質により情報の伝達が行われていることがその主な理由である．また，脳には免疫系の最も主要な器官であるリンパ系組織が発達していないことや，脳は血液脳関門に守られており，免疫担当細胞やそれらが産生する抗体が通過できないことなどもその理由に挙げられる．しかし，近年の研究により，神経と免疫の色々な関連が明らかにされてきた．例えば，脳神経系からの免疫機能への影

表 5.16 脳局所破壊による免疫反応の変化

破壊部位	動物	免疫機能抑制	免疫機能促進
視床下部	ネコ	貪食能	
	ラット	抗体産生	
		PHA 反応	
前視床下部	ウサギ	抗体産生	
	ハムスター	ヒスタミンショック	
		抗体産生	
		遅延型過敏反応	
		アナフィラキシーショック	
		PHA 反応	
	ラット	アナフィラキシーショック	
		抗体産生	
		NK 細胞活性	
		Con A 反応	
		アレルギー性脳脊髄炎症状	
後視床下部	ウサギ	抗体産生	
中視床下部	ウサギ		アナフィラキシーショック
マイネルト基底核	ラット		Con A 反応
			NK 細胞活性
海馬	ラット	NK 細胞活性	胸腺細胞数
大脳皮質　左	マウス	PHA, Con A 反応	
		PFC 反応	
		NK 細胞活性	
	ラット	PHA 反応	
大脳皮質　右	マウス		PHA, Con A 反応
			PFC 反応
	ラット		PHA 反応
前頭葉	ラット	NK 細胞活性	
脳幹網様体　尾部	ラット		遅延型過敏反応
脳幹網様体　吻側部	ラット		遅延型過敏反応

響としては，ヒトや動物が精神的ストレスを受けると免疫反応が変動することである．動物を用いた実験で，視床下部や大脳辺縁系を刺激したり，物理的に破壊することによって，免疫反応は亢進または抑制される（表5.16)[1]．また，免疫系からの脳神経機能への影響として，免疫反応が進行すると，視床下部の神経伝達物質の放出が促進され，例えば，ノルアドレナリンの分泌や代謝が促進される．すなわち，免疫細胞からサイトカインが分泌されることにより，自律神経の反応性の変化や発熱が起こり，また睡眠や摂食行動に変化がでる．

このように免疫系と神経系は，一方が働くことにより，もう一方の機構が影響を受け，または連動するように働く．このメカニズムについては，それぞれの情報伝達物質とその情報を受け取る受容体の研究によりさらに詳細が明らかにされてきた．脳神経細胞は，免疫系の情報伝達を行っているサイトカインの受容体を備えているばかりか，サイトカインの生産もしていることが明らかになり，サイトカインが，神経細胞の分化，生存維持，虚血による神経障害などにも関わっていることが示唆されてきた．また免疫細胞では，神経活性物質やホルモンに対する受容体を発現していることも明らかとなってきた．

3) 中枢神経系とストレス応答

中枢神経系において，視床下部は恒常性を維持するために重要な役割を担っている部位であり，体温調節，発汗，摂食量の調節などを行い，さらにはストレス刺激を受けた場合，それに対応すべく全身に向けホルモンなどを分泌する．この視床下部の生理機能が，免疫機能と密接に関連することが近年明らかにされてきた．

ストレッサーに対する応答回路にはさまざまな種類があり，脳のいくつもの領域が関わっている．この過程は，各種のストレッサーにさらされた場合，感覚や高度な思考をつかさどる大脳皮質の中枢が活性化することから始まる．まず，大脳皮質から，ストレス反応の重要な仲介役をつとめるメッセージが扁桃体，視床下部または脳下垂体に送られる．扁桃体や脳幹が刺激されることにより，一方ではセロトニンやノルアドレナリンが分泌され，情動の変化が引き起こされる．また，視床下部からは副腎皮質刺激ホルモン（コ

5.10 中枢神経系の病変

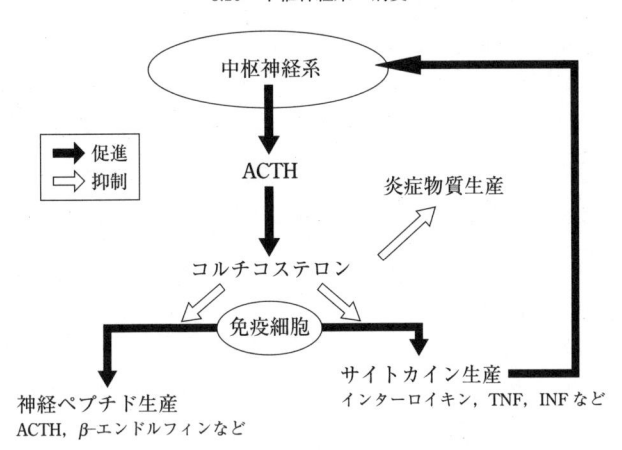

図5.18 中枢神経系の働きによるコルチコステロンの分泌と免疫系でのサイトカイン生産との関連

ルチコトロピン）放出因子（CRF）が，脳下垂体からは副腎皮質刺激ホルモン（ACTH）が放出され，さらに脊髄を経由して交感神経を活性化させる．これに反応して副腎はストレスホルモンであるアドレナリンを生産する．同時に別回路によって副腎からのコルチコステロンの放出が起こる．これら一連の中枢神経からのストレス応答経路により分泌される物質が免疫機能に影響を与えることが明らかにされてきた（図5.18）[2]．

4) コルチコステロンと免疫

　副腎皮質から分泌されるコルチコステロンは，強い抗炎症作用および免疫抑制作用を示す．コルチコステロンは，細胞質内に受容体を持ち，この受容体にコルチコステロンが結合することにより，標的となるホルモンや，サイトカインのmRNAの転写などを修飾し，それらの免疫に関連するタンパク質の生産を遺伝子レベルで抑制していることが知られている．コルチコステロンは，インターロイキン（IL-1，IL-2，IL-3）や腫瘍壊死因子（TNF），インターフェロン（IFN）などの転写や翻訳を抑制したり，またはmRNAの分解を促進することで，それらサイトカインの生産を抑制することが知られているが，ナチュラルキラー（NK）細胞の活性を抑制することも知られている．その機序はINFの生産の抑制が関与しているのではないかと考えられている．また，コルチコステロンは，ホスホリパーゼの活性を阻害することに

より抗炎症作用を発揮すると考えられており，同時に，炎症の発症と関連するエラスターゼやコラゲナーゼなどの生産も抑制することが知られている[1,2]．

　このようなコルチコステロンの作用は，なぜ起こるのだろうか．その解明は現在も続けられているが，1つには免疫機能を正常に働かせるための役割があるのではないかと思われる．コルチコステロンの分泌は，免疫反応が強く働いている時に起こることが知られており，これにより免疫反応がその特異性を維持したまま過剰に反応するのを防ぎ，恒常性を維持するのに一役買っているものと思われる．つまり，免疫反応に対してコルチコステロンは，負のフィードバックを行っていると考えられる．しかし，強力なストレッサーや慢性的なストレス状態にさらされることにより，過剰なコルチコステロンの放出が持続するような状態に陥ってしまった時には，免疫力の低下を引き起こし，同時に免疫疾患にかかりやすくなってしまう要因になるのではないかと考えられる．

5.10.2　精神疾患と免疫
1）うつ病，不安障害

　うつ病とは，持続的に気分が沈んでいる状態であり，個人の気の持ちようや，生活環境の変化により改善できるのではないかと考えられてきた．しかし，うつ病に関する研究が進み，うつ病とは脳内神経伝達やその機能を発揮するための受容体などの機構が変化することにより引き起こされ，他の脳疾患などと同じように，自然治癒は非常に難しい脳疾患であることが分かってきた[3]．うつ病とは，精神的に晴れ晴れせず，快活でない精神状態であることから，よく不安障害と混同されがちであるが，この2つには多くの相違点がある．不安とは，「暗くて人通りのない道だから，いつでも走れるようにしておこう」というような，具体的な出来事が起きていない状態において，危険を予測し，このことに対する予期的なストレス反応を示すことを言う．しかし，不安状態を何度も受けると，そのたびに瞬時に高い警戒状態が惹起される．この状態がある時点で一般化すると，不安ストレスがない時にさえ，警戒状態になる．これが不安障害の領域である．そして不安によるストレス状態が過度に一般化すると，本当は克服できる状態でさえ，どう対処し

たらよいのか分からないようになる．これがうつ状態である．うつ状態では，過度に活動的になる不安障害とは対照的に，無力感，絶望感，何もできないほどの疲労感，快感の喪失などが表れる．これは，不安障害が通常でも過度に生体のストレス反応が起こっているのに対し，うつ状態では，過度なストレス反応により，体が耐えきれず，その反応機構自体を変化させ，ストレス反応を感じないようにしてしまうことが起こると思われる．それゆえ，うつ病では，感情の発現に必要な神経伝達物質であるドーパミン，セロトニンやノルアドレナリンなどが枯渇してしまうと考えられている．また，うつ病では，慢性的なストレスによるコルチコステロンの分泌が起こり，これによりサイトカインの分泌異常が引き起こされ免疫力が低下してしまうことも明らかになってきた[4]．

2) 自律神経系と免疫系

精神的ストレスは，ヒトに精神的なダメージばかりではなく，身体的な障害も引き起こすことが知られている．ストレスが，消化器系や循環器系，呼吸器系や内分泌系に作用し，胃潰瘍や狭心症，気管支喘息などを引き起こすほか，近年の研究により，免疫機能にも影響を及ぼし，ガンの発生にも関与していることが分かってきた[5]．その主な作用機序として，先に示したコルチコステロンの過剰な分泌によるNK細胞の機能低下などが考えられる．また，うつ病では感情をつかさどる神経伝達物質の1つであるセロトニンの分泌異常が見られるが，セロトニンは，恒常性を調節する脳の部位である視床下部の活性に重要な働きもしているため，この分泌異常が自律神経の失調などを引き起こしていると考えられる．自律神経系の働きも免疫系と密接に関わっていることが知られており，IL-1やTNFなどはカテコールアミンの分泌や発熱に関与している．自律神経失調も恒常性の維持や，免疫機能の維持に支障をきたす要因だと考えられる．また，免疫機能の変化から情動の変化や自律神経失調につながることもある．IL-1，IL-6やTNFαなどのサイトカインが過剰に分泌される状態に陥ると，同時に，不安障害やうつ病の症状を発現したり，疲労感の増加や睡眠障害を引き起こすという報告もあり[6]，両者のバランスがとれていることが重要である．

3) 精神疾患とその治療

昔から，「病は気から，気で病を治す」というように，気の持ちようと免疫力との関係が推察されていた．確かに，うつ病のような極度の精神疾患でなくても免疫機能への影響がある．例えば，結核やその他の感染症に感染した患者の治療を行う場合，同じ薬剤を投与しても，精神状態が不安定または前向きでなく落ち込んでいる場合には，改善効果が低いという報告がある．精神状態が免疫力と密接に関係していることから，日常的に精神状態を健康に保ち，免疫力を維持することで，感染症に対する抵抗力を増し，回復を促すことが期待できる．

それでは，精神状態を健康に保つためにはどのようにしたら良いのであろうか．それは，「日ごろからストレスを受けない」ようにすることが最善であるが，現状では困難で，大人も子供も全て色々なストレスにさらされている．そこで，日々の生活習慣を一定に，健康的に保つことにより，ストレスに対する抵抗力をつける，または，ストレスによる体内の変化をいち早く修復できるような食品を摂取することが望ましいと思われる．つまり，生活習慣の向上，改善である．

精神活動を正常に保つには，潜在的に生体に備わっている体内リズム・概日リズム（サーカディアンリズム）を一定に保つことが有効であり，これが崩れた場合，やる気の減退，だるさ，眠気，熱っぽさ，食欲の低下や増進などの変調がおこる．このように気分と体調が同時に崩れるのは，感情および生体の恒常性維持に大きく関与している神経伝達物質（セロトニン）の作用低下や異常が原因であると思われる．セロトニンは，起きている時と寝ている時でその放出が大きく異なり，一定のリズムを持っている．しかし，ストレスを受けることなどによりサーカディアンリズムが崩れるとセロトニン放出のリズムも消失し，正常な機能が発揮できなくなる．決まった時間に食事をとるということも，睡眠をとることと同じくサーカディアンリズムを維持するのに重要であり，食事の内容によって気分の変化にも影響のあることが分かってきた[7]．夜間にしっかりと睡眠をとることが重要であるが，現代社会では夜も，あちこちが明るく照明され騒音があり，また，多くの人たちが活動している場合も少なくない．そこで重要になってくるのが食事である．

すなわち，食事による生活リズムの補正である．夜行性であるラットは，夜間に摂食行動をするが，24時間連続して蛍光灯下で飼育すると，サーカディアンリズムを消失し，1日中不定的に食べたり寝たりを繰り返すようになるが，毎日一定の時間に食事を与えることにより，摂食行動にあわせ，行動する時間帯と休息をとる時間が習慣付けられる[8]．このことは食事によって，セロトニンなどの分泌機能を回復し，サーカディアンリズムを保つことの可能性を示唆している．

セロトニンは，血中の遊離トリプトファンが，血液脳関門を通り脳内に移行し生合成される．この血中の遊離トリプトファン濃度を一定に保つために，適切な食事をとることが有効ではないかと考えられる．また，炭水化物を多く摂取すると血糖値が上昇し，それに伴ってインスリンの分泌が増加する．このインスリンの作用により血中の中性アミノ酸と脂肪酸濃度が減少し，脳へのトリプトファンの移行およびセロトニンの合成も促進することが知られている．さらに運動時には，アルブミンと結合する脂肪酸の増加に伴い，遊離トリプトファン量が増加するが，運動前に分岐鎖アミノ酸を摂取することにより，トリプトファンの血液脳関門の通過量やセロトニンの合成効率が影響を受けることも知られている[9]．

4) 情動と食品

喜怒哀楽といった情動に影響する食品成分について，いくつか研究されている．もちろん，おいしい食事を食べた場合には気分がよいのだが，ここでは，食品成分について述べる．例えば，チョコレートの原料であるカカオマスも気分障害に有効と考えられている．カカオマスには，フェニルエチルアミン，テオブロミンやカフェインといった気分を高揚させる物質が含まれており，これらの成分が，やる気や満足感など快の精神活動に関与しているドーパミンの働きを活性化することにより，気分障害の改善が期待されるのではないかという研究が行われている[10,11]．また，緑茶を飲んだときのホッとした安堵感は，緑茶に含まれるテアニン（γ-グルタミルエチルアミド）というアミノ酸が関与しているという研究も報告されている（図5.19）[12]．ドーパミンの作用部位である脳線条体の後部にはセロトニン作動性神経も伸びており，これら神経伝達物質がそれぞれの神経伝達を相互に増強または修飾して

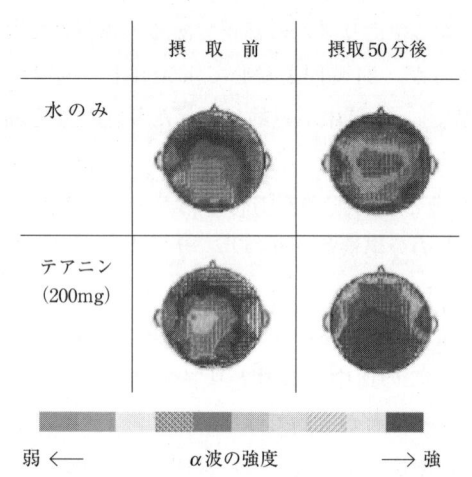

	摂取前	摂取50分後
水のみ		
テアニン (200mg)		

弱 ←――― α波の強度 ―――→ 強

図5.19 緑茶成分テアニン摂取によるα波誘導
テアニン摂取50分後にα波が増加し，リラックス状態にあることが分かる．

いるのではないかと考え，これらの機能を同時に改善することによって気分障害やうつ病などを効率よく治療できる可能性も考えられている．また，日常摂取する食事の炭水化物，タンパク質，脂質のバランスや，カロリー摂取量によっても気分や，気分に関係する神経伝達物質などの因子のバランスが変化することも近年の研究により明らかになってきている[13]．

このようにトリプトファンや，ドーパミンの前駆物質のチロシン，記憶学習に関係していることが知られているグルタミン酸，リラクゼーションに関与しているγ-アミノ酪酸（GABA）など，多くのアミノ酸やアミノ酸類似物質が脳機能に関与しており，またそれらアミノ酸が形成するペプチド類は，脳機能と免疫機能の両方に大きく作用していることが知られている．現在，これらアミノ酸類の摂取が，精神状態および免疫力の安定に効果があるかどうかさらに研究が重ねられている[14]．

5.10.3 アルツハイマー病

アルツハイマー病は，認知症（老人性痴呆症）の主要原因の1つであり，記銘力の低下から始まり，進行性の記憶認知障害を経て，最終的には重い痴

呆状態になる神経疾患である．アルツハイマー病の定義となる病理学的な変化は，著しい老人斑と神経原繊維の増加である．しかしながら，これら病理的な変化は健常な高齢者でも見られることがあり，それゆえ，アルツハイマー病であるかどうかを早期に判断できないことが問題である．老人斑の主要な成分はアミロイドβタンパク質であり，神経原繊維変化の主因は異常にリン酸化したタウタンパク質の蓄積である．アミロイドβタンパク質は正常状態でも合成されるが，一般的にはその後凝集し，蓄積する前に速やかに分解される．しかし，アルツハイマー病患者では，凝集しやすいアミロイドβタンパク質が多く合成されるため，このタンパク質の蓄積が起こるのではないかと考えられている．現在，これを改善させるため，アミロイドβタンパク質合成酵素であるセクレターゼに関する研究が行われている．また，アルツハイマー病の際には，脳内のコリン作動性神経が失われることが知られており，アセチルコリンエステラーゼの阻害薬の投与によりアセチルコリンの脳内濃度を高めることも有効と考えられている．アミロイドβタンパク質の凝集には，ミネラルの関与も考えられており，その1つにアルミニウムがある．アルミニウムは透析痴呆の原因物質として知られており，アルツハイマー病患者でも脳内のアルミニウム濃度が高いという調査報告もある[15]．しかしながら，アルツハイマー病の発症とアルミニウムの摂取量との相関はないという見解も多く，現在調査が進められている．また，亜鉛はアルミニウムよりも強いアミロイドβタンパク質凝集作用をもち，亜鉛の輸送体を欠損させたラットを用いた実験では，アミロイドβタンパク質の凝集が低下することが見出されている[16]．さらに，亜鉛や銅をキレートする作用があるクリオキノールが，アルツハイマー病に有効であることを示唆する報告もある[17]．

1) アルツハイマー病と免疫

アルツハイマー病は神経組織の変性や機能低下だけでなく，免疫機能の異常を伴うことが報告されている[1]．ラットを使った実験では，大脳皮質のマイネルト基底核を破壊し，アセチルコリンを減少させると，脾臓のT細胞幼若化反応の促進やNK細胞の活性化が見られる．また，アルツハイマー病患者では種々のサイトカインの分泌が過剰になることも知られており，免疫機能と密接な関連があると思われる．一方，免疫機能を利用してアルツハイマ

ー病の予防や治療を行おうという試みもなされている．それは，人工的に作り出したアミロイドβタンパク質様物質をワクチンとして投与するというものであり，ラットやブタ，サルを用いた実験では，これによりアミロイドβタンパク質の凝集や蓄積が抑えられるという報告がある[18]．また，いくつかの症例から，ヒトにおいてもこのようなワクチンの利用が有効である可能性が示されている．このワクチンの投与がなぜアミロイドβタンパク質の蓄積を抑制しているかについて，その詳細なメカニズムは明らかではないが，ミクログリア（microglia）の貪食作用や抗原提示能が要因の1つではないかと考えられている．

2) アルツハイマー病と抗酸化物質

　アルツハイマー病の特効薬というものはないが，先に示したアルツハイマー病とミネラルの関係から，アルツハイマー病または認知障害は，生体構成成分や食品成分の摂取を変化させることにより，予防や改善ができるのではないかと多くの研究が行われている．ビタミン類は動物実験やヒトを対象とした疫学調査などを通し，広く調べられている食品成分の1つである．血中のビタミンE濃度を一定に高く保つことにより，記憶学習能力が改善されることや，約4年間という長い間ビタミンCを摂取することにより，認知障害に効果があるという報告がある[19]．また，摂取カロリーや食品成分および，ビタミンA，E，C，B_{12}，B_6，葉酸摂取の影響について調査した報告[20,21]や，日本人の高齢者3 000名余りを対象に，ビタミンE，Cなど抗酸化力をもつサプリメントを長期にわたり摂取させることで，記憶・認識テストにおいて認識力の改善が見られたという報告[22]もある．その他，ホウレンソウや，ストロベリー，ブルーベリーなどの抗酸化物質であるアントシアニンその他のフラボノイドを多く含んでいる食品などの，加齢による認識力低下に対する効果が報告されており[18]，アルツハイマー病との関連についても検討されている．このようなビタミン類，新鮮な野菜や果実類の記憶・認識力に対する効果の作用メカニズムについての詳細は不明な部分も多いが，おそらく，フラボノイドやポリフェノール類などの抗酸化，抗炎症作用を有した成分が有効ではないかと考え，研究が続けられている[20]．

3) アルツハイマー病と栄養

　南イタリアにみられるような食事のスタイル,すなわち地中海式料理が,加齢時の記憶力維持に良い効果があるという説があり,地中海式の食事成分を真似してつくられた食餌を用いた動物実験が行われた.その成分の中で注目されているのがオリーブオイル,つまり油である.オリーブオイルは,不飽和脂肪酸であるオレイン酸が豊富であり,この不飽和脂肪酸を長期間摂取することにより,記憶力の向上が見られたという研究成果が多い.また,逆に飽和脂肪酸を長期間摂取させたラットでは,記憶学習試験のスコアが悪くなるといった報告もある[20].地中海式の食事では,食事全体の約29％が脂質で,その内の約17.6％が一価不飽和脂肪酸である(その85％がオリーブオイル由来である).また,飽和脂肪酸は6％と少ない.このような,脂肪酸の記憶力や認識力への影響のメカニズムについて,その詳細は明らかではないが,脳の神経細胞を構成している脂質の質的な改善や,シナプス膜の流動性や神経伝達物質の伝達効率の変化などが考えられている.

　また,アルツハイマー病の原因として,あるいは記憶・認識力や,それらに関わる脳神経の機能や構造を維持するために,アルミニウムや亜鉛などのミネラル類,ビタミン類,ポリフェノール類や脂肪酸類など,食事から体に取り入れる多くの成分が関与していることが考えられる.さらに,アルツハイマー病の治療効果こそ認められていないが,緑茶や紅茶がこの病気の予防や症状の進行抑制に有効なものの1つとする研究が発表されたり[12],また,リンゴに含まれ高い抗酸化力を持つケルセチンが,アルツハイマー病の進行や神経細胞の老化を抑制する可能性を有することが報告されている[21,23].

　現在,アルツハイマー病の詳細な病因については研究中であるが,食事様式の改善やサプリメントの摂取などが,その予防,または,症状の進行抑制に良い影響をもつ可能性があると思われる.

5.10.4　パーキンソン病

　パーキンソン病は,人口10万人当たりの有病率が100人以上と成人の神経変性疾患の中で最も頻度が高いものの1つであり,現在も増加の一途をたどっている.パーキンソン病は,中脳黒質ドーパミン作動性神経細胞の変性に

より，神経の投射先である線条体でのドーパミン濃度が減少し，振戦，筋固縮，筋強剛，動作緩慢などの運動障害を生じる病気である．また，黒質ドーパミン作動性神経細胞の約半数，線条体ドーパミン量の70〜80％が失われることにより，臨床的な症状が発現するとされている．この神経細胞の変性要因として，環境要因と遺伝的要因の両方が考えられてきた．しかし，合成麻薬 meperidine を製造する過程の副産物である MPTP（1-methyl-4-phenyl-1,2,3,6-tetrahydropyridine）がパーキンソン病に似た黒質ドーパミンの変性を示すことから，その研究は外部環境あるいは内因性のドーパミン神経細胞を傷害する物質の検索が中心になった[24]．

パーキンソン病についての研究は，ドーパミンの合成促進・分解抑制など，ドーパミンまたはドーパミン作動性神経の維持についての研究が広く行われてきた．ドーパミンの前駆物質である L-DOPA などのドーパミン神経刺激剤による薬物療法が行われ，かなりの成果を上げてきたが，症状の根治に至る治療法はまだ見出されていない．しかしながら，近年の研究から，パーキンソン病の第一要因である神経細胞の変性に，免疫系の変化が大きく関与していることが明らかとなった[1,2]．

パーキンソン病やアルツハイマー病などの脳神経系の疾患は，免疫に関連

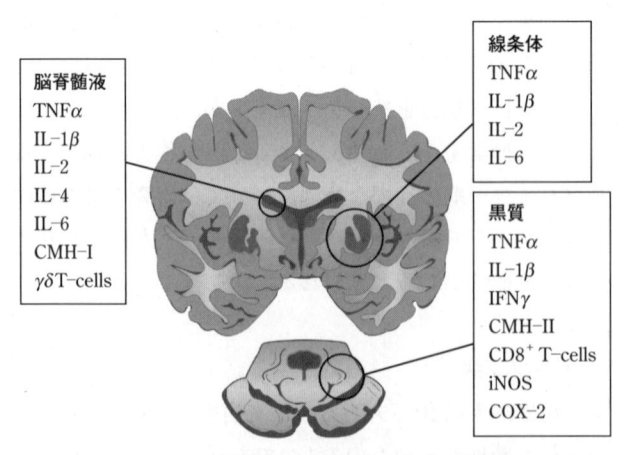

図 5.20　パーキンソン病により変化する免疫に関係するサイトカインなどの因子と，その脳部位

する様々な因子の働きや発現も大きく変化させることが近年の研究報告により明らかになってきた（図5.20）[25,26]．通常，神経細胞が傷害を受けると，その回復を促し，恒常性を保つように，まずインターロイキンやTNFなどのサイトカインの分泌が起こり，それに伴う炎症反応が生じる．この一連の反応で障害要因を取り除き，また一部の損傷した神経細胞はアポトーシスまたはネクローシスにより除かれる．それと同時に，炎症反応が起こっている部位周辺の保護，または炎症後の回復のために神経成長因子（NGF），脳由来神経栄養因子（BDNF）といった神経栄養因子が分泌される[27,28]．しかしながら，パーキンソン病の場合，この一連の反応時にサイトカインが過剰に発現され，またさらに，神経栄養因子の分泌が不十分になる．つまり，過剰な炎症反応が起こり，またその炎症を適度に抑え回復することができないため，神経細胞の脱落が促進してしまうのではないかと考えられる．したがって，神経栄養因子を何らかの方法で補充し，また，合成を促すことができればパーキンソン病の予防につながるものと考えられる．

　脳の主要な栄養因子の1つであるNGFは，脳神経の維持，生存に不可欠な因子であり，脳内のNGFを増やすことでパーキンソン病に限らずアルツハイマー病などの種々の疾病への効果が期待される．しかし，NGFはタンパク質であり，外部からの投与では血液脳関門を通過できず，中枢神経系への効果を発揮するためには大きな困難を伴う．そこで，脳内でのNGF合成を促進する条件が見つかれば良いことになる．例えば，ラットを用いた実験で，ヤマブシタケやブナハリタケといった日本にも群生しているキノコ類の長期的摂取により，脳内のNGF量の増加が観察されたという報告がある[29]．これは，キノコ中のエリナシン類の作用ではないかと考えられており，このような神経栄養因子の合成を促進する物質がパーキンソン病の予防に有効である可能性が示唆されている．

　また，パーキンソン病の症状として，体重の減少や栄養不良など，食生活に関わる症状も観察される．これは，消費エネルギーの変化が1つの要因と考えられ，そこで，食事管理をすることにより，ある程度パーキンソン病の予防や悪化を食い止めることができるのではないかと考えられている[30]．また，パーキンソン病患者は喉の渇きを感じにくく，水分の摂取量が低下する

という報告もある[31]．パーキンソン病は，運動障害がその主たる病状であるが，その初期症状として，便秘が起こるという統計結果があり，このことは，パーキンソン病に見られる神経活動の低下が，まず胃や腸の迷走神経の活動低下を引き起こし，次いで視床下部の活動の低下となり，線条体の神経活動の低下といった具合に段階的に進行していくものと思われる．このような統計的な報告からは，パーキンソン病のメカニズムや症状の発現については明確ではないが，今後の研究や調査次第では，食生活を改善することにより，パーキンソン病にかかるリスクを軽減できる可能性が見出せるかもしれない．

参考文献

1) 大村　裕，堀　哲郎：脳と免疫，共立出版（1995）
2) 平野鉄雄，新島　旭：脳とストレス，共立出版（1995）
3) R. Sapolsky : *Sci. Am.*, **289** (3), 86 （2003）
4) H. Anisman : *Ann. Med.*, **35** (1), 2 （2003）
5) E. MV. Reiche et al. : *Lancet Oncol.*, **5**, 617 （2004）
6) B. Leonard : *World J. Biol. Psychiatry*, **1**, 17 （2000）
7) C. Ottley : *Nurs. Stand.*, **15**, 46 （2000）
8) Z. Fu : *Biosci. Biotechnol. Biochem.*, **65**, 2504 （2001）
9) J. M. Davis et al. : *Am. J. Clin. Nutr.*, **72**, 573 （2000）
10) 曽良一郎，小林英昭：実験医学，**23** (8), 1159 （2005）
11) W. Blows : *J. Neurosci. Nurs.*, **32**, 234 （2000）
12) 村松敬一郎他編：茶の機能，学会出版センター（2002）
13) D. Benton and R. T. Donohoe : *Public Health Nutr.*, **2**, 403 （1999）
14) 横越英彦編：脳機能と栄養，幸書房（2004）
15) C. Exley : *Subcell Biochem.*, **38**, 225 （2005）
16) H. A. Lashuel et al. : *Nature*, **418,** 291 （2002）
17) A. E. Finefrock et al. : *J. Am. Geriatr. Soc.*, **51**, 1143 （2003）
18) D. S. Gelinas et al. : *Proc. Natl. Acad. Sci. USA*, **101**, 14657 （2004）
19) A. J. Perkins et al. : *Am. J. Epidemiol.*, **150**, 37 （1999）
20) M. Paleologos et al. : *Am. J. Epidemiol.*, **148**, 45 （1998）
21) W. Reynish et al. : *J. Gerontol.*, **11**, 675 （2001）
22) V. Solfrizzi et al. : *J. Neural Transm.*, **110**, 95 （2003）

23) D. Ortiz *et al.* : *J. Alzheimers Dis.*, **6** (1), 27（2004）
24) 森　寿他編：脳神経科学イラストレイテッド，羊土社（2000）
25) C. Wersinger and A. Sidhu : *Curr. Drug Targets Inflamm. Allergy*, **1** (3), 221（2002）
26) S. Hunot : *Ann. Neurol.*, **53**, S49（2003）
27) P. Villoslada and C. P. Genain : *Prog. Brain Res.*, **146**, 403（2004）
28) T. Nagatsu *et al.* : *J. Neural Transm. Suppl.*, **60**, 277（2000）
29) S. Okuyama *et al.* : *Nutr. Neurosci.*, **7**, 341（2004）
30) M. L. Cushing *et al.* : *Can. J. Diet Ract. Res.*, **63** (2), 81（2002）
31) A. Ueki and M. Otsuka : *J. Neurol.*, Suppl. 7, 18（2004）

〔山田貴史・横越英彦〕

5.11　低栄養および肥満

　栄養状態と生体防御能と感染はお互いに密接に関係しており，1つに異常があれば他の2つにも大きな影響を及ぼす．栄養状態が低下すれば，免疫能は低下し感染しやすくなる．感染症を引き起こせば，栄養素の代謝に影響を及ぼし，栄養状態をさらに低下させ，生体防御能もさらに低下するという悪循環が生じる．開発途上国など食料問題の深刻な国の乳幼児の低栄養と感染症の多発，高齢者における自然抵抗性の低下，ガンや糖尿病など疾病や外科手術などに由来する二次的栄養障害による生体防御能低下，あるいは肥満，過剰栄養状態における生体防御能の低下など，栄養状態と生体防御能における問題は多い．加齢と免疫力，各病態と栄養については他の項で述べられているので，ここでは特に低栄養と肥満について述べる．

5.11.1　低栄養と免疫

　栄養状態の低下は，全体的に栄養量総量が不足して起こる場合（総合的低栄養：undernutrition）と，単一あるいは何種類かの栄養素の不足により起こる場合（栄養素欠乏：malnutrition）とがある．

　Undernutritionは食料不足などにより，食物摂取量不足ですべての栄養素，特にタンパク質，エネルギーが欠乏した場合が多く，開発途上国の乳幼

児で問題になっている．このタンパク質・エネルギー栄養不良をprotein-energy malnutrition（PEM）といい，代表的なものにマラスムス（marasmus）とクワシオルコル（kwashiorkor）がある．マラスムスは「消耗する，やせ衰える」という意味で，エネルギーをはじめすべての栄養素の摂取が不足して起こるものである．クワシオルコルはエネルギー摂取は比較的足りているがタンパク質摂取が極端に低いために起こるものである．一方，malnutritionは開発途上国，先進国，乳幼児，成人を問わず，単一あるいは幾つかの栄養素欠乏によって起こり得るものである．欠乏の期間が長ければ特有の欠乏症状が現れるが，多くは中程度のundernutritionに関連して起こるとされる．

　飢饉や食料不足によって低栄養状態におちいり，感染症を起こして死亡してしまう例は多く，古くから認識されていたが，低栄養状態における生体防御能の低下に関する研究が免疫学の概念と技術でさかんに行われるようになったのは1970年代である[1]．科学的に免疫能低下の機序が明らかになってはきても，開発途上国の乳幼児が救われたかどうかは別で，経済的貧困や非衛生的環境，教育の不徹底など他の要因の影響が大きく，未だ解決されていないのが現状である．

　生体防御機構の構成因子には，非特異的な防御因子の補体系因子，食細胞系因子，特異的防御因子の抗体，細胞性因子などがあり，低栄養の状態によってそれぞれ異なる影響を受ける．

1）非特異的体液性因子（補体系）

　非特異的免疫因子の補体系は血清中に存在する一群のタンパク質の総称で，30種類以上の血清タンパク質と膜タンパク質によって構成されている．補体成分は主に肝臓で産生され，そのうちC3は血清中で最も多量に存在し，その活性化が補体反応の中でも重要である．C3の活性化に至る経路は，抗原抗体反応局所に結合したC1がC4，C2を介して反応する古典的経路（classical pathway）と，自然経過でC3がB，D，Pを介して活性化される第二経路（alternative pathway）が古くから知られている．また，マンノースなどの糖類を認識して反応するマンノース結合タンパク質（MBP）がMASP（MBP-associated serine protease）によって，C4，C2を介して活性化されるレクチン経路もある．補体系の生体防御機構における重要性は，細胞膜破壊だけでな

く，むしろC3フラグメントによる他の免疫系の作用を誘導し，増幅させる役割が大きい[2]．

低栄養状態では補体溶血活性（CH_{50}）は低下するとの報告が多い．しかしながら，栄養状態を詳細に検討すると，かなり重症の低栄養でもその値を維持しており，特異的細胞性免疫が低下した後も正常値を維持している場合がある．補体成分の低下については，肝臓における補体成分産生の低下，感染症の合併などによる補体消費の増大が原因と考えられている．

Sakamotoはグアテマラの低栄養児8名の入院患者を対象に1日当たり体重1kg当たりタンパク質0.8g，エネルギー100kcalで栄養療法を行い，14日以降は体重1kg当たりタンパク質のみを4gに増加させて経過を観察した[3]．はじめは血清総タンパク質濃度の低下に合わせて，血清補体成分C3濃度と第二経路の溶血活性（ACH_{50}）の低下が見られ，特異的細胞性免疫機能を示すPHA（植物凝集素）皮膚反応の低下も著しい状態であったが，栄養療法開始7日後には血清C3濃度は上昇し，古典的経路の溶血活性（CH_{50}）も上昇を示した．その後ACH_{50}の回復は少し遅延し，さらにPHA皮膚反応は遅延して21日後でも88％の回復にとどまっていた（表5.17）．同様の研究がSiricinhaらによってタイの低栄養児を対象に行われている[4]．低栄養児20名に対し重症期から栄養療法を行い，71日間の補体各成分の推移を検討している．重症期にはC4以外の補体各成分（C1，C3，C5，C6，C8，C9）ならびに第二経

表5.17　低栄養児の回復期にみる補体系と PHA 反応[3]

観察指標	日数 0	7	14	21	対照	回復の程度
総タンパク質 (g/dL)	6.23±0.57**	6.84±0.36*	7.41±0.24	7.40±0.14	7.66±0.15	ゆるやか
補体						
CH_{50}	46.0±2.25	58.8±4.19	61.0±3.04	57.3±3.77	52.4±3.00	顕著
ACH_{50}	32.9±1.38**	37.4±1.29*	43.4±3.13	44.5±3.61	45.2±2.13	ゆるやか
C3 (mg/dL)	70.5±6.29	76.4±5.69	80.3±8.13	80.3±8.13	74.6±0.91	顕著
C4 (mg/dL)	23.3±1.53	24.3±1.53	26.5±1.53	26.5±3.67	25.5±0.78	変化なし
PHA反応						
直径 (cm)	0.81±0.41**	0.94±0.39**	1.50±0.51	2.03±0.48	2.90±0.31	ゆるやか
陽性率 (%)	38	50	63	88	100	

値は平均値±標準誤差．* $p<0.05$，** $p<0.01$（対照との有意差）

路の活性化因子（B）が低下していた．そこに栄養療法として1日当たり体重1kg当たりタンパク質1g，エネルギー25～100kcalを7日続けてもいずれの成分にも変化は現れない．その後21日目まではタンパク質4g，エネルギー100kcalを与えると，C1，C3，C5，Bは回復して正常になった．したがって補体の回復にはエネルギー補給だけでなく，タンパク質の補給が有効であるとしている．

また動物実験では，低タンパク質（0.5％）で8週間飼育して低栄養状態にしたラットにおいて，細胞性免疫系の指標となるツベルクリン反応は消失しても血清補体の濃度の低下は軽度で，栄養補給（タンパク質18％）による回復の状況は，CH_{50}が1週間で正常化する一方，ツベルクリン反応は40％に見られたのみで回復が遅い[5]．低栄養状態で細菌感染したラットでは補体タンパク質の新たな生合成が亢進することも証明されている[6]．

これらの結果は，低栄養状態で細胞性免疫が低下した状況においても補体系はある程度その活性は保持されており，栄養補給によりすぐに正常化され，他の免疫反応に先んじて防御反応を示すということで，低栄養状態の生体防御機構において補体系は重要な役割を担っていると考えられる．

一方で補体産生を制御するサイトカインとして，インターロイキン（IL-1，IL-6），腫瘍壊死因子α（TNFα），インターフェロンγ（IFNγ）などがあり，サイトカインを産生するリンパ球やマクロファージなどの免疫担当細胞の活性化状態により補体の産生は影響を受けることは明らかである[7]．これらサイトカインの動態との関連においての解析が今後の課題であると考えられる．

2） 非特異的細胞性因子（食細胞系）

非特異的な細胞性因子では好中球やマクロファージなどの食細胞が防御にあたっている．また特定の異物に対して傷害作用を示す細胞にナチュラルキラー（NK）細胞がある．

低栄養状態においては，好中球の数は減少しないが骨髄プールでは減少し，感染の場合には著しく低下して局所反応も低下してくるとの報告がある[8]．感染時には走化性も低下しており，これは補体活性化過程で産生されるC3a，C5aの減少によるものと考えられている．Chandraの報告では，イ

ンドやアフリカの低栄養児のうち身長体重比が60％以下の場合の死亡率が20％で，免疫機能では好中球の貪食能(どんしょくのう)が低下しており，補体系やIgAの分泌も低下していた[9]．好中球の形態学的変化は認められず，異物認識に要する細胞表面のレセプターの欠損もなく，オプソニン化された粒子の取り込みは正常に行われるが，それに続く食胞（ファゴソーム）内での殺菌能が低下する．この理由として，殺菌物質の過酸化物の合成に必要な酵素代謝系に障害があるとされている[10]．

一方，マクロファージやNK細胞機能は低栄養時には初期に亢進することが知られている[11, 12]．すなわち，低栄養時にマクロファージの数は減少してくるが貪食能は正常と変わらず，むしろ残存するマクロファージの機能は亢進していることが観察されている．低栄養状態によってリンパ球の機能不全やサイトカイン産生の異常が生じ，マクロファージ細胞自身には異常は認められないものの，その移動が遅れたり停止して問題が起こるとされている．

3) 特異的体液性因子（抗体）

一般に低栄養時に血清免疫グロブリン（IgG，IgM，IgA）は正常あるいは高値を示し，栄養欠乏との間に明らかな関連はみられない[13]．抗原に対する抗体反応は正常であるが，栄養欠乏の状態によって違いがみられ，抗原によっては正常人に比べ低下する．タンパク質欠乏のマウスの実験では，正常のマウスに比べ親和性の低い抗体しか作れない，すなわち，免疫グロブリン値は正常でも産生された抗体の質に問題があるとの報告もある[14]．これはヘルパーTリンパ球（T細胞）の機能不全が原因である可能性が考えられる．

4) 特異的細胞性因子

特異的細胞性免疫能の把握の方法には，細胞数の測定と細胞機能の測定がある．細胞数測定にはリンパ球サブセット分析，細胞機能の測定には*in vitro*においてマイトジェンによるリンパ球幼若化反応，*in vivo*では遅延型アレルギー反応がよく用いられる．

低栄養状態においては，早期から細胞性免疫機構の障害が起こることが知られている．胸腺に形態学的異常があり，特に胸腺上皮，網状組織に著しく目立ち，皮質，髄質の区別が困難になってくる．その結果，Tリンパ球（細胞）数およびヘルパーTリンパ球の減少が認められる．Parentらの検討によ

ると，低栄養児の状態をマラスムス（marasmus），クワシオルコル（kwashiorkor），marasmus-kwashiorkorに分けてリンパ球サブセットをみると，マラスムスでCD3（Tリンパ球）の減少が著しく，CD4（ヘルパー／インデューサーTリンパ球）の低下は小さいもののCD8（サプレッサー／細胞障害性Tリンパ球）の増加がみられ，CD4/CD8が低下していた．また，幼若Tリンパ球を示すCD1aの著明な増加がみられ，胸腺の萎縮が推測された[15]．リンパ球機能として，リンパ球とマクロファージの相互作用の結果をみた，*in vitro* の幼若化反応，*in vivo* のPPD（ツベルクリンタンパク質），PHAなどに対する皮内反応のいずれにおいても，低栄養状態では反応低下あるいは反応の消失が認められる．

これらの結果から，低栄養状態における細胞性免疫機能の低下は，Tリンパ球の成熟過程に問題が起こり，成熟Tリンパ球が減少したことによるものと考えられる．遅延型アレルギー反応に及ぼす低栄養の影響は，抗原感作時ではなく，抗原の認識時あるいはそれに伴う炎症反応の段階であるとされている[16]．また，PEMにおいては，細胞性免疫に影響を及ぼす亜鉛や銅の欠乏も同時に起こっている場合もあり，さらに状態を悪化させていることも考えられる．

5.11.2　肥満と免疫

低栄養については，本質的には世界的な食料問題，人口問題の結果であり原因であるとして歴史的に古くから取り組みがなされてきた．栄養過剰の状態の代表である肥満については，ようやく近年になって慢性疾患予防の見地から注目されるようになってきた．肥満は疫学的にも動脈硬化性疾患などに対して危険率が高いことが知られており，術後の感染の頻度が高く，一般に免疫能は低下すると考えられている[17]．

1）非特異的免疫因子

肥満における補体系の変動について，小児肥満を対象として標準体重に対する比率で肥満の程度を20〜29％を軽度，30〜49％を中度，50％以上を重度肥満に分けて検討した例では，肥満の程度が重症になるにつれて補体C3，I因子濃度が上昇し，CH_{50}の上昇傾向が認められている[18]．補体の免疫粘着

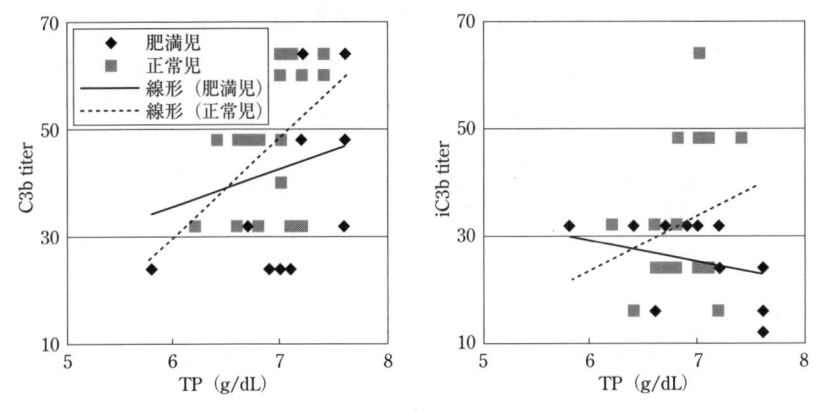

図5.21 肥満におけるC3b–iC3bと総タンパク質量（TP）の関係

　反応における，異物の捕捉につながるC3b形成能では，肥満の程度が高くなるに従って上昇していたが，C3bからiC3bへの変換能は肥満による違いは認められなかった．これらの対象児の補体を用いてオプソニン化したヒツジ感作血球のヒト血中単球による貪食能では，各群間に差はみられなかった．さらに，栄養状態の指標として血中総タンパク質量の推移と補体系タンパク質量，CH_{50}およびC3b，iC3b形成能の関係を，肥満児と正常児で比較してみると，C3b，iC3bとも同じ総タンパク質量でも肥満においてはその形成能が衰退する傾向が認められた（図5.21）．

　また，NK細胞活性については肥満の高齢者において低下するというMoriguchiらの報告がある[19]．すなわち，各年代ごとに体格指数（body mass index；BMI）を肥満の指標としてBMI 25未満と30以上の者を比較すると，60歳代では男女ともBMI 30以上の肥満においてNK活性は著明に低下していた．これについては高齢者の易感染性が肥満によって高まる可能性があるとされている．

2）特異的免疫因子

　Chandraらは，肥満者において血清中のIgMやIgGレベルが正常でもPHAに対するリンパ球幼若化反応は低下することを見出している[20]．これらの対象者は亜鉛や鉄の欠乏がみられたことから，肥満そのものの影響だけではなく，二次的な免疫能低下と考察されている．

表5.18 低栄養および肥満における免疫能の変化

栄養状態	補体価	NK細胞活性	抗体価	サイトカイン	Tリンパ球サブセット	リンパ球幼若化反応
PEM	↓	↓	↓	↓	↓	↓
肥満	↑→	↓	→	↓	↓	↓

PEM：protein-energy malnutrition.
↓低下，→変化なし，↑亢進.

　リンパ球のサブセットについては，肥満者に1日当たり約400kcalの超低エネルギー食で6週間にわたり治療をして免疫能をみた報告がある[21]．治療5週目にはCD4の低下がみられ，CD8は上昇したことからCD4/CD8が有意に低下した．この際のリンパ球幼若化反応は低下していた．この結果は肥満におけるサブセットの変化や細胞性免疫能の低下というよりは，低栄養の影響とみるべきものであるかもしれない．

　遺伝的に肥満になるマウスを用いた検討もなされているが[22]，肥満による高コレステロール血症や高インスリン血症など他の病態との関連での検討が多く[23,24]，いずれもリンパ球の幼若化反応が低下するとされている．

　栄養不良も栄養過剰も免疫能に影響を及ぼすことは明らかで，望ましい栄養のとり方が重要であることは言うまでもない．栄養状態の判定，評価に免疫能の指標を取り入れて，疾病治療のみならず健康の保持，増進にも有効に活用していくべきである．最後に低栄養，肥満における免疫能の変化を表5.18に示す．

参 考 文 献

1) R. K. Chandra：*J. Pediatr.*, **81**, 1104（1972）
2) 坂本元子，藤澤由美子：臨床栄養, **102**, 551（2003）
3) M. Sakamoto：*Nutr. Res.*, **2**, 137（1982）
4) S. Siricinha *et al.*：*Lancet*, **1**, 1016（1973）
5) M. Sakamoto, K. Nishioka and K. Shimada：*Immunology*, **38**, 413（1979）
6) M. Sakamoto *et al.*：*Am. J. Clin. Nutr.*, **34**, 2127（1981）
7) H. R. Colten and R. C. Strunk：Complement in Health and Disease, K. Whaley, M. Loss and J. M. Weiler eds., p.127, Kluwer Academic Publisher, Dordrecht

(1993)

8) R. K. Chandra : *Pediatrics*, **59**, 423（1983）
9) R. K. Chandra : *Lancet*, **26**, 688（1983）
10) R. K. Chandra, V. Seth and S. Chandra ： Malnutrition and the Immune Response, R. M. Suskind ed., p.259, Raven Press, New York（1977）
11) S. Moriguchi, S. Sone and Y. Kishino : *J. Nutr.*, **113**, 40（1983）
12) R. Ruffmann *et al.* : *Med. Oncol. Tumor Pharmacother.*, **2**, 195（1985）
13) C. G. Newmann, G. J. Lanoler and E. R. Stiehm : *Am. J. Clin. Nutr.*, **28**, 89（1975）
14) J. H. Passwell, M. W. Steward and J. F. Stoothill : *Clin. Exp. Immunol.*, **17**, 491（1974）
15) G. Parent, P. Chevalier and L. Zalles : *Am. J. Clin. Nutr.*, **60**, 274（1994）
16) 坂本元子，石井荘子，西岡久壽彌：栄養と食糧，**32**, 99（1971）
17) G. V. Mann : *N. Eng. J. Med.*, **291**, 178（1984）
18) 川野邉由美子，坂本元子：必須アミノ酸研究，**117**, 27（1988）
19) S. Moriguchi *et al.* : *Nutr. Res.*, **15**, 151（1995）
20) R. K. Chandra and K. M. Kutty : *Acta. Paediatr. Scand.*, **69**, 25（1980）
21) C. J. Field, R. Gougeon and E. B. Marliss : *Am. J. Clin. Nutr.*, **54**, 123（1991）
22) R. K. Chandra : *Am. J. Clin. Nutr.*, **33**, 13（1980）
23) V. M. Dilman : *Lancet*, **2**, 1207（1973）
24) R. S. Bar, H. Koren and J. Roth : *Diabetes*, **25**, 348（1976）

（藤澤由美子）

第6章　免疫力向上を期待できる栄養素など

6.1　三大栄養素

　栄養不足による栄養状態の悪化は，当然，免疫力などの生体防御機構の低下を引き起こす．そこで，主要な栄養素であるタンパク質，糖質，脂質について取り上げる．

6.1.1　タンパク質

　発展途上国などでのタンパク質・エネルギー栄養失調（protein-energy malnutrition；PEM）は，乳幼児にその影響が強く表れる．栄養失調の三大症状といわれる頭髪の変化（silky hair），四肢の浮腫，皮膚色素の沈着などがみられる．栄養失調で死亡した子供では，リンパ組織が萎縮し，T細胞，ナチュラルキラー（NK）細胞の産生低下が報告されている．動物実験では，タンパク質を欠乏させた場合，リンパ節の萎縮と同時に，腸管免疫系の機能が低下すること，また，サイトカインのインターロイキン-4（IL-4）の減少がみられることが報告されている．すなわち，低タンパク質状態では，免疫応答系の全体が機能低下し，その結果として，病原菌などに感染しやすくなっていると思われる．一方，タンパク質栄養を改善することにより免疫の働きを強めることが期待される．例えば，栄養価の高いタンパク質を摂取させると細胞性免疫の活性の高いことが知られているが，このことは，タンパク質中のアミノ酸バランスが良くなり，体全体の機能が向上したことによると思われる．一方，グルタミン酸，アルギニン，タウリンなども免疫の働きを高めるという知見もあり，個々のアミノ酸の機能性を反映しているのかも知れない．

6.1.2 糖　　質

　糖質は，生体の主要なエネルギー源であるが，エネルギーに転換される糖質については，免疫との関連性は明確ではない．最近，特に注目を浴びているのは，キノコや海藻に含まれる多糖であるアルギン酸，フコイダン，ガラクタン，β-グルカンなどの食物繊維である．これらについては，リンパ球の増殖や抗体産生，抗腫瘍活性などに影響があるが，その詳細な機構については未解明の部分が多い．

6.1.3 脂　　質

　脂質もエネルギー源であると同時に，生体膜の主要な構成成分である．また，生体内で多くの生理活性物質の産生に関与している．これまでに，脂質の量および質の変化に対して，リンパ球，サイトカイン，NK細胞などが測定されたが，一般的に脂肪や脂肪酸は免疫応答を抑制する結果が報告されている．ただし，脂肪酸の違いにより影響も大差があるようである．地中海型食事の代表であるオリーブオイルについては，心臓血管系疾患，ガンおよび老化の抑制作用などが多く報告されていることから，オリーブオイル中の抗酸化成分だけでなく，主要な脂肪酸であるオレイン酸に，免疫能力を高める作用があるのかも知れない．

（横越英彦）

6.2　プロバイオティクス

6.2.1　乳酸菌の免疫調節作用

　近年，食経験や科学的根拠に基づいた各種の菌体の効用がうたわれ始め，経口摂取することでヒトに有益な作用を及ぼすいわゆる「プロバイオティクス」が注目を集めている．例えば，乳酸桿菌 *Lactobacillus casei* シロタ株（LcS）は最も早くプロバイオティクスとして認識された菌体の1つであり，古くよりその生物活性の探索が行われている．1970年代後半，LcSの菌体そのものが宿主の免疫細胞を非特異的に賦活化することが明らかになったことを契機に，ガンや感染などを標的として，菌体成分を用いて免疫調節作用を

介した治療実験が開始されるようになった[1].我々の食生活に深く関わる非病原性細菌である乳酸菌が,いわゆる宿主の免疫調節作用を介した生物活性を発揮するという科学的な証明がなされたのはこれが世界で最初であった.

　乳酸菌は広く自然界に存在するグラム陽性の非病原性細菌で,動物の腸内に生息する一方,古くより食品加工などに利用されるなど,我々の最も身近に存在する菌種の1つである.特にLcSはヒトの胃酸や胆汁酸に耐性を示し,生きたまま腸に到達する性質を付加された強化培養型の乳酸菌であり,70年以上もの長きにわたり食品素材の1つとして使用されておりその安全性も確保されている.またその後の研究により,LcSの経口投与がヒトの表在性膀胱（ぼうこう）ガンの再発を有意に抑制することや[2],環境変異原性物質への吸着および排除促進作用を示すことなども報告されている[3].このようにLcSを代表とするプロバイオティクスは食品素材としての性質を有するのみならず,我々の体に有益な作用を及ぼすことが徐々に明らかになってきている.本節では,特に免疫力向上を期待できるプロバイオティクスに焦点を当て,プロバイオティクスの持つ多彩な生物活性と免疫調節作用について,これまでに報告されたデータを基に解説する.

6.2.2　プロバイオティクスとは

　「プロバイオティクス」という言葉はギリシャ語で"for life"を意味し,古くは1974年に「腸内微生物バランスに寄与する生物あるいは物質」と定義されている[4].その後1989年Fullerにより「腸内菌叢のバランスを改善することにより宿主に有益な作用を与える生きた微生物」と再定義された[5].さらに現在では,「宿主に保健効果を示す生きた微生物を含む食品」と再定義する報告もある[6].実際,プロバイオティクスと呼ばれる菌体は,近年主に食品に利用され,その機能性が訴求の中心となっている.現在認められているプロバイオティクスの代表的な作用としては,整腸作用[7,8],抗アレルギー（アトピー）作用[9,10],抗感染（ピロリ）作用[11],血圧降下作用[12,13]などが挙げられ,その作用も多様である.プロバイオティクスが持つこれらの健康増進作用が科学的に証明できるものであれば,病気の予防やその制御に関与する腸内細菌の機能的側面も明らかになり,プロバイオティクスの果たす役

割も重要なものになってくると期待される.

6.2.3 宿主の免疫を介した抗腫瘍効果と作用機作

1980年,横倉ら[14]は,ある種の乳酸菌がマウスの実験移植腫瘍の増殖を抑制することを in vivo 試験で見出した.しかし,これらの乳酸菌は in vitro においてはガン細胞に対する直接の細胞障害活性を示さず,宿主に投与した場合に抗腫瘍効果を発揮するものであった.このことは,これらの乳酸菌が宿主を介した(宿主介在性)抗腫瘍効果を発揮することを意味するものであった.その後の研究により,乳酸菌の投与がマクロファージ[15]やナチュラルキラー(NK)細胞[16]といった宿主の免疫細胞の活性を増強することが明らかとなり,これを契機に宿主の免疫を介して作用を示すプロバイオティクスの研究が活発に行われるようになった.

現在では,プロバイオティクスやその構成成分が宿主の免疫細胞,特にマクロファージや樹状細胞(DC)のような抗原提示細胞に対して作用を及ぼすことが報告されていて,プロバイオティクス摂取後の生体での作用機作も明らかになってきている[17].例えば,L. rhamnosus がヒト末梢血単球において免疫細胞の細胞内シグナルを伝達する核内転写因子(NF-κB)やSTATシグナリングを活性化すること[18]や,各種の乳酸菌(L. casei, L. reuteri, L. plantarum, L. fermentum, L. johnsonii)がマウスDCのサイトカイン産生や細胞表面抗原調節に多様な作用を示すことなどが報告されている[19].このように,プロバイオティクスの持つ作用は菌種レベルで異なり,必ずしも普遍性が認められるものではないことから,それぞれの特徴を生かした使用方法が求められる.

一方,プロバイオティクス菌体,特にグラム陽性菌の認識にはマクロファージやDCにおけるToll-like receptor 2(TLR2)が関与していることが明らかになっている[20].例えば,乳酸菌の各構成画分(総細胞,細胞壁,リポポリサッカライド-ペプチドグリカン複合体,リポテイコ酸;LTA)は in vitro においてマクロファージからの腫瘍壊死因子 α(tumor necrosis factor α;TNFα)産生を誘導するが,特にLTA画分に強い誘導能が認められている.マクロファージからのTNFα産生能は各種菌体間において様々で,その差異が菌体の

6.2 プロバイオティクス

どの構造によるかは今のところ明らかではないが，菌株差が存在する．乳酸菌由来のLTAの認識にTLR2が関与しているか否かを確認する目的で，TLR2ノックアウトマウスの脾臓(ひぞう)単核球を用いてLTAに対する反応性が検討された（図6.1）．野生型マウスから調製した単核球においてはLTA，合成リポタンパク質，合成リピドA（LPSの活性成分）でTLR2を介したTNFαの産生が認められたが，TLR2ノックアウトマウスの単核球においては乳酸菌由来のLTAおよびリポタンパク質によるTNFα産生は認められず，一方TLR4により認識される合成リピドAはTNFαを産生した．また，乳酸菌菌体そのものでも同様な反応を示すことが確認された．一方，TLR4遺伝子点変異マウス（C3H/HeJマウス）から調製した単核球を用いた実験では，乳酸菌菌体およびLTAはTNFα産生反応を示すことからも，乳酸菌の認識にはTLR2が強く関わっていることが示唆された．このように，プロバイオティクスの投

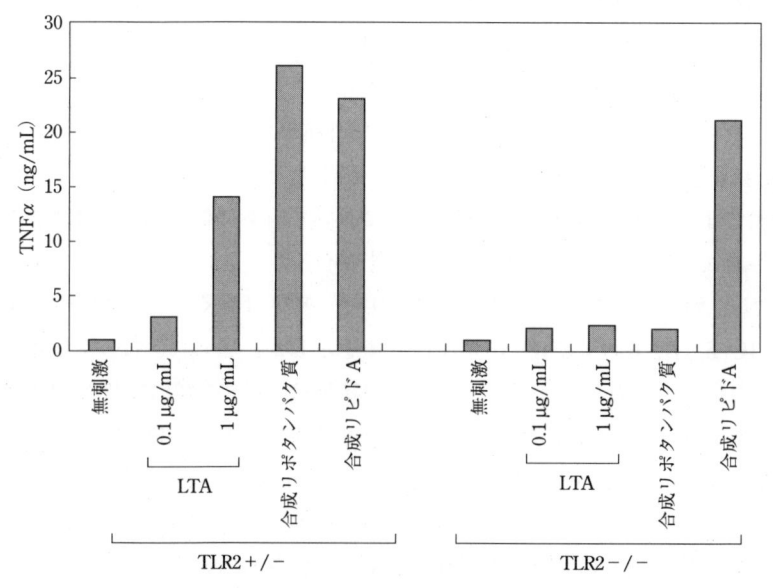

図 6.1 乳酸菌のTLR2による認識（文献20）を改変）
マウスマクロファージを乳酸菌由来のLTA，また合成リポタンパク質および合成リピドAで刺激し，TNFα産生量を測定した．通常マウスではいずれにおいてもTNFα産生が認められたが，TLR2ノックアウトマウスではTLR4を介して認識される合成リピドA以外では，TNFαの産生は認められず，乳酸菌のLTAがTLR2を介して認識されることが示唆された．

与による宿主の免疫細胞の応答性および作用機作発現のための各種サイトカイン産生，認識機構などが明らかになってきている．

6.2.4 アレルギーに対する作用

プロバイオティクスがアレルギーの原因物質の1つであるIgEの産生を抑制する効果を有することが報告されている．*In vivo*において乳酸菌（LcS）のIgE産生抑制作用が，食物アレルギーの原因物質の1つである卵白アルブミン（OVA）をマウス腹腔内に投与し血中のIgEを増加させる方法により検証された．BALB/cマウス腹腔内にアラムアジュバントと共にOVA（10μg）を投与後2週間目と，さらに1週間後に同量を追加免疫しIgE抗体産生を惹起する実験系において，LcSを連日経口投与または飼料中に混餌し飼育した後，血中の総IgE抗体およびOVA特異的IgE抗体を測定した[21]．その結果，LcS菌体には明確な用量依存性は認められなかったものの，総IgE抗体産生においてはある一定の投与濃度で効果を発揮し，またOVA特異的IgE抗体産生は有意に抑制されることが明らかとなった．さらにこのとき，LcSを投与したマウスの脾細胞を*in vitro*で再び感作抗原であるOVAで刺激した後のIgE抗体および各種サイトカイン産生を測定した（図6.2）．その結果，OVA刺激によるIgE抗体産生はLcS投与群において有意に低かった．また，LcS投与群では無処理群と比較してTh1型サイトカインのインターフェロンγ（IFNγ）およびインターロイキン-2（IL-2）産生は高く，一方Th2型のIL-4，IL-5，IL-6およびIL-10産生は低値を示した．さらに，LcS投与群ではIL-12産生も有意に高かった．これらの結果は，LcSの経口投与がTh1型免疫反応を惹起することにより，Th2型疾患の1つであるIgE産生の上昇を抑制していることを示すものであり，生体の免疫調節（Th1/Th2バランス）を制御することで抗アレルギー作用を示すことが示唆されている．*In vitro*での詳細な作用機作についても同様な結果が報告されている[22]．

一方，ヒトにおいてもアトピー性皮膚炎に対するプロバイオティクスの効果が立証されている．アレルギー素因を有する妊産婦に出産前よりプロバイオティクス（*L. rhamnosus*）を飲用させ，出産後その子供が2歳の時点でアトピー性皮膚炎の有症率を，プラセボを用いた二重盲検法で比較した．その結

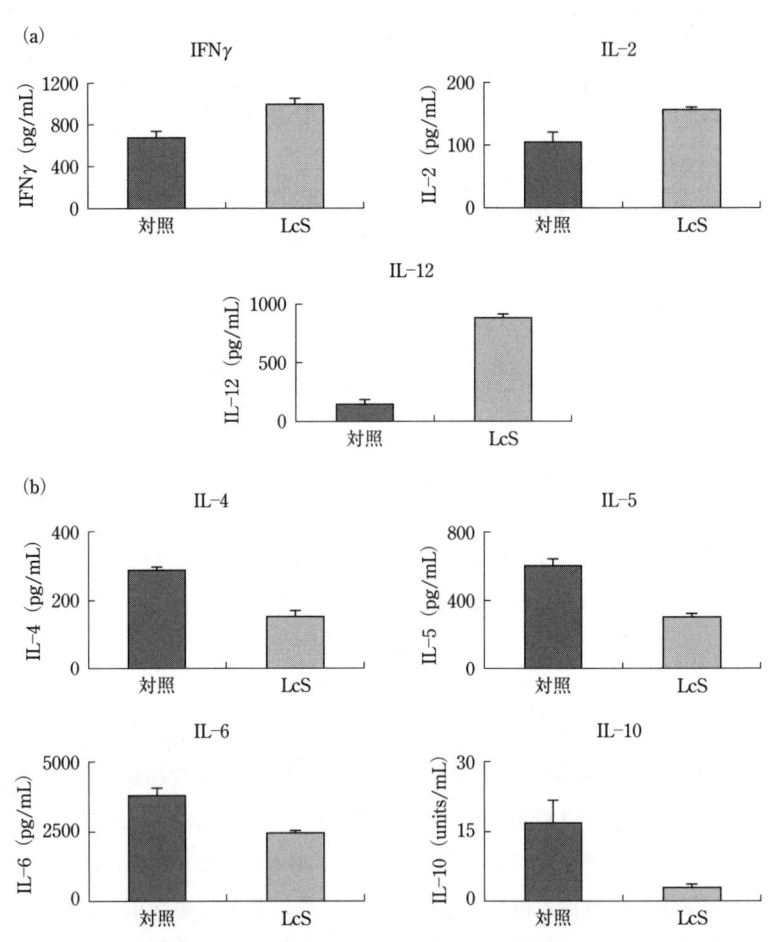

図 6.2 乳酸菌の投与が Th1/Th2 バランスに及ぼす影響（文献 21）を改変）
乳酸菌（LcS）含有飼料で飼育したマウスの脾細胞の感作抗原である卵白アルブミン（OVA）に対するサイトカイン産生は，(a) Th1 型サイトカインは高値を，(b) Th2 型サイトカインは低値を示し，Th1/Th2 バランスに影響を及ぼしている．

果，プロバイオティクス投与群のアトピー性皮膚炎有症率は23％で，プラセボ投与群の46％と比較して有意（$p = 0.008$）に抑制されたが，血清総IgE値，RAST（ラスト法）の陽性率，皮膚テストの陽性率には差異はなかった[9]．また，その後4歳でのアトピー性皮膚炎の有症率についても追跡調査が行われているが，やはりプロバイオティクス投与群から誕生した子供の有症率は

有意に低く，プロバイオティクスの投与が長期に渡り継続する結果となったことは興味深い[10]．

6.2.5 発ガン抑制作用
1） 宿主の免疫細胞・機能に及ぼす影響

我々を取り巻く環境には，環境汚染物質のほか人体に影響を及ぼす発ガン物質などの有害な物質も数多く存在するが，一方では常にそれらの侵入あるいは生体内での作用を阻止するために宿主の免疫機構が働いている．

近年，乳酸菌（LcS）がマウスにおいて化学発ガン剤（3-メチルコラントレン；MC）による発ガンを抑制することが報告されている．MCはコールタールから分離された化学発ガン物質の1つで，マウス皮内に接種すると高率でガン病変を発生させる．BALB/cマウス皮内に1mgのMCを接種後，LcS含有固形飼料でマウスを飼育すると，その後の発ガン率がLcS投与群では有意に遅延・抑制されることが示されている[23]．この時，宿主の免疫細胞が集まる代表的な臓器としてマウス脾細胞の分画を調べてみると，B細胞には影響を与えなかったが，MC処理によりT細胞サブセットであるCD4およびCD8陽性T細胞の顕著な減少が観察されている．それに対してLcSを投与した群ではそれらの減少が有意に抑制されており，LcSの投与がMC処理によって引き起こされるT細胞数の減少を抑制することが示された．一方，MC未処理群におけるそれには特に著しい作用は認められなかった．

また，T細胞の機能に関してはT細胞の特異的分化誘導作用を持つコンカナバリンA（Con A）に対する増殖応答を指標として検討されている．この系においてもMC処理対照群のCon A増殖応答は顕著に低下していたが，LcS投与により通常レベルに回復していることが確認された．また，同時にT細胞が産生するサイトカインの1つであるIL-2産生を測定したところCon A増殖応答と同様に，MC処理により低下したIL-2産生をLcSの投与が有意に回復させることが示唆されている．

このように，プロバイオティクス（LcS）の投与は発ガン剤処理という特殊な状況において減少・抑制されたT細胞に関して，量的にも質的にもそれらの減少を正常レベルに回復させる作用を有することが示唆された（図

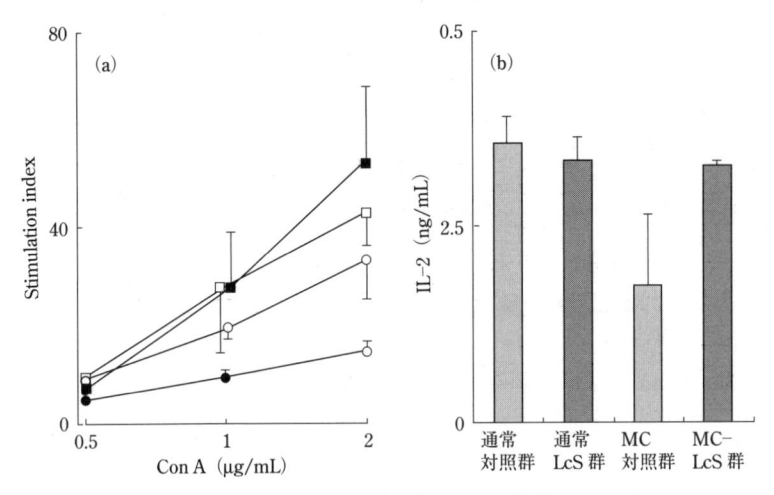

図 6.3 LcSの経口投与がマウス脾細胞に与える影響（文献23)を改変）
MC接種によるマウス脾細胞のコンカナバリンA (Con A) 増殖応答およびIL-2 産生の低下をLcSの経口投与が回復・維持させる.
(a) Con A 刺激増殖応答.
　○：通常対照群, □：通常LcS群, ●：MC対照群, ■：MC-LcS群.
(b) IL-2 産生.

6.3).

2) 発ガン抑制作用におけるNK活性の関与

宿主の免疫反応を担う重要な免疫細胞の1つにナチュラルキラー（NK）細胞があげられる．NK細胞は自然免疫系を担う免疫細胞で，近年その作用が注目されている．プロバイオティクスがNK活性に及ぼす影響を検討する目的で，遺伝的にNK細胞が欠損しているbeigeマウスを用いて乳酸菌（LcS）の発ガン抑制効果が検討されている[24]．

通常マウスおよびNK細胞欠損マウスにMCを接種後，LcSを飼料に混ぜて与えたところ，通常のC57BL/6マウスではLcSによる有意な発ガン抑制効果が認められたのに対して，NK細胞欠損beigeマウスではLcSの発ガン抑制効果は認められなかった（図6.4）．また，NK細胞欠損マウスでは発ガンの時期そのものも通常マウスのそれと比較して早く，NK細胞がこの発ガン系において重要な役割を果たしていることが示された．一方，この時のマウス脾細胞のNK活性を測定したところ，LcSの投与はNK細胞数および活

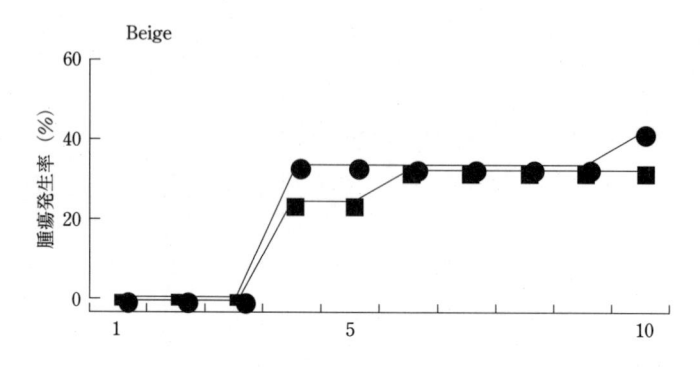

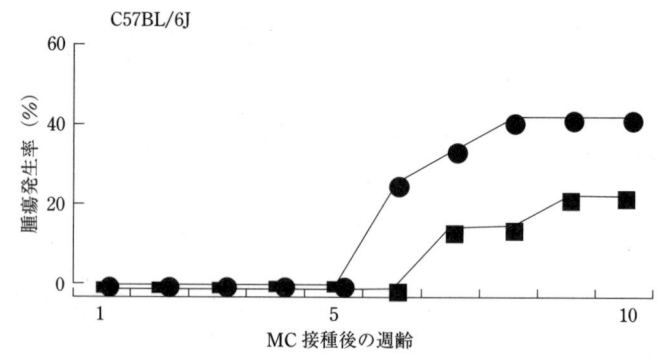

図6.4 LcSの経口投与による発ガン抑制効果（文献24)を改変）

LcSの発ガン抑制効果は通常C57BL/6マウスでは認められるが，NK細胞欠損beigeマウスでは発揮されず，MC発ガン実験系におけるNK細胞の重要性が示唆される．また，NK細胞欠損マウスでは発ガン時期そのものも通常マウスと比べると早い．
●：対照群，■：LcS群．

性共に有意に増強した．このほかにも，LcSの経口投与は新生仔マウス[25]や通常マウス[26]のNK活性を増強することが認められており，このことがLcSの持つ免疫調節作用の1つの作用機作として考えられている．プロバイオティクスのNK活性増強作用はヒトの試験においても確認されている．長尾らは，ヒト末梢血中のNK活性レベルの低いボランティアを対象にLcSで製造された発酵乳の継続的な飲用試験を実施したところ，LcSの飲用により有意なNK活性の上昇が認められた[27]．NK細胞の活性は疫学的研究によってもその重要性が示唆されている．疫学的にはNK活性のレベルには個人差があり，また様々な生活習慣とNK活性レベルには相関が認められている[28]．長

期間の追跡調査の結果,NK活性の低い集団は,NK活性の高いもしくは中間の集団と比べてガンの発症率が高いことが報告されている[29].このような結果からも,プロバイオティクスがNK活性などのヒト免疫細胞に対して影響を及ぼしていることは興味深く,免疫力増強が我々の生体の恒常性を維持するための手段の1つであると考えられる.

　プロバイオティクスの持つ様々な作用を,宿主の免疫に及ぼす作用を中心に概説した.現在,様々なプロバイオティクス菌体・製品が存在するが,いずれも科学的にその有用性が明らかとなっている.しかしながら,それぞれのプロバイオティクスの持つ特性は異なり,その作用発現様式も多様である.大切なのはそれぞれの持つ特徴を生かした使用方法の確立であり,それには十分な科学性の検証と安全性の確保が必要不可欠である.プロバイオティクスは,免疫力を向上させる作用を持つ優れた食品素材の1つである.近年,欧米においても乳酸菌をはじめとするプロバイオティクスの重要性が認められ始めており,様々な技術を利用あるいは駆使できる現在,これからの更なる研究が期待される.

参 考 文 献

1) I. Kato *et al.* : *Gann*, **72**, 517 (1981)
2) Y. Aso *et al.* : *Eur. Urol.*, **27**, 104 (1995)
3) H. Hayatsu and T. Hayatsu : *Cancer Lett.*, **73**, 173 (1993)
4) R. B. Parker : *Anim. Nutr. Health*, **29**, 4 (1974)
5) R. Fuller : *J. Appl. Bacteriol.*, **66**, 365 (1989)
6) S. Salminen *et al.* : *Br. J. Nutr.*, **80** (Suppl. 1), S147 (1998)
7) M. Hotta *et al.* : *Keio J. Med.*, **36**, 298 (1987)
8) H. Kitajima *et al.* : *Arch. Dis. Child. Fetal Neonatal Ed.*, **76**, F101 (1997)
9) M. Kalliomäki *et al.* : *Lancet*, **357**, 1076 (2001)
10) M. Kalliomäki *et al.* : *Lancet*, **361**, 1869 (2003)
11) I. Sakamoto *et al.* : *J. Antimicrob. Chemother.*, **47**, 709 (2001)
12) Y. Hata *et al.* : *Am. J. Clin. Nutr.*, **64**, 767 (1996)
13) 梶本修身他:日本食品科学工学会誌,**51**, 79 (2004)

14) 横倉輝男他：乳酸桿菌（LC 9018）の抗腫瘍効果，腸内フローラと発癌，p.125, 学会出版センター（1981）
15) I. Kato et al.: *Microbiol. Immunol.*, **27**, 611（1983）
16) T. Matsuzaki: *Int. J. Food Microbiol.*, **41**, 133（1998）
17) H. Braat et al.: *J. Mol. Med.*, **82**, 197（2004）
18) M. Miettinen et al.: *J. Immunol.*, **164**, 3733（2000）
19) H. R. Christensen et al.: *J. Immunol.*, **168**, 171（2002）
20) T. Matsuguchi et al.: *Clin. Diagnostic Lab. Immunol.*, **10**, 259（2003）
21) T. Matsuzaki et al.: *J. Dairy Sci.*, **81**, 48（1998）
22) K. Shida et al.: *Int. Arch. Allergy Immunol.*, **115**, 278（1998）
23) A. Takagi et al.: *Med. Microbiol. Immunol.*, **188**, 111（1999）
24) A. Takagi et al.: *Carcinogenesis*, **22**, 599（2001）
25) 松崎 健他：医学のあゆみ，**150**, 745（1989）
26) T. Matsuzaki et al.: *Immunol. Cell Biol.*, **78**, 67（2000）
27) F. Nagao et al.: *Biosci. Biotechonol. Biochem.*, **64**, 2706（2000）
28) K. Nakachi and K. Imai: *Jpn J. Cancer*, **83**, 798（1992）
29) K. Imai et al.: *Lancet*, **356**, 1795（2000）

（松崎　健）

6.3　β-1,3-グルカン（キノコ類）

6.3.1　真菌類とキノコ

　生物は広範な多様性を示し，地球上には多種の生物が均衡を保って生存している．この多様性を体系化するために分類法がある．現在の微生物分類は1969年にWhittakerによって発表された5界説に端を発している[1]．この中では原核細胞と真核細胞の相違を重視している．1982年にMargulisとSchwartzは「細胞共生説」を根拠に5界説を修正した．菌類分類体系は5界説を基盤に1973年にAinsworthにより再編された．さらに近年では，分子生物学の急速な進歩に基づき，従来からの「形態学的形質」を中心に構築された分類体系とは別に，分子系統分類学が誕生した．この新しい手法によって，種々の微生物が解析され，真核生物ドメインは同時に分岐した数十の系統群から構成されていることが示された（多界説）[1]．

わが国で確認されている菌類は1万種を越え，世界では約8万種が知られている．未発見の種を含めると150万種程度が存在すると予想されている．これらの真菌類は，界／門／綱／属／種にまで分類される．Kirkによる菌類の種多様性を表6.1に示した．キノコ類の多くは担子菌や子嚢菌（しのうきん）に分類される．上述した生物分類に関する詳細な解析により，一部の菌類は，原生動物界やクロミスタ界にも含まれるとされている．真菌類の仲間には，キノコのほか，カビや酵母も含まれる．これらはすべて真核細胞を基本構造とした高等微生物である．複数の微生物の共生する地衣類も仲間である．また，同種であっても，個々の菌株によって特徴がある．分子生物学の急速な進歩によって，際立った増殖性を示さなくとも菌を同定できるようになり，分類の体系も変化しつづけている．生物の分類法は日進月歩である．

真菌類は有性世代（例えば，キノコの形態）と無性世代（例えば，菌糸の形態）を併せ持ち，周囲の環境変化にたくみに対応する．また，全ての菌で両世代（ホロモルフ）が知られているとは限らない．命名法も特徴的で，有性世代（テレオモルフ）と無性世代（アナモルフ）で異なる名称が付けられることがある．各菌の発見の経緯を反映してのことである．このような変化は今後もしばらく継続するものと思われる．

天然に存在する子実体（キノコ）には1個が数十キログラムに達する大型のものがある．この子実体は菌糸が集合して形成されたものである．菌糸が地中でどこまで伸長しているのか，全体を捉えると，無限の広がりを見せる生物といえる．マツタケの「しろ」も菌糸の広がりを表している．菌類は様々な養分を取り込み増殖するが，キノコの名称からも類推されるように，枯木や枯草を効率良く利用する．それらを分解する酵素群も多数産生する．

この節では，β-グルカンを中心に食と免疫に関連する内容について記述する．β-グルカンは広く真菌類に存在する物質であるが，上述のように，真菌類は極めて多様な生物群である．現在我々が知りえている内容は，真菌類に関するほんの一部であることは心に留めておきたい．今後さらに多彩な構造や活性が見出される可能性は大いにある．

表 6.1　偽菌類と真菌類の種多様性

界/門/綱	属	種
原生動物界	162	960
アクラシス菌門	6	12
変形菌門	80	879
タマホコリカビ綱	4	46
変形菌綱	62	798
プロトステリウム菌綱	14	35
ネコブカビ門	15	47
クロミスタ界	117	889
サカゲツボカビ門	6	23
ラビリンツラ菌門	13	48
卵菌門	92	808
菌 類 界		
子嚢菌門	3 409	32 739
子嚢菌綱	3 328	32 325
ネオレクタ菌綱	1	3
ニューモキスチス菌綱	1	1
サッカロミケス菌綱	71	290
スキゾサッカロミケス菌綱	2	5
タフリナ菌綱	6	115
担子菌門	1 353	29 914
担子菌綱	1 037	20 391
サビキン綱	195	8 057
クロボキン綱	119	1 464
ツボカビ門	123	914
接合菌門	181	1 090
トリコミケス菌綱	55	218
接合菌綱	124	870
栄養胞子形成菌類	2 887	15 945
合　　計		800 600

(Kirk *et al.*, 2001)

6.3.2　真菌とヒトのつながり

　真菌と食物は密接な関係にある．例えば食用菌類の場合，天然のキノコを採取する場合と，栽培されたキノコ，菌糸，酵母などを食する場合がある．栽培によって菌株や生育方法が均質になったものが流通しているが，同一の

菌であっても，必ずしも天然のものと同一の成分を含有するという保証はない．また，生菌と乾燥品という区別もある．安定供給の面からは乾燥品が好ましいが，乾燥方法によっても成分が変化する．同一の真菌であっても，子実体のほか菌糸や培養液も食用に用いられる．成分は子実体と菌糸では同一とは言えない．

真菌は二次代謝産物も豊富に作り，ペニシリンに代表される抗生物質などの医薬品やその原料を産生している．また，菌体や代謝産物を直接に食の素材として利用するほかに，発酵においても真菌類は重要な位置を占める．酒，味噌，醤油，チーズ，かつお節など多くの発酵食品は真核微生物の助けを借りて製造されたものである．

一方で，毒キノコが日常的に話題になるように，身の回りには有害種も生息しており，誤って食することにより幻覚を起こしたり，死亡することがある．カビで腐敗した食品による食中毒や発ガン性も重大な問題である．皮膚病，アレルギー，深在性真菌症などに関わる病原性真菌も存在する．

6.3.3 真菌と栄養

真菌，特にキノコは栽培されて流通している商品であるから，成分分析は詳細に行われている．五訂日本食品標準成分表にも「きのこ類」として分類され36の食品が記載されている[2]．発酵食品の一部にもカビや酵母は関連している．

キノコに含まれる成分として，食物繊維，糖および糖アルコール，有機酸，脂肪酸，無機成分，ビタミン，遊離アミノ酸，うま味成分，苦味・辛味成分，香気成分，酵素，生体防御物質，薬理活性物質，有毒物質，生薬などがあるが，既に成書に記載があるのでそれらを参照していただきたい[3-9]．

6.3.4 β-グルカンの概要

β-グルカンは真菌，細菌，植物など自然界に広く分布している．β配位したグルコピラノースを主構成糖とするホモ多糖類のことであり，定義の上では，種々の結合様式のものを包括している．最も汎用される$\beta 1 \rightarrow 4$結合した多糖（β-グルカン）はセルロース（cellulose）であり，この呼び名が固有名

称として一般化されているので，β-グルカンとしては，β-1, 3-グルカンならびにβ-1, 6-グルカンをイメージして使われている．β-1, 3-グルカンに対しても，植物領域ではカロース（callose），藻類ではラミナリン（laminarin）が用いられるが，これらは活性比較においても重要な一員である．医薬品となったレンチナン（シイタケ由来）やソニフィラン（スエヒロタケ由来）も解析の進んだ例である．このようにβ-グルカンは化学的に曖昧（あいまい）な物質を包括しているが，種々の生理機能を有することから，巷（ちまた）にもこの言葉が氾濫するほど魅力的な物質である．ここではβ1→3結合ならびにβ1→6結合を有するβ-グルカンに的を絞って概説する（以下，β-グルカンはBGと略す）．

　BGは各々の生物において生物学的な機能を発揮するのはもちろんのこと，生物間のやり取りにおいても様々な役割を演じ（例えば，生体防御系の刺激作用など），また産業上も重要な素材である．論文報告，特許，学会発表が様々な領域で多数なされている．これまでに構造解析された例も多く，各々の構造の細部を比較すると微妙に異なっている．しかし，これらは生物（微生物）由来であり，用いた材料の菌株，培養条件，個体差，抽出方法の微妙な違い（これは抽出過程での部分分解も含む），分析方法並びにそれらの精度を考慮したとき，曖昧さは残る．さらに，多彩な形態をとる真菌細胞壁を構築する主要成分の1つであるので，糖ユニットの単なる繰り返し構造とは考えにくい．また市販品の中には，粗製のもの，純度の低いものがあり，測定された生物活性が夾雑物に由来することもしばしばである．一方で，微生物の菌体外に可溶性の多糖として分泌されるBGも存在する．これも分子量が厳密に決まっているわけではないが，そもそも可溶性の物質として分泌されるので，分子の全体構造は比較的単純化されているものと思われる．

6.3.5　BGに関する初期の研究

　菌類BGが医学薬学領域で注目され始めたのは1960年代まで遡ると思われる．現在医薬として利用されているレンチナン（lentinan；LNT），ソニフィラン（sonifilan, schizophyllan；SPG）の基礎研究はこの頃から始まる．さらに「民間伝承薬」にまで遡るとすると「菌類生薬」として猪苓（ちょれい），霊芝（れいし）など多くの研究が展開されている．当然，これらにまつわる総説，解説，書籍など報

告も多数ある．初期に成書に紹介され，最も汎用されている活性評価の一覧として，担子菌類，食用菌類熱水抽出エキスの抗腫瘍活性を表6.2に示す[10]．種々のキノコが抗腫瘍活性を示すことがわかる．この成果が原動力となって，主要構成成分であるBGを素材とした，LNT，SPGが開発されたといっても過言ではないであろう．

　超高齢化社会に伴って，健康に対する一般市民の関心は非常に高まってきた．不老不死はあり得ないことではあっても，少しでも健康でいたい，と願うのは当然の願望である．このことは"免疫力向上"と切り離しては考えられない．いわゆる健康食品，サプリメント，特定保健用食品などが医薬品市場に匹敵する規模を示すのはこのためである．BGはこの代表格のひとつである．20年以上も前にクレスチン（PSK）が経口の抗腫瘍剤として上市され，LNTやSPGが注射剤として上市された．いずれも高等微生物の産物であり，宿主の免疫機能を賦活化することにより，腫瘍免疫を改善し，延命，治癒を目指す薬剤である．PSKは主成分として多糖を含有するが培養上清より得られた混合物である．粗製という表現でも良いかもしれない．粗製であ

表6.2 担子菌類，食用菌類熱水抽出エキスの sarcoma 180 に対する抗腫瘍活性[10]

和　　名	腫瘍の完全退縮	腫瘍阻止率（％）
コフキサルノコシカケ	5/10	64.9
カワラタケ	4/8	77.5
アラゲカワラタケ	2/10	65.0
オオチリメンタケ	1/10	49.2
カイガラタケ	0/8	23.9
チャカイガラタケ	4/7	70.2
ベッコウタケ	3/10	44.2
オオシロタケ	0/7	44.8
ウスバシハイタケ	1/10	45.5
メシマコブ	7/8	96.7
シイタケ	6/10	80.7
エノキタケ	3/10	81.1
ヒラタケ	5/10	75.3
カンタケ	0/8	72.3
ナメコ	3/10	86.5
マツタケ	5/9	91.8
キクラゲ	0/9	42.6

ることは思わぬ誤解を生む原因にもなってしまう．極端な話，「精製した BG は何でも，どんな量でも経口投与されればどんなガンにも効く」と手放しで思い込む，あるいは思い込まされることである．前述のように，粗製の PSK は経口だが，精製 BG である LNT や SPG は注射である．また，添付文書には放射線療法や化学療法との併用が明記されており，保険医療制度の中で医薬品として使用する上では種々の条件を課している．

BG 初期の研究は，LNT や SPG で詳細に行われてきた．いずれも精製 BG であって，医薬品として製品となったものであるから，当時としての最高水準の成果といえる．BG 研究はわが国が世界に先駆けて行ってきたことであり，国際的に評価された．これらの経緯は千原，羽室らの成書を参照していただきたい[10, 11]．

6.3.6 BG の構造

マイタケ (*Grifola frondosa*) が人工栽培されるようになってまだ20年足らずである．大量に流通し始めたのは更にその後のことになる．林野庁の統計に計上されるようになった1981年の生産量は325t，1990年は7 712t，2003年には実に45 823t となっている．著者らは1980年代初頭よりマイタケを素材として，栽培された子実体，菌蓋（子実体の根元の部分），菌糸体の発酵によって菌体外に放出された画分について抽出，分画，精製，構造解析ならびに活性評価の一連の研究を行った[12-15]．前二者については熱水抽出，冷アルカリ抽出，熱アルカリ抽出を順次行い多糖画分を得て精製した．基本構造の類似した6分岐 β-1, 3-グルカンが得られ，グリフォラン (grifolan ; GRN) と命名した（図6.5）[12-15]．精製の簡便さから，現在では発酵法によって得られたものを主に用いている．分岐点には単糖のグルコース1残基が β1→6結合しており，この基本構造は LNT，SPG とも類似している．この基本構造の BG はハナビラタケ (*Sparassis crispa*)，菌核菌 (*Sclerotinia sclerotiorum*)，雷丸 (*Omphalia lapidescence*)，ブナシメジ (*Hypsizicus malmoreus*)，オオチャワンタケ (*Peziza vesiculosa*) からも得られた．ただし，分岐の頻度は菌ごとに差があり，雷丸由来の OL-2 が最も高頻度であり（主鎖3残基当たり2分岐点），オオチャワンタケ由来 PVG では分岐は6残基に1残基程度であった（図6.5）．

6.3 β-1,3-グルカン（キノコ類）

β-1,6-結合グルコース残基　　　　長い β-1,6-グルカン鎖

β-1,3-グルカン鎖

β-1,6-/β-1,3-比	
マイタケ grifolan	1/3
ハナビラタケ SCG	1/3
オオチャワンタケ PVG	1/6
雷丸 OL-2	2/3
菌核菌 SSG	1/2
Lentinan	2/5
Sonifilan	1/3
Curdlan	0/3

β-1,3-グルカン鎖

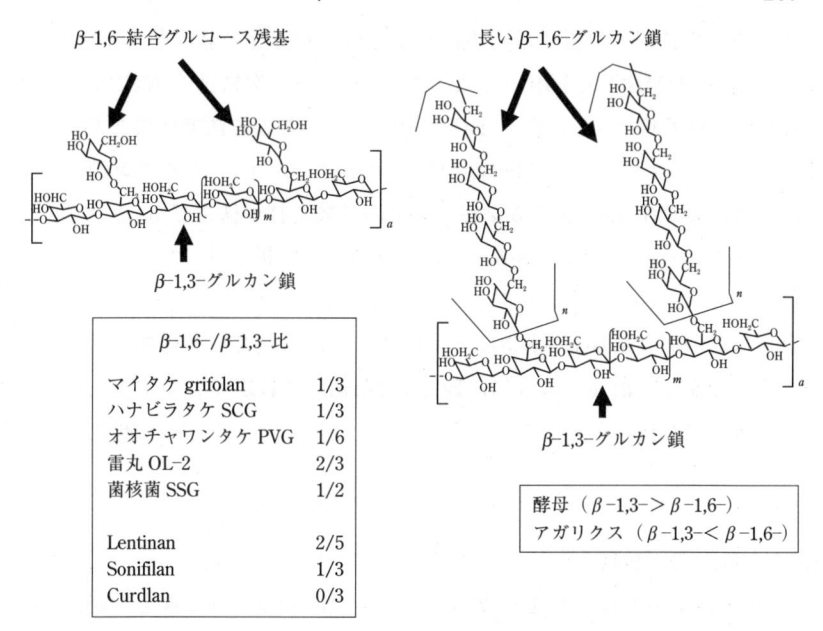

酵母（β-1,3->β-1,6-）
アガリクス（β-1,3-<β-1,6-）

図 6.5 キノコと酵母のβ-1,3-グルカンの基本構造

一方，アガリクスの主要BGはβ-1,6-グルカン鎖を多く含み，少量のβ-1,3-グルカン鎖を含んでいた．この結合は酵素分解に抵抗したことから，高分岐であると推定している．

パン酵母（*Saccharomyces cerevisiae*）から調製されたザイモサン（zymosan）は古くから汎用される試薬であり，炎症，免疫研究に使用され，著者らも多用してきた．これを用いることで実に多くのパラメーターが明らかにされてきた．酵母の主要細胞壁成分がBGであることから，何となくザイモサンの活性はBGの受容体を介して起きる，あるいはBGが補体系を活性化して起きるとイメージされてきた．1990年代後半になってToll-like receptor（TLR）など自然免疫の解析が急速に進展する中，ザイモサンの受容体も注目されることとなった[16,17]．BGには可溶性のものと不溶性（粒子状）のものがある．両者の生物活性は著しく異なる．端的な例はマクロファージからの活性酸素産生である．粒子はこの活性を示すが，可溶性のものは示さない（または弱い）．他にも種々の活性についてこのようなことが起きている．こ

の点について詳細に解析するために*Candida albicans*の酵母型菌体を用い，次亜塩素酸-DMSO法を用いることで，同一の一次構造を有する可溶性（CSBG）と粒子状（OX-CA）のBGを調製した．この方法で作製したCSBGは長いβ-1, 3-グルカン鎖に重合度10〜50程度のβ-1, 6-グルカン鎖が結合し，さらにこのβ-1, 6-グルカン鎖が少量の分岐を持つ構造であった[18,19]．

*Aspergillus, Schizosaccharomyces*の細胞壁多糖の解析も行ったが，これらはBGの他に，比較的多量のα-グルカンを含有していた[20-24]．ここには自験例を紹介したが，真菌BGの構造は一次構造だけから見ても多様性を示していることが分かる．前述のように，BGは真菌細胞壁に広く分布する多糖であり，真菌は数万種存在することを考えると，さらに多様なものが見出される可能性がある．

6.3.7 BGの物性[12,13]

BGの中性水溶液はゲルを形成する．キノコの濃厚な抽出液を長期保存すると寒天状になることがある．これは分子間相互作用の証であり，X線解析などの結果から，三重らせん構造が示唆されている．しかし，天然に存在するBGが全て三重らせんで存在しているわけではなく，一部は水分子と配位して一重らせんを形成したり，ランダムコイル状態で存在している．これらの高次構造は生物活性に著しい影響を与える．著者らはリムルステストを用いてこの点を詳細に解析し，一重らせんならびにランダムコイル構造のときに活性を示すことを明らかにしている．高次構造依存性は，免疫担当細胞を用いた解析でも認められており，BGの活性評価においては高次構造の制御が必要である．

6.3.8 BG生合成の分子生物学

ゲノム解析が種々の微生物で進む中，真核微生物についても，*Saccharomyces cerevisiae*を筆頭に，*Candida albicans*，*Aspergillus fumigatus*など代表的な病原性真菌の解析が進んでいる[25-28]．細胞壁BGの生合成研究は1980年代初頭にはかなり詳細に解析が始まっている．Cabibらは，BGはUDPグルコースを出発物質として細胞膜の内側で合成され，合成の進展と共に徐々に

細胞膜を通過して細胞壁に運搬されることを提唱した．また，この反応には触媒部位を持つFksp（遺伝子：*FKS*）と，小型のGTPase活性を有する調節因子としてのRho1p（遺伝子：*RHO1*）が関与することが知られている．*FKS*と類縁の遺伝子は，*Candida*, *Cryptococcus*, *Paracoccidioides*, *Pneumocystis*, *Aspergillus*, *Coccidioides*などから広範に見出されている．キノコの仲間でも，キクラゲ（*Auricularia auricula-judae*），シイタケ（*Lentinula edodes*），エリンギ（*Pleurotus eryngii*），モエギタケ（*Stropharia aeruginosa*），ウスヒラタケ（*P. pulmonarius*），ナラタケ（*Armillaria mellea*），ヒラタケ（*P. ostreatus*），白霊菇（はくれいこ）（*P. nebrodensis*），*Agrocybe aegerita*, *P. ferulae*などに存在することが報告されている[29]．

このように，BG生合成は広く真菌では比較的類似した基本的仕組みを利用しているのであろう．しかし，上述のように，構造面からは，非常に多岐にわたる多様性が形成されていることは事実であり，詳細な解析が待たれる．最近，真菌症治療薬として，BG合成酵素阻害活性を有するキャンディン系抗真菌薬（echinocandin-resistant）が上市された[27]．新たな角度からの興味が膨らみ，この分野の研究も益々加速されるものと思われる．

6.3.9 免疫薬理作用と構造活性相関

BGは当初「抗腫瘍多糖」として注目された．それに関連した様々な評価系で検討されてきているが，著者らが最初に得た，最も興味深い成績は分岐度と活性の関連である（表6.3）[12,13]．すなわち，sarcoma 180固形腫瘍に対する *in vivo* での抗腫瘍効果は，高分岐のOL-2（分岐度2/3）では著しく弱く，中等度の分岐頻度があると活性が強くなり，また，分岐が無いと活性は弱いのである．どうも適度な分岐度が必要とされているらしい．しかし，OL-2は化学療法剤との併用で効果を発揮し，白血球減少症からの回復も促進した．活性のベクトルが他のBGとは若干異なるが，活性が無いということではないらしい．細菌由来の直鎖 β-1,3-グルカンであるカードラン（curdlan; CRD）についても，カルボキシメチル基やヒドロキシエチル基を導入したり，酸化したりすると活性を発揮した．この過程で適度に置換基を導入するとゾル化したが，それでも活性を示した．活性発現への三重らせん構造の必

表6.3 固形腫瘍に対するβ-グルカンの抗腫瘍効果と分岐度の関連性

β-グルカン*	腫瘍	投与経路**	用量 (μg)×回数	腫瘍阻止率(%)
CRD (0/3)	S-180	i.p.	100×5	26
SPG (1/3)	S-180	i.p.	100×5	74
			500×5	97
GRN (1/3)	S-180	i.p.	100×5	>99
		i.v.	100×5	>99
		i.l.	100×5	94
		p.o.	200×5	15
	Meth A	i.p.	100×5	85
		i.v.	100×5	45
		i.l.	100×5	97
	MM 46	i.p.	100×5	44
	IMC	i.p.	75×10	75
SSG (1/2)	S-180	i.p.	100×5	93
	Meth A	i.p.	200×5	83
		i.v.	250×10	89
		i.l.	100×5	81
		p.o.	2 000×5	63
	IMC	i.p.	250×10	90
		p.o.	2 000×5	72
OL-2 (2/3)	S-180	i.p.	100×5	29
			500×5	62
		i.l.	100×5	73

* ( ) 内は分岐度.
** i.p.：腹腔内, i.v.：静脈内, i.l.：腫瘍内, p.o.：経口.

要性が示唆されてきたが，ここで得られた結果は，この考えに合致しなかった．一方，SPGでは活性発現への至適濃度が高次構造を変えると著しく異なるという報告がある．抗腫瘍活性に三重らせん構造が重要であることは半ば定説になっている．しかし，ここに示した結果は定説では解釈できない部分を含むものである．著者らは，実験動物での*in vivo*, *in vitro*解析ならびに，ヒト末梢血白血球や細胞株を用いて高次構造の影響を検討してきた．この過程で，マクロファージのNO産生，インターロイキン-8 (IL-8) 産生など，さまざまな活性が高次構造依存性を示すことが明らかとなっている．

さらに，前述したように，*Candida*の細胞壁BGから調製した同一の一次

構造を有する，粒子状（OX-CA）と可溶性（CSBG）のBGの活性を比較検討したところ，活性発現への補体依存性の違いが認められた．さらに，DNAマイクロアレイ法を用いてヒト末梢血単核球刺激における発現遺伝子を比較したところ，単に強弱があるというより，可溶性と粒子状では活性化が質的に異なることが明らかとなった[31,32]．

活性評価に関しては評価系そのものにも興味深い点がある．リウマチモデルとして知られるII型コラーゲン誘発関節炎はDBA/1系統マウスにほぼ限局して発現する．BGの抗体産生に対するアジュバント活性も系統によって著しい差がある．単に強弱ではなく，産生される抗体のクラスが異なる．さらに，脾臓細胞の in vitro 培養系でのBGによるサイトカイン産生作用はDBA/1, DBA/2マウスで著しく強い．この反応のキーはGM-CSF（granulocyte-macrophage colony-stimulating factor）産生にあることが最近明らかになった[32,33]．ヒトにおいても個体差は著しい．著者らはハナビラタケ由来のSCGを何人かのボランティアの白血球に添加してサイトカイン産生を測定したが，産生量は著しく異なっていた[34]．このように，活性評価にあたっては，構造側の要因のみならず，宿主側についての情報も整理する必要がある．

以上のように in vivo, in vitro で生物活性を比較してみると，個々の活性ごと，由来する菌ごとに強度が実に様々であった．いずれも同レベルの純度を確保して解析しているので，BGの構造と活性を一般論として論じることの難しさを実感している．In vivo においては，吸収，分布，代謝・排泄系，組織適合性抗原など様々な要素の総和としての活性を評価している．個々の活性評価系に関わる全ての要素が分子レベルで解析されているわけではないので，今後さらに評価系を整理して議論する必要がある．

6.3.10 BGの粘膜免疫賦活作用

キノコ産業を中心にBGの経口投与での有用作用に期待が集まっている．厳密に考えるならば，キノコにはBG以外の様々な有効成分が含有されているので，評価するにあたっては，精製BGでの効果を評価する必要がある．当然の理屈のように見えるが，現実にはいくつもの壁があるのも事実である．その1つは，有用作用とは何を示すのか．2つ目は繰り返し構造を有す

るBGのなかで，機能を発揮するBGの構造を完全に特定しうるか．そして第3には，抽出効率が挙げられる．さらに上述のように，BGの物性はかなり複雑であるので，低分子性化合物を扱う以上に問題は膨らむ．

著者らは1986年に，子嚢菌の1株，*Sclerotinia sclerotiorum* IFO 9395株の培養外液から高分岐のBG，SSGを単離し報告した[35,36)]．SSGの解析の過程で，これが経口投与でも抗腫瘍活性を発揮することを見出した．そこで，1990年代中頃にかけてSSG経口投与の免疫系に与える影響を体系的に検討したところ，複数の同種同系固形腫瘍に効果を有すること，転移抑制効果を示すこと，脾臓細胞のCon A（コンカナバリンA）並びにLPS（リポポリサッカライド）に対する応答性が上昇すること，NK活性が上昇すること，腹腔ならびに肺胞マクロファージ活性化作用（酸性ホスファターゼ，貪食，殺菌，過酸化水素，IL-1）を示すこと，IgA産生増強作用を示すことなどの作用を見出した．さらに，これらの作用にはパイエル板機能の上昇が関与していることを明らかにした．一見，これらの作用は腹腔内ならびに静脈内投与で認められた効果と類似しているが，至適投与量は腹腔内投与よりは1桁以上多く必要であり，経口と非経口での薬効発現のメカニズムにはかなり異なる部分があると思われる．また，ハナビラタケ由来のSCGでは白血球減少症モデルにおいて，経口投与によって造血促進効果を示すことを明らかにしている．この一連の研究によって，BGは経口投与によっても，有用作用を示しうることを明確に提示できた．近年になって，BGの経口投与は抗腫瘍性を示す単クローン抗体の作用を増強させること，さらには消化管のγδ型T細胞の機能を向上させるとの報告もなされた[37-41)]．

活性発現の機序を考えると吸収性は常に問題視される．SSGの場合，経口投与では検出可能なレベルでは吸収されなかったので，BGが吸収されて活性を発現しているとは考えにくい．消化管粘膜に存在する免疫担当細胞の活性化を介した作用であると推定できるが，詳細に関しては，今後，さらに解析が必要である．BGは正常な状態では体内に吸収されるとは考えにくいものであるので，代謝や蓄積に関する知見は少ない．体内の蓄積については，リムルス試薬を用いて検出する方法ならびにアイソトープで代謝ラベルしたBGを調製し，それをマウスに投与して，体内動態を調べた[42-45)]．その結果，

マウスに注射されたBGはきわめて長く，ほとんど分解されることなく，主に肝臓と脾臓に蓄積することが分かった．きわめて長くとは，半年，1年といった単位であり，マウスの生存期間を通じてということになる．経口投与されたものはほとんど吸収されないのではないかと上記したが，仮に大量に体内に吸収されたとすれば，それは一生代謝されずに体内に蓄積するリスクを背負うのではないだろうか．結論を示すことはできないが，経口投与されたものの吸収・蓄積・代謝・排泄に関する詳細な解析が必要である．

6.3.11　BGの認識機構の解析に関する進歩

21世紀に入り，ヒトゲノム解析が終了したことに伴い，分子生物学的な解析は急速に進展した．これはBGの分野についても同様である．自然免疫にはToll-like receptor (TLR) が中心的な役割を果たすことが明らかとなり，これらの分子に対する様々なリガンド分子が同定された．BGについてもTLRの関与は否定できないが，BG特異的受容体の解析も進んでいる．1980年代後半より補体レセプターであるCR3が受容体の1つであるとの報告がRoss博士らによって体系的に報告された．著者らも組換え型のCR3, CR4を作製し，培養細胞上に人為的に発現させると，細胞への結合が著しく増加することを確認した．また，1990年代末には，新たな受容体としてdectin-1が注目され始めた[46]．著者らは本受容体に対する組換え体も作製し，BGが結合することを明らかにした[47]．一方，BGによる補体の活性化は古くから知られたことであるが，新たな分子としてficolinが見出された[48]．これはマンナンによる補体活性化と類似の経路がBGにもあることを強く示唆した．また，細胞膜の糖脂質であるラクトシルセラミドが受容体としての機能を発揮しているとの報告もある[49,50]．これらの受容体を介した情報伝達機構の解析は世界的に注目を集めている領域であり，近い将来，活性化機構の詳細が明らかになるのではないかと思われる．

6.3.12　BGに対する特異抗体

BGに対する抗体産生に関する解析も進んできた．これまでBGの抗原性は低く，抗体産生は起きにくいと考えられてきた．確かに，医療用のSPG

に対する抗体産生は起きにくいことは事実であり，同様にマイタケから得たGRNに対する単クローン抗体を作製しようと試みたが，なかなかできなかった．しかし，マウスに酵母菌体を投与すると，抗BG抗体が産生された．そこで，ヒトグロブリン製剤を用いてカンジダ細胞壁由来のCSBGに対する抗体価を測定したところ，IgGクラスの抗体の存在することが明らかとなった[51]．また，健常人ボランティアで測定したところ，全てのヒトで抗体の存在が確認された．さらに，ガン患者，自己免疫疾患の患者，真菌症の患者などを対象に血中の抗CSBG抗体価を測定したところ，疾患によって変動が見られた[52,53]．同様の抗体はブタ，ウシでも認められた．また，マウスにおいては特定の系統においてのみBGに対する抗体が認められた．これらのことから，ヒトや動物は食物や環境中のBGに対して自然感作され，自然免疫のみならず獲得免疫も動員して応答していることが明らかになってきた．

6.3.13 ま と め

　BGの構造と生物活性について，著者らの得た結果を中心に概説した．BGは多彩な構造と生物活性を示すことが分かってきたが，「共通した活性」としては特定できないほど多様性に富んでいた．BGの有効利用という観点からどの活性が指標となるかを決定すべきであろうが，"broad spectrum（広範囲）"であることがBGの特徴でもあるので，それは今後の研究の発展に期待したい．また，BGは環境中に多量に存在しており，ヒトや動物は自然免疫でBGに対応するばかりでなく，獲得免疫を動員してBGを認識していることが分かった．これは従来まで考えられてきたBGの作用機構を更に拡張し，修正して構築することが必要であることを示唆している．

　精製したBGを用いた解析は，病原性真菌BGの病原因子候補としての位置づけからの興味も加わり，受容体解析など非常に盛んになってきた．一方で，食との関連性でBGを見ると，精製したBGのみが摂取されることは少ない．現実に摂取のチャンスの多い，キノコ，酵母などでは，他の成分と同時に摂取されている．臨床研究は商品を用いて実施されるので多くの場合BGを含む混合物である．キノコの摂取が生活習慣病，ガン，抗酸化，ウイルスなどに効果的であるとの報告も盛んである．漢方薬にはキノコ由来の猪

苓，茯苓（ぶくりょう），霊芝，雷丸などが含まれている．基礎研究では精製BGを用いた解析が可能であるが，まだ緒に就（つ）いたばかりである．直接に食と関わる状態で，BGがどのように貢献しているかを実証するためには更なる検討が必要であると思われる．

参考文献

1) 杉山純多：菌類の系統分類と同定，ソフトドリンク技術資料2003年別冊，p.161（2003）
2) 細谷憲政監修：食品標準成分表，五訂版〈2005〉，全国調理師養成施設協会編（2005）
3) 衣川堅二郎，小川　眞編：きのこハンドブック，朝倉書店（2000）
4) きのこ技術集団会編集委員会編：きのこの基礎科学と最新技術，農村文化社（1991）
5) きのこ年鑑編集部：2000年度版きのこ年鑑，農村文化社（1999）
6) きのこ年鑑編集部：2004年度版きのこ年鑑，プランツワールド農村文化社（2004）
7) 菅原龍幸編：きのこの科学，朝倉書店（1997）
8) 宍戸和夫編：キノコとカビの基礎科学とバイオ技術，アイピーシー（2002）
9) 水野　卓，川合正允編：キノコの化学・生化学，学会出版センター（1992）
10) 千原呉郎：癌と免疫増強，講談社サイエンティフィク（1981）
11) 羽室淳爾：生体防御とがん，講談社サイエンティフィク（1994）
12) 宿前利郎：βグルカンの魅力，東洋医学舎（2000）
13) 宿前利郎：薬学雑誌, **120**, 413（2000）
14) 大野尚仁：日本細菌学雑誌, **55**, 527（2000）
15) 大野尚仁：微生物菌体成分による免疫機能調節，食品機能素材Ⅱ, p.24（2001）
16) S.-H. Young et al.: *J. Biol. Chem.*, **276**, 20781（2001）
17) S. N. Diniz et al.: *J. Leukoc. Biol.*, **75**, 649（2004）
18) N. N. Miura et al.: *Chem. Pharm. Bull. (Tokyo)*, **44**, 2137（1996）
19) N. Ohno et al.: *Carbohydr. Res.*, **316**, 161（1999）
20) K. Ishibashi et al.: *FEMS Immunol. Med. Microbiol.*, **42**, 155（2004）
21) K. Ishibashi et al.: *Int. Immunopharmacol.*, **2**, 1109（2002）
22) N. N. Miura et al.: *Microbiol. Immunol.*, **47**, 173（2003）

23) T. Sugawara et al. : *Carbohydr. Res.*, **339**, 2255 (2004)
24) T. Sugawara et al. : *J. Electron Microsc.* (*Tokyo*), **52**, 237 (2003)
25) C. M. Douglas et al. : *Antimicrob. Agents Chemother.*, **41**, 2471 (1997)
26) C. M. Douglas : *Med. Mycol.*, **39** (Suppl. 1), 55 (2001)
27) C. M. Douglas et al. : *J. Bacteriol.*, **176**, 5686 (1994)
28) A. S. Ibrahim et al. : *Antimicrob. Agents Chemother.*, **49**, 721 (2005)
29) M. Reverberi, F. Di Mario and U. Tomati : *Appl. Microbiol. Biotechnol.*, **66**, 217 (2004)
30) K. Ishibashi et al. : *Int. Immunopharmacol.*, **4**, 387 (2004)
31) K. Ishibashi et al. : *Biosci. Biotechnol. Biochem.*, **65**, 1993 (2001)
32) T. Harada et al. : *J. Interferon Cytokine Res.*, **24**, 478 (2004)
33) T. Harada et al. : *J. Interferon Cytokine Res.*, **22**, 1227 (2002)
34) S. Nameda et al. : *Immunopharmacol. Immunotoxicol.*, **25**, 321 (2003)
35) N. Ohno and T. Yadomae : *Carbohydr. Res.*, **159**, 293 (1987)
36) N. Ohno, I. Suzuki and T. Yadomae : *Chem. Pharm. Bull.* (*Tokyo*), **34**, 1362 (1986)
37) F. Hong et al. : *J. Immunol.*, **173**, 797 (2004)
38) F. Hong et al. : *Cancer Res.*, **63**, 9023 (2003)
39) N. K. Cheung et al. : *Cancer Immunol. Immunother.*, **51**, 557 (2002)
40) N. K. Cheung and S. Modak : *Clin. Cancer Res.*, **8**, 1217 (2002)
41) C. Tsukada et al. : *Cell Immunol.*, **221**, 1 (2003)
42) N. N. Miura et al. : *FEMS Immunol. Med. Microbiol.*, **13**, 51 (1996)
43) N. N. Miura et al. : *Biol. Pharm. Bull.*, **18**, 185 (1995)
44) M. Suda et al. : *Biol. Pharm. Bull.*, **17**, 131 (1994)
45) M. Suda et al. : *J. Pharmacobiodyn.*, **15**, 417 (1992)
46) G. D. Brown et al. : *J. Exp. Med.*, **197**, 1119 (2003)
47) Y. Adachi et al. : *Infect. Immun.*, **72**, 4159 (2004)
48) Y. G. Ma et al. : *J. Biol. Chem.*, **279**, 25307 (2004)
49) P. Y. Hahn et al. : *J. Biol. Chem.*, **278**, 2043 (2003)
50) K. Iwabuchi and I. Nagaoka : *Blood*, **100**, 1454 (2002)
51) S. Masuzawa et al. : *Drug Dev. Res.*, **58**, 179 (2003)
52) M. Motoi et al. : *Int. J. Medicinal Mushrooms*, **6**, 41 (2004)
53) K. Ishibashi et al. : *FEMS Immunol. Med. Microbiol.*, **44**, 99 (2005)

〔大野尚仁〕

6.4 ポリフェノール（茶）

6.4.1 茶カテキン

　ポリフェノールはベンゼン環に水酸基が2個以上結合したフェノール性物質の総称であるが，茶葉中の代表的ポリフェノールは，カテキンであり，イソフラボン，アントシアニジンと同じ三環構造（A, B, C環）を有するフラボノイド類に属する（図6.6）．フラボノイドは野菜や果実などの植物界に広く存在しているが，その多くはグルコースやガラクトース，ラムノースなどが結合した配糖体（糖質部分と糖質以外の部分から構成される）であるが，茶葉中のカテキンは，いずれもアグリコン（糖質が結合していないもの）として存在する．日本の緑茶中には，エピガロカテキンガレート（EGCG），エピガロカテキン（EGC），エピカテキンガレート（ECG），エピカテキン（EC）の4種のカテキンが主に存在するが，その総量は乾燥茶葉重量の10～18%にもなる．特に，それらカテキンの中で含量の半分以上を占めるEGCGは，日常我々が食する他の野菜類にはほとんど含まれない茶に特有なフラボノイ

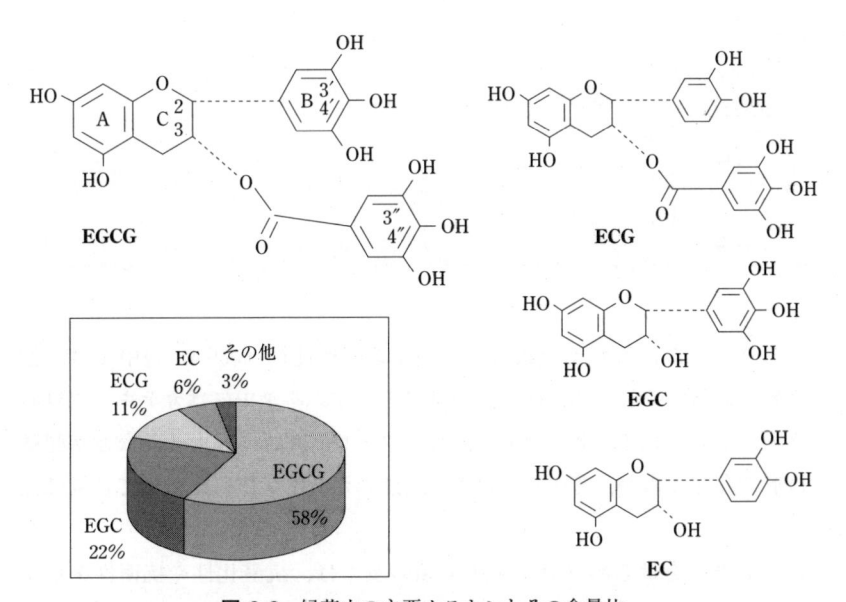

図6.6　緑茶中の主要カテキンとその含量比

表 6.4 茶葉に含まれる主な機能性成分

カテキン類（10〜18%） 　抗酸化作用 　　活性酸素・フリーラジカル消去作用，老化抑制作用 　発ガン抑制作用 　　抗腫瘍作用，突然変異抑制作用 　抗アレルギー作用 　血中コレステロール低下作用 　血圧上昇抑制作用 　動脈硬化抑制作用 　血小板凝集抑制作用 　血糖上昇抑制作用 　抗肥満作用 　腸内細菌叢改善作用 　抗菌，抗ウイルス作用 　　食中毒予防（食中毒菌，O157菌），コレラ菌，白癬菌，インフルエンザ，エイズウイルス増殖抑制作用 　虫歯予防作用 　口臭予防（脱臭作用）など カフェイン（3〜4%） 　覚醒作用（疲労感や眠気の除去） 　利尿作用 　強心作用 　代謝促進作用 アミノ酸類 　テアニン（0.5〜3%） 　　うま味成分 　　リラックス作用 　γ-アミノ酪酸（0.1〜0.2%） 　　血圧降下作用	ビタミン類 　ビタミンC（150〜250mg%） 　　抗酸化作用，ストレス解消，かぜの予防，免疫系増強作用 　ビタミンE（25〜70mg%） 　　抗酸化作用，心疾患抑制，免疫系増強作用，老化抑制作用 　β-カロテン（13〜29mg%） 　　抗酸化作用，眼疾患予防，発ガン抑制作用 複合多糖（0.6%） 　血糖低下作用 サポニン（0.1%） 　抗喘息，血圧降下作用 食物繊維（不溶性，水溶性食物繊維30〜40%） 　便秘予防，大腸ガン抑制，糖尿病予防，血中コレステロール低下作用，胆汁酸排泄促進作用 ミネラル（3〜4%） 　抗酸化作用，発ガン抑制（亜鉛，セレン，マンガン，銅），虫歯予防作用（フッ素）

ドであり，また，これまで知られている茶の機能性（表6.4）の中では，他のカテキンと比較し一部を除き高い効果を示す．茶葉中にはカテキン以外のフラボノイドとして，ケルセチン，ケンフェロール，ミリセチンなどが配糖体の形で存在するが，その総量は1%前後でカテキン類に比較して含量は低い．

　茶カテキンをはじめフラボノイド類の多くは，抗酸化性や抗菌性を示すが，植物はそれらの量を調節することで，生命維持に役立てている．例え

ば，カテキンは，太陽光が強い環境では，茶葉中の量を増加させるが，玉露茶製造のように，新芽が伸びてきた頃に覆いをして，太陽光線の直接の暴露を遮って育成した茶葉にはカテキンは少ない．また，稲の葉に病原菌が侵入すると，抗菌性をもつサクラネクチンと呼ばれるフラボノイドがその感染部位に増加する[1]．すなわち，植物は，太陽光線や紫外線などによる酸化的傷害，あるいは病原菌の侵入による病害に対して，これらフラボノイドの量を調節して自己防御を行っているといえる．

本節では茶カテキン類の機能の中で，免疫系に及ぼす機能として，抗アレルギー，抗酸化作用について述べる．

6.4.2 アレルギーの分類

アレルギー疾患に苦しむ人が急増しているが，その原因として，衣食住における生活スタイルの急激な変化やストレス，環境汚染の増加などが背景にあるものと考えられている．特に小児のアトピー性皮膚炎や気管支喘息の増加は，わが国のみならず世界的傾向であり，大きな社会問題ともなっている．アレルギー反応は，抗原（アレルゲン）に暴露された時からアレルギーを発症するまでの時間により，即時型と遅延型のアレルギーに大別される．CoombsとGellはアレルギー反応を4つの型（I～IV型）に分類している．すなわち，I～III型は即時型に属し，その症状が最大に達するまでの時間は，数十分から数時間程度，IV型は遅延型に属し，1日から2日程度を要する．また，即時型アレルギーはすべて抗体が関与するのに対し，遅延型アレルギーは，抗体ではなく活性化されたTリンパ球（T細胞）が関与する．I型は免疫グロブリンのIgE抗体依存型のアレルギー反応であり，食物アレルギーをはじめ，アトピー性皮膚炎，花粉症など多くのアレルギー反応はこのI型に属することから，最近では，即時型アレルギーについては，このI型を指す場合が多い．

茶カテキンの抗アレルギー効果については，このI型アレルギーを中心に研究が行われており，EGCGやEGCGメチル化体についてはその有効性が報告されている[2]．

6.4.3 茶カテキンの抗アレルギー効果

I型アレルギーの発症は，図6.7に示すように，ある種の抗原に対して過敏である体質では，抗原に暴露されると，その抗原に特異的なIgEを産生する．病変局所に存在する肥満細胞（マスト細胞）表面には，IgEと特異的に結合するレセプター（FcεRI）が存在し，IgEはこのレセプターを介して結合する．このように感作された状態で，再び先の抗原が侵入し，細胞表面の2分子のIgEと架橋構造をとると，肥満細胞は活性化され，細胞内に蓄えた化学伝達物質（ヒスタミン，ロイコトリエンなどのケミカルメディエーター類）を放出するとともに，新たな炎症惹起物質やサイトカインを産生する．これらの放出された生理活性物質が体内の組織を傷害し，またその他の免疫担当細胞を活性化させアレルギーを進行させる．アレルギーの防止薬としては，IgE抗体産生の抑制か，あるいは肥満細胞からの化学伝達物質の遊離抑制により効果を示すものが一般的であるが，茶カテキンも肥満細胞からの化学伝

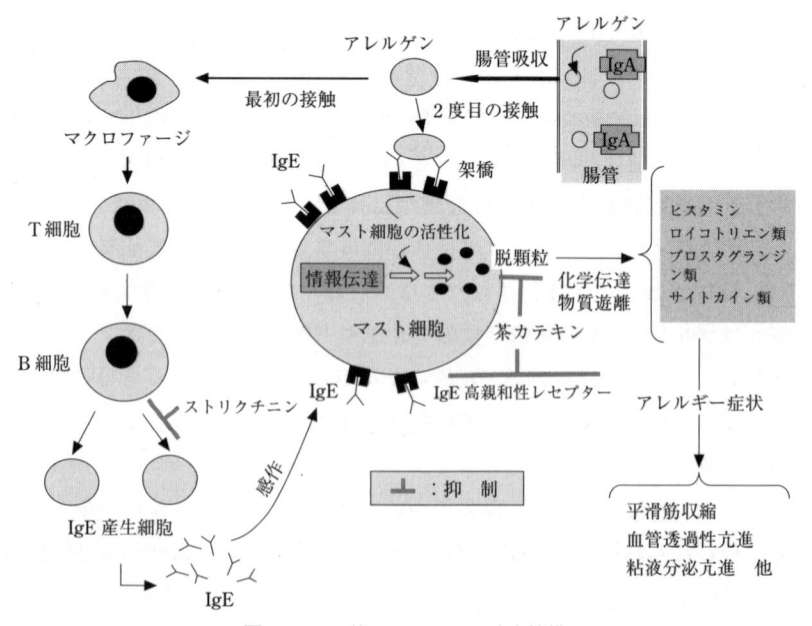

図 6.7　I型アレルギーの発症機構

達物質の遊離を抑制し効果を示す．その効果の強さはEGCG＞ECG＞EGC＞ECの順となる．

6.4.4 新たな茶ポリフェノールの抗アレルギー効果

図6.8に示すEGCGのメチル化体は，アッサム系の紅茶用品種（べにふうき，べにほまれ）や台湾で産する凍頂ウーロン茶の茶葉から単離されたもので[3]，その含量は多いものでEGCG3″Meが1～2％，EGCG4″Meが0.2％程度である．日本で生産される緑茶用品種（やぶきた）には，この成分はほとんど含まれず，一部の茶品種に局在するカテキン成分といえる[4]．これらカテキンについて，実験的にⅠ型アレルギーを誘発させたマウスに経口投与して，抗アレルギー効果を検討した結果では，メチル化カテキン類はEGCGよりも高い抗アレルギー効果を示す（図6.9）．この機構は，抗原がIgE抗体との架橋反応により開始される細胞内の情報伝達系を阻害し，肥満細胞からのヒスタミンなど化学伝達物質の遊離を抑制することや，IgE抗体が肥満細胞に結合するのに必要なレセプター（FcεRI）の数を低下させることにより

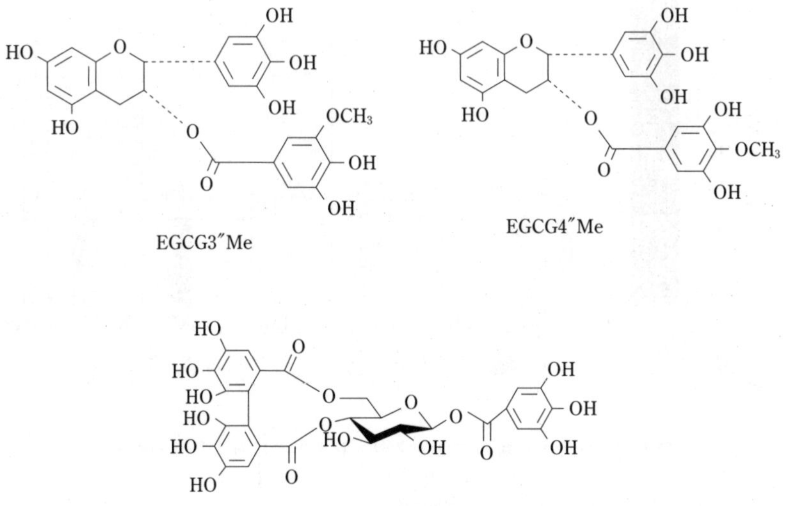

EGCG3″Me

EGCG4″Me

ストリクチニン

図 6.8 茶葉中の新たな抗アレルギーポリフェノール

高い抗アレルギー効果を示すものと考えられる[3,5,6]．また，メチル化カテキンは，EGCGに比較して，腸管からの吸収性が高いことや，吸収後の血中からの消失も緩やかであることなども高い抗アレルギー効果の発現に関係していると考えられる．

EGCGは遅延型アレルギーに対しても動物実験で有効であることが示されているが，その機構の1つは，遅延型アレルギーを引き起こすエフェクターT細胞の分化増殖を抑制する可能性が考えられる．メチル化カテキン類は，遅延型アレルギーに対しても，低濃度でEGCGに比較してより高い効果が認められている[2,7]．

また，加水分解タンニンであるストリクチニンは，茶の新芽では1％程度含まれるが，この成分はIgEの産生そのものを抑制することで，抗アレルギー効果を示すことが認められている[6,8]．

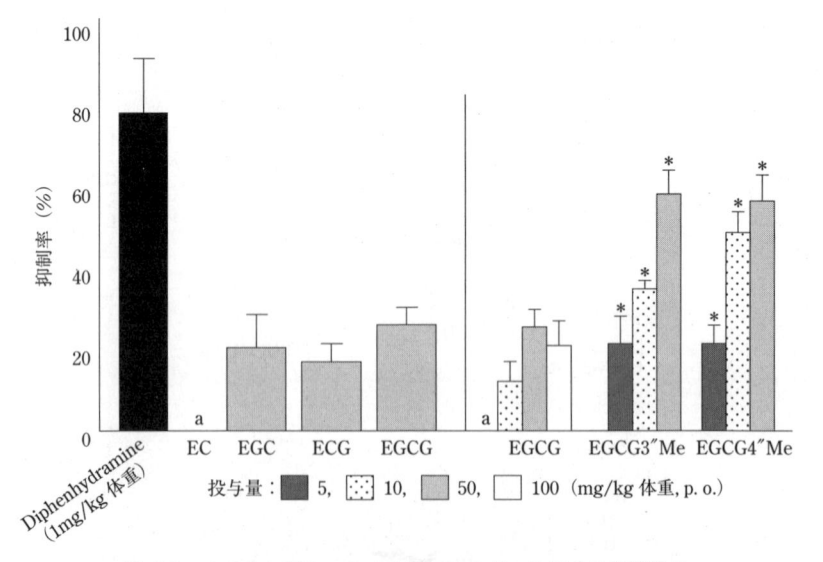

図 6.9 カテキン類のマウスⅠ型アレルギーに対する抑制効果
カテキンはオボアルブミンにより能動感作されたマウスに経口投与（EGCG：5〜100mg/kg，EGCGメチル化体は5〜50mg/kg）した．
a：効果なし（5mg/kg）
＊ 対応する濃度のEGCG効果に対する有意差（$p<0.01$）を示す．

6.4.5 アレルギー性炎症に対する活性酸素の関与とカテキンによる防御

　細菌やウイルスなどに感染すると，それらを迅速に排除するために，好中球などのリンパ系組織細胞による生体内防御システムが働き，細胞から発生する活性酸素により細菌やウイルスは消去される．一方，何らかの要因で，生体の抗酸化能が低下していたり，ストレスにより過度の活性酸素が産生された場合，生体にとって悪影響を与える炎症が惹起される．また，免疫担当細胞からの炎症性サイトカインの産生が必要以上に増強され，炎症はさらに重篤化する．すなわち，生理的条件下での活性酸素は細菌やウイルス感染を防ぐ役割をはたすが，過度の活性酸素の産生や，いったん生じた活性酸素の消去系がうまく働かない場合，それら活性酸素は炎症やアレルギーの症状を亢進させると考えられる（図6.10）．例えば，炎症の促進や，ガン関連遺伝子の活性化によりガンの増殖，転移を促進する核内情報伝達タンパク質であるNF-κBは，サイトカイン（TNFα，インターロイキン-1）の他，活性酸素

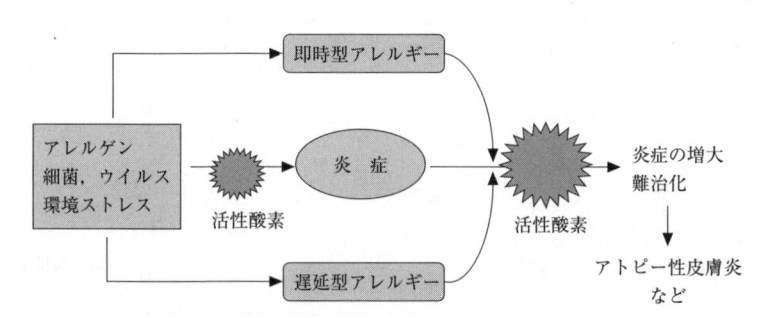

図 6.10 活性酸素による炎症やアレルギー症状の促進

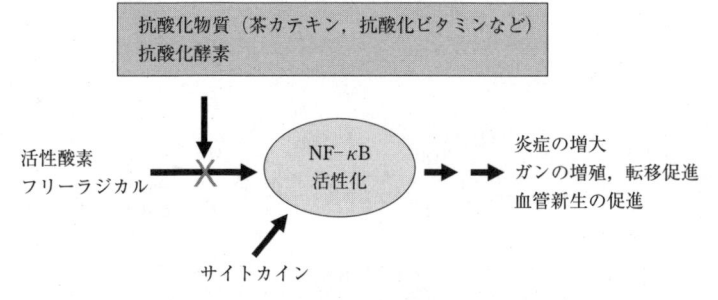

図 6.11 カテキンなどの抗酸化物質による炎症の抑制

によっても活性化されるが，試験管内の検討ではEGCGはこのNF-κBの活性化を抑制する（図6.11）[9]．このように炎症反応の軽減化に抗酸化物質が有効である可能性が示唆されている．

6.4.6 カテキン類の抗酸化作用[10]

茶カテキンはフラボノイドの中でも，高い抗酸化活性をもつ物質として知られている．

カテキンの主な抗酸化機構としては，遷移金属をキレートし，過酸化反応の開始を阻止する予防型抗酸化作用と，いったん生じた活性酸素ラジカルの消去によるラジカル連鎖反応切断型抗酸化作用である．

1） キレート作用

鉄や銅イオンはフリーラジカルの産生に関与することから，これらの遷移金属イオンの働きをブロックすることで，酸化を抑制することが可能である．カテキン構造のB環およびガロイル基の隣接するフェノール性水酸基が

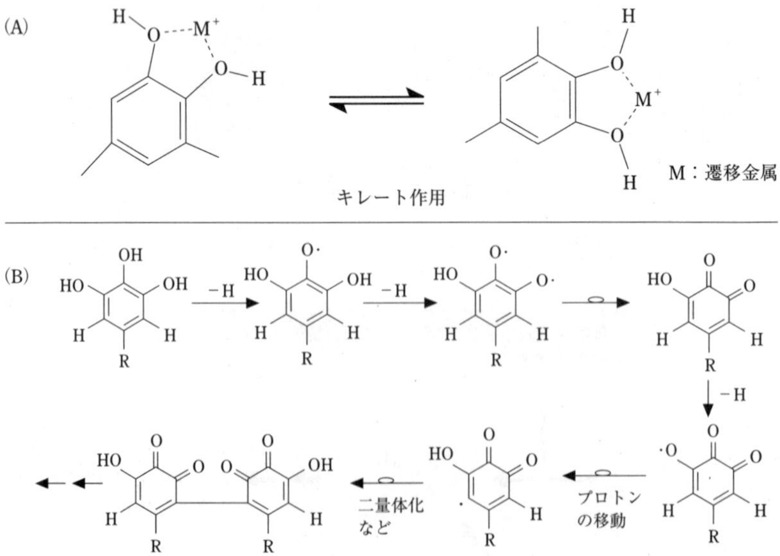

図 6.12 カテキンの主な抗酸化機構

金属イオンを捕まえ酸化反応を阻止する（図6.12-A）．

2) 活性酸素ラジカルの捕捉作用

　カテキン構造のピロガロール型，あるいはカテコール型のフェノール性水酸基は，ラジカルに水素原子を与えそのラジカル反応を停止させる．一方，自らはセミキノン型ラジカルになり，さらにもう1個のラジカルに水素を与えキノン型に移行する．これは，さらにプロトンの移動を伴い，一部はウーロン茶や紅茶などに見られる二量体物を生成する（図6.12-B）[11]．興味深いのは，ビタミンCやEなどでは，自身が酸化されると抗酸化活性は失うが，茶カテキンは，酸化され二量体物になっても高い抗酸化活性や抗アレルギー効果を維持することである．図6.13に示すように，茶カテキンを含む天然の主なフラボノイド類の抗酸化活性を比較すると，茶葉に見出される主要カテキン類（EGCG, EGC, ECG, EC）は総じて他のフラボノイド類に比較し高

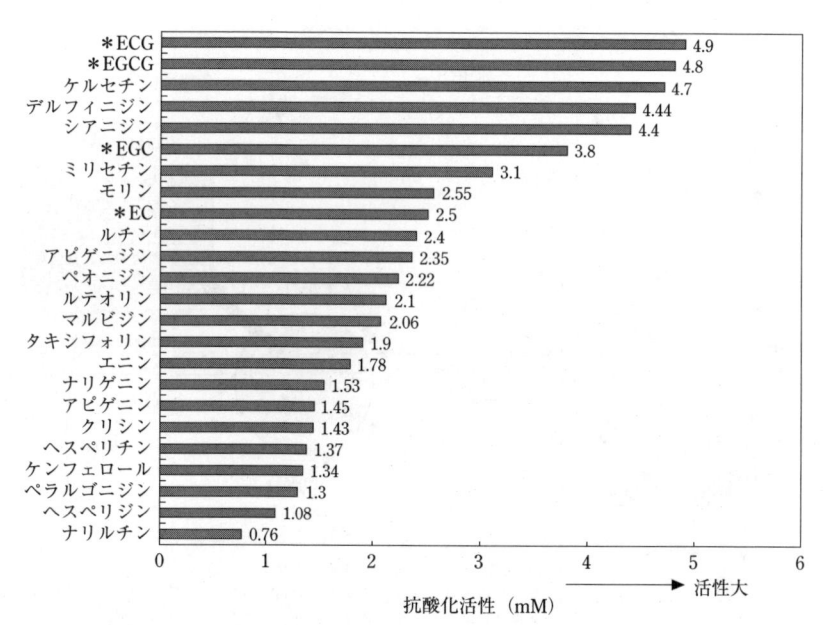

化合物	抗酸化活性 (mM)
*ECG	4.9
*EGCG	4.8
ケルセチン	4.7
デルフィニジン	4.44
シアニジン	4.4
*EGC	3.8
ミリセチン	3.1
モリン	2.55
*EC	2.5
ルチン	2.4
アピゲニジン	2.35
ペオニジン	2.22
ルテオリン	2.1
マルビジン	2.06
タキシフォリン	1.9
エニン	1.78
ナリゲニン	1.53
アピゲニン	1.45
クリシン	1.43
ヘスペリチン	1.37
ケンフェロール	1.34
ペラルゴニジン	1.3
ヘスペリジン	1.08
ナリルチン	0.76

図 6.13　茶カテキンと各種フラボノイド類の抗酸化活性の比較

抗酸化活性は，ラジカル捕捉活性として，標準の抗酸化物質（トロロックス）の濃度換算で示す．
＊ 茶主要カテキン．

い抗酸化活性を示す[12]．特にECG，EGCGは検討したフラボノイドの中で最も高い効果を示しており，カテキン間では　ECG≧EGCG＞EGC＞ECの順となる．また，緑茶ポリフェノール画分のマウスへの投与は小腸や肝，肺でのグルタチオンペルオキシダーゼやカタラーゼなどの抗酸化酵素の活性増加をもたらす可能性も報告されている[13]．

　一方，これらの試験管内でのカテキンの効果が，必ずしも体内で反映されるとは限らない．すなわち，カテキン類は抗酸化ビタミンとは異なり，摂取後の腸管からの吸収率はわずかであり，吸収されたカテキンも，その多くは抱合体（グルクロン酸，硫酸抱合体）として，また一部はメチル化されて変化し速やかに代謝され，24時間以内に尿中に排泄される（図6.14）[14,15]．また，EGCGやECGなどのガロイル基を有するカテキンは血清タンパク質との結合性も高く，カテキン-タンパク質結合物の効果も考慮する必要がある．これらのことから，カテキン投与による体内での持続的な抗酸化効果の発現に

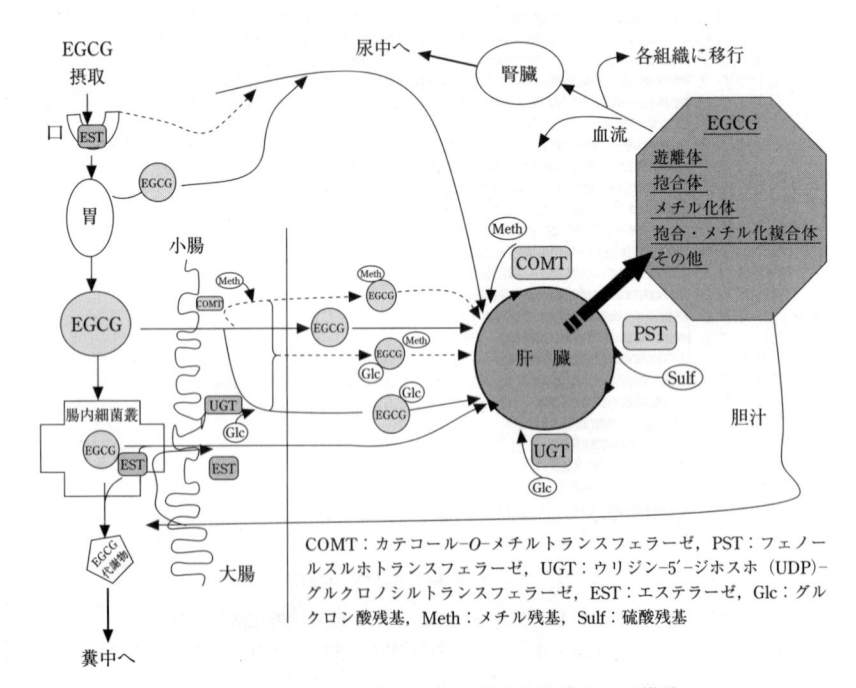

COMT：カテコール-O-メチルトランスフェラーゼ，PST：フェノールスルホトランスフェラーゼ，UGT：ウリジン-5'-ジホスホ（UDP）-グルクロノシルトランスフェラーゼ，EST：エステラーゼ，Glc：グルクロン酸残基，Meth：メチル残基，Sulf：硫酸残基

図 6.14　カテキン（ECGC）の吸収と代謝および排泄

ついては，現在，まだ一定の見解は得られていない．

参考文献

1) 津志田藤二郎：フラボノイドの医学，吉川敏一編，p.2，講談社サイエンティフィク（1998）
2) 佐野満昭，山本万里：抗アレルギー作用，茶の化学成分と機能，伊奈和夫他編，p.148，弘学出版（2002）
3) M. Sano et al. : *J. Agric. Food Chem.*, **47**, 1906（1999）
4) 山本万里他：日食工誌，**48**, 64（2001）
5) 山本万里，佐野満昭：抗アレルギー・抗炎症作用，茶の機能，村松敬一郎他編，p.66，学会出版センター（2002）
6) 山本万里：ビタミン，**78**, 609（2004）
7) M. Suzuki et al. : *J. Agric. Food Chem.*, **48**, 5649（2000）
8) H. Tachibana et al. : *Biochem. Biophys., Res.*, **280**, 53（2001）
9) O. Aktas et al. : *J. Immunol.*, **173**, 5794（2004）
10) 佐野満昭：食品と容器，**45**, 676（2004）
11) 吉岡　寿：茶カテキンのラジカル消去とその機構，茶の機能，村松敬一郎他編，p.66，学会出版センター（2002）
12) C. A. Rice-Evans, N. J. Millar and G. Paganga : *Free Rad. Biol. Med.*, **20**, 933（1996）
13) S. G. Khan et al. : *Cancer Res.*, **52**, 4050（1992）
14) M. K. Piskula and J. Terao : *J. Nutr.*, **128**, 1172（1998）
15) 佐野満昭，芳野恭士：茶の生体機能（Ⅲ），茶の化学成分と機能，伊奈和夫他編，p.165，弘学出版（2002）

〔佐野満昭〕

6.5　免疫機能とミネラル

6.5.1　ミネラルとはなにか

「日本人の食事摂取基準」の最新版（2005年版）は，ミネラル（mineral）としてカルシウム，リン，マグネシウムを挙げている．一方，ミネラルの元来の意味は鉱物のことであり，栄養学の分野では従来から，生物が生産する

タンパク質，脂質，糖質，核酸などの有機物の主要元素である炭素，水素，酸素，窒素以外の元素の総称として，習慣的にミネラルまたは無機質の語を用いてきた．本節ではこの幅広い捉え方にならい，食事摂取基準が策定されているマグネシウム，カルシウム，リン，鉄，クロム，モリブデン，マンガン，銅，亜鉛，セレン，ヨウ素，ナトリウム，カリウムはもとより，これら以外の元素も含めてミネラルと呼ぶことにする．

6.5.2 免疫機能とミネラル：概要[1-6]

天然に存在する92種の元素のうち，免疫機能との関連で特に注目されているミネラルは亜鉛，銅，セレン，鉄であり，「日本人の食事摂取基準（2005年版）」ではいずれも微量元素に分類されている．この4つについては基本的に次のような知見が多い．① これらの供給不足は，自然免疫系および獲得免疫系の細胞の様々な活性を抑制する．② 観察される変化には，それぞれの細胞1個当たりの活性の低下，もしくは細胞総数の減少，あるいはその両者がある．③ 欠乏に伴う免疫系の機能低下の程度に応じて，ウイルス・細菌・寄生虫感染症の罹患やそのための死亡リスクが増す．④ 欠乏の改善により，免疫機能低下からの回復が見られる．⑤ 細胞や機能素子のタイプによって感受性が異なり，境界域や中等度の欠乏であっても影響を受けやすいものがある．

6.5.3 亜　　鉛[7-11]

亜鉛が動物の成長や生存に必須であることは1930年代には知られていたが，ヒトでの必須性は1960年代に明らかにされ，その後とくに完全静脈栄養における重要性が広く認識されるようになった．人体は亜鉛を貯蔵する特別な仕組みをもたないので，食事やサプリメントなどから恒常的に亜鉛を摂取する必要がある．常染色体劣性遺伝形式をとる腸性肢端皮膚炎では，特異的輸送体の欠損によると推定される亜鉛の吸収障害のため，強い亜鉛欠乏を生じる．腸性肢端皮膚炎をはじめ重度の亜鉛欠乏では，免疫機能が強く障害され，易感染性，水疱・膿疱性皮膚炎，脱毛，精神障害などが見られ，また，たとえ境界域の欠乏であっても，味覚・嗅覚の低下などとともに，免疫

6.5 免疫機能とミネラル

表 6.5 免疫機能との関連が深い主なミネラルの役割（分子レベルでの）

【亜鉛】亜鉛タンパク質の成分として，様々な働きをもつ． 亜鉛タンパク質：DNA合成酵素，RNA合成酵素，各種転写調節因子，炭酸脱水酵素（炭酸-重炭酸系の平衡化を促進），カルボキシペプチダーゼA（タンパク質の消化），アルカリホスファターゼ（有機リン酸化合物から無機リン酸を遊離），Cu/Zn-スーパーオキシドジスムターゼ（スーパーオキシドの分解，銅も含む），メタロチオネイン（亜鉛や銅の貯蔵，重金属の捕捉，抗酸化作用）.
【銅】銅タンパク質の成分として，様々な働きをもつ． 銅タンパク質：シトクロム c オキシダーゼ（ミコトンドリア電子伝達系の成員として終末酸化にあずかり，酸素分子に電子を供与して水を生成），ドーパミンβ-モノオキシゲナーゼ（ノルアドレナリンの生成），5-アミノレブリン酸シンターゼ（ヘム合成），ヘムシンターゼ（=フェロケラターゼ：プロトポルフィリンへの鉄の挿入），セルロプラスミン（=フェロキシダーゼ：銅の血中輸送，Fe^{2+} を Fe^{3+} に酸化），Cu/Zn-スーパーオキシドジスムターゼ（スーパーオキシドの分解，亜鉛も含む）.
【セレン】硫黄がセレンに置換したアミノ酸であるセレノシステインやセレノメチオニンなどとして生体内に存在．セレン含有酵素の触媒部位に重要である． セレン含有酵素：グルタチオンペルオキシダーゼ（過酸化水素や脂質過酸化物を還元して分解する抗酸化酵素），チオレドキシン還元酵素（NADPHを水素供与体として酸化型チオレドキシンを還元），ヨードチロニン脱ヨード酵素（甲状腺ホルモンのチロキシンを活性型のトリヨードチロニンに変換）.
【鉄】鉄タンパク質の成分として，様々な働きをもつ． 非酵素タンパク質：ヘモグロビン（酸素の運搬，ヘムタンパク質），ミオグロビン（酸素の貯蔵，ヘムタンパク質），シトクロム c （電子伝達，ヘムタンパク質），トランスフェリン（鉄輸送，鉄封鎖による抗菌），フェリチン（鉄貯蔵），ラクトフェリン（鉄封鎖による抗菌），リポカリン2（鉄輸送，シデロフォア封鎖による抗菌）. 鉄-硫黄酵素（鉄-硫黄クラスターをもつ酵素）：アコニターゼ（クエン酸回路の成員），コハク酸デヒドロゲナーゼ（クエン酸回路の成員）. ヘム酵素：シトクロム c オキシダーゼ（ミコトンドリア電子伝達系の成員として終末酸化にあずかり，酸素分子に電子を供与して水を生成），シトクロム P-450（薬物・ステロイドなどの代謝における酸素添加反応），カタラーゼ（過酸化水素の分解），NADPH オキシダーゼ（酸素分子を還元して，白血球細胞内での殺菌に必要なスーパーオキシドを産生），ミエロペルオキシダーゼ（多形核白血球の顆粒内に分布するペルオキシダーゼ．Cl^- を酸化してOCl^- を生成し殺菌作用に働く），一酸化窒素合成酵素（アルギニンを基質として殺菌作用などの役割をもつ一酸化窒素を産生）. 非ヘム/非鉄-硫黄酵素（ヘムも鉄-硫黄クラスターももたない鉄酵素）：ヌクレオチドレダクターゼ（リボヌクレオシド二リン酸のリボースの2位のOH基を還元してデオキシリボース体に変換，DNA合成に必須），リポキシゲナーゼ（5-リポキシゲナーゼはアラキドン酸に分子状酸素を添加してロイコトリエンの前駆体を生成），プロリン水酸化酵素（コラーゲン分子中のプロリンの4位を水酸化→結合組織の健全化）.

機能の低下を来す．

　機能発現に亜鉛を必要とする酵素は，DNA合成酵素，RNA合成酵素，

Cu/Zn-スーパーオキシドジスムターゼなど（表6.5）をはじめ300種以上あり，しかも国際生化学連合の酵素分類の6群全てに及ぶ．ジンクフィンガーをもち亜鉛との相互作用が推定される転写因子（ステロイドホルモン受容体を含む）も数多い．当然，増殖，分化，代謝，情報伝達，細胞死のほか，さまざまな細胞機能が亜鉛の影響下にあり，亜鉛欠乏状態では免疫機能に関わる多くの細胞に変化が生じる（図6.15）．全般的に，亜鉛欠乏によって細胞性免疫の抑制を認めた研究が多い．

自然免疫系に関しては，腸性肢端皮膚炎のような強い亜鉛欠乏状態では，表皮細胞が傷害されてバリアー機能が低下し，特徴的な皮膚の損傷が生じ

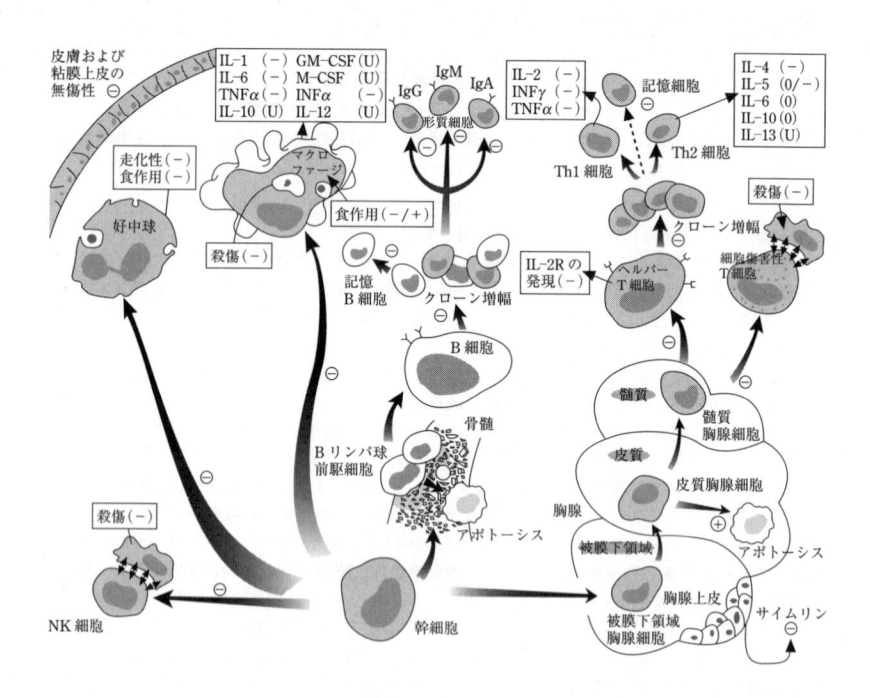

図 6.15 免疫細胞の発達・機能およびサイトカインに及ぼす亜鉛欠乏の影響
（文献7）より，一部改変）

GM-CSF：顆粒球マクロファージコロニー刺激因子, Ig：免疫グロブリン, IFN：インターフェロン, IL：インターロイキン, IL-2R：インターロイキン-2受容体, M-CSF：単球コロニー刺激因子, NK細胞：ナチュラルキラー細胞, TNF：腫瘍壊死因子, 0：亜鉛欠乏の影響はごくわずかか全く認められない, U：亜鉛欠乏の影響は不明確, －：亜鉛欠乏によってダウンレギュレートあるいは阻害される, ＋：亜鉛欠乏によって亢進する．

る．消化管粘膜や気道表層などのバリアー機能は，腸性肢端皮膚炎ほど強い欠乏ではなくても障害される可能性がある．亜鉛欠乏状態では，ナチュラルキラー (NK) 細胞，好中球，単球・マクロファージに，数的変化は特に見られないが，機能低下を認めた報告が多い．補体系については，*in vitro* の亜鉛添加がその活性を増強するという報告がある．しかし，ヒトの亜鉛欠乏における補体活性の変化は明瞭ではない．

獲得免疫系に関しては，亜鉛欠乏状態では血液や末梢リンパ組織におけるリンパ球減少を生じることが多い．その際，B細胞よりもT細胞の減少が著しい．また，胸腺の萎縮(いしゅく)は亜鉛欠乏の特徴の1つであり，特にT細胞の分化・増殖の主要部位である皮質域において著しい．

亜鉛欠乏マウス脾臓(ひぞう)では，B細胞数の減少が認められるが，その一因として，骨髄でのB細胞の成熟が亜鉛欠乏によって抑えられている可能性がある．B細胞の抗体産生応答も亜鉛欠乏において低下しており，脾臓のプラーク形成細胞アッセイでは，抗体産生細胞の減少が認められる．特に，T細胞非依存性抗原よりもT細胞依存性抗原に対する抗体産生応答の低下が顕著である．

T細胞の機能に関しては，亜鉛欠乏状態における遅延型皮膚過敏反応，細胞傷害活性，T細胞マイトジェンに対する増殖応答などの低下，および亜鉛補給によるそれらの回復が認められている．ラットを用いて遅延型過敏反応を調べた実験では，抗原（オボアルブミン）の経口投与による経口免疫寛容の誘導が，亜鉛欠乏状態では抑制されるという報告がある．*In vitro* の実験では，マイトジェンやインターロイキン-2 (IL-2) に対するT細胞の増殖応答が，亜鉛添加によって亢進することが確認されている．また，亜鉛はいくつかのスーパー抗原に対する応答性を増強することが示されており，抗原提示細胞のクラスII分子とT細胞受容体β鎖の間のスーパー抗原による架橋を亜鉛が強化する可能性が考えられている．亜鉛欠乏におけるT細胞依存性抗原に対する抗体産生応答の低下（上述）は，主にT細胞のヘルパー機能の低下によると考えられる．これと関連し，低亜鉛食摂取成人において，Th2細胞関連サイトカイン(IL-4, IL-6, IL-10)の産生は正常であるが，$CD4^+$/$CD8^+$ T細胞サブセット比の低下，Th1細胞関連サイトカイン (IL-2, インタ

ーフェロンγ)の産生低下を認めた報告があり,亜鉛はTh1/Th2バランスの維持に関与している可能性がある.

亜鉛欠乏状態では,Th1細胞関連サイトカインの低下とともに,血中のサイムリン(thymulin)活性の低下やグルココルチコイド濃度の上昇を来すことが知られている.サイムリンはアミノ酸9個からなるペプチドで,細胞表面の高親和性受容体に結合して,T細胞の増殖,細胞傷害活性,IL-2産生などを促進する.サイムリンは亜鉛を1:1に結合し,これに伴う構造変化がその活性発現に必要とされる.しかし,亜鉛欠乏におけるT細胞機能の低下へのサイムリンの関与については不明な点が多い.グルココルチコイドに関しては,副腎切除マウスでは亜鉛欠乏に伴う胸腺の萎縮は軽度であるか認められない.一方,長期にわたるグルココルチコイド濃度の上昇に伴って,骨髄からのプレB細胞や未熟なリンパ球の消失することが認められている.これらから,グルココルチコイドが,亜鉛欠乏状態における胸腺の萎縮や末梢組織におけるリンパ球減少,骨髄でのB細胞の成長抑制に関わる可能性も推定されている.その機構としては,亜鉛欠乏がグルココルチコイドを介するシグナル,またこれを介さないシグナルとして働き,両者が協同的に作用することでアポトーシスが誘導されるという仮説が提唱されている(図6.16).

6.5.4 銅[12-14]

銅は抗酸化系やエネルギー代謝系などの酵素あるいは電子伝達タンパク質の補因子として重要である(表6.5).銅代謝は恒常性維持機構によってよく調節されているため,銅の栄養状態は摂食量の変動の影響を受けにくいが,次のような状況では強い銅欠乏を生じる可能性がある:長期の中心静脈栄養,セリアック病,短腸症候群,熱帯性または非熱帯性スプルー,メガドーズの亜鉛や鉄の摂取,未熟児,メンケス症候群など.一般によく知られている銅欠乏の症状は,貧血,好中球減少,骨の異常などであり,また銅栄養のマーカーとされる血漿の銅およびセルロプラスミン濃度,赤血球のCu/Zn-スーパーオキシドジスムターゼ活性の低下も認められる.しかし,これらのマーカーは鋭敏ではなく,境界域の銅栄養状態の評価には必ずしも適さず,また銅補給への速やかな応答が認められないことも多い.

6.5 免疫機能とミネラル   233

```
         亜鉛欠乏状態
              ↓
         ストレス応答の誘導
              ↓
     グルココルチコイド濃度の上昇
              ↓
細胞膜 ── GcR
              ↓ グルココルチコイドの結合
      GcR＋グルココルチコイド
         デスシグナル (1)
              ↓
         亜鉛欠乏状態
         デスシグナル (2)
                      ← 細胞死のチェックポイント
      ミトコンドリア     ミトコンドリアの小孔
                         bcl-2
                         bax
      ↓            ↓              ↓
活性酸素種     シトクロム c     アポトソーム
H₂O₂, ·O₂⁻                   シトクロム c
                              Apaf-1
      ↓                       プロカスパーゼ 9
細胞死遺伝子の誘発                ↓
      ↑                     カスパーゼ 9
   GcR                         ↓
   GRE   CAD → DNA 断片化   カスパーゼ経路
   核
```

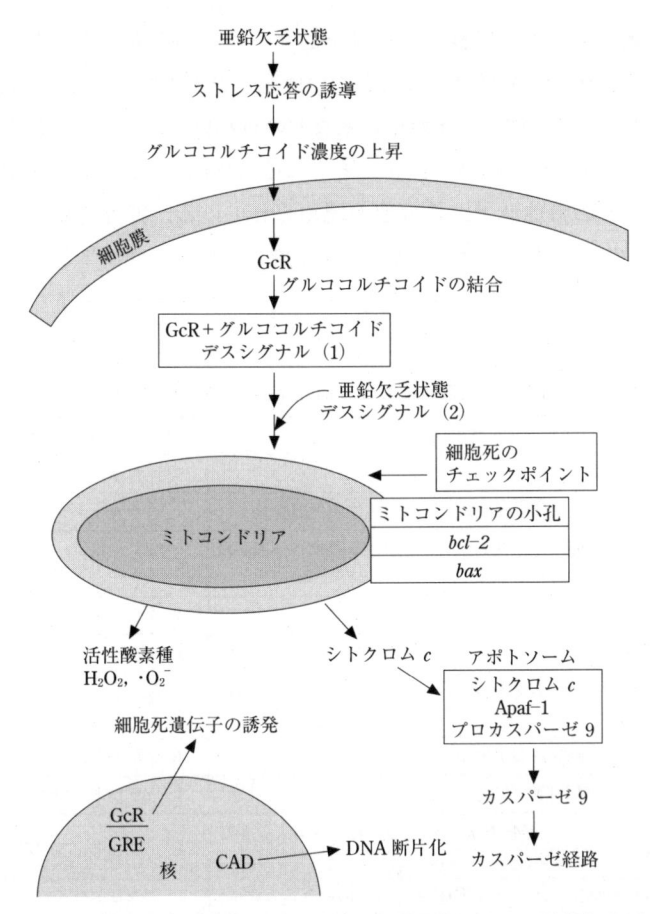

図 6.16 グルココルチコイドおよび亜鉛欠乏状態によって活性化される
アポトーシス経路の概要（文献 11) より，一部改変）

GcR：グルココルチコイド受容体，GRE：グルココルチコイド応答配列，CAD：カスパーゼ依存性 DNA 分解酵素．

亜鉛欠乏に伴ってリンパ系細胞のアポトーシスが生じる機構は解明されていないが，概ねこの仮説図に類似していると推測される．すなわち，亜鉛欠乏によるストレスに伴って産生されたグルココルチコイドは，細胞質で受容体と結合した後，核に転送されて細胞死を引き起こす遺伝子の発現を誘導する．この遺伝子発現を介して，グルココルチコイドはデスシグナルの 1 つとしてミトコンドリアに作用する．一方，亜鉛欠乏状態そのものが別のデスシグナルとして働く．こうしてアポトーシスシグナルがミトコンドリアに集約されると，シトクロム c が細胞質ゾルに遊出する．その際，シトクロム c の遊出路となるミトコンドリア膜の小孔の透過性が細胞の生死決定に関わるチェックポイントとなる．bcl-2 遺伝子の産物は透過性を抑えるのに対し，bax 遺伝子の産物は透過性を亢進する．細胞質ゾルに遊出したシトクロム c は，Apaf-1 やプロカスパーゼ 9 とともにアポトソームを形成する．この複合体を形成することで，Apaf-1 はプロカスパーゼ 9 を限定分解する．こうして生じたカスパーゼ 9 は，細胞骨格の分解や CAD の活性化などの作用をもち，アポトーシスを実行する複数のカスパーゼからなるカスパーゼ経路を活性化する．本図では，細胞膜のデスレセプターを介するカスパーゼ 8 の活性化経路については省略されている．

一方，銅欠乏に伴って様々な免疫学的マーカーに変調を来すことが，ヒト，家畜，実験動物を対象とした多くの研究で報告されている（表6.6）．皮膚や粘膜のバリアー機能，また補体系などの自然免疫系への影響はよくわかっていないが，好中球の数的減少とともにその機能低下，またNK細胞やマクロファージの機能低下，その他が認められている．獲得免疫系については，T細胞の絶対数や相対数の低下，T細胞の増殖能やマイトジェン応答性の低下，抗原刺激後の抗体産生応答の低下，IL-2産生能の低下などが認め

表 6.6　免疫機能における銅の役割（銅欠乏の影響）

免疫学・生化学的指標など	変化	動物種など
好中球減少および貧血	+	ヒト，ウシ
ヒツジ赤血球による抗原刺激後の脾臓中抗体産生細胞数	↓	ラット，マウス
好中球および末梢血マクロファージにおける呼吸バーストおよび殺菌	↓	ラット，ウシ
ナチュラルキラー細胞の細胞傷害活性	↓	ラット
遅延型過敏反応	↓	ラット
脾臓の単核細胞分画におけるT細胞マイトジェン刺激への in vitro 応答	↓	ヒト，ラット，マウス
T細胞レベル（絶対数および相対数（%））	↓	ラット，マウス
B細胞レベル（相対数（%））	↑	ラット，マウス
T細胞サブセット（CD4$^+$およびCD8$^+$）（絶対数および相対数（%））	↓	ラット，マウス
脾臓の単核細胞分画における[^{3}H]チミジンの取り込み	↓	ラット
末梢血および脾臓の単核細胞分画の培養液中のIL-2濃度	↓	ヒト，ヒトT細胞株，ラット
Jurkat細胞におけるIL-2のmRNA産生	↓	ヒトT細胞株
末梢血白血球（好中球・単球・マクロファージ）によるカンジダの殺菌	↓	ヒト，ウシ，ヒツジ
単球の数	↑	ラット
血清のサイムリン濃度	↓	ラット
ドーパミン産生	↑	ラット，マウス
ノルアドレナリン産生	↓	マウス
感染症罹患のリスク	↑	ヒト

（文献13）をもとに作成）

られている．おそらく，こうした様々な局面における免疫系の変調を反映して，銅欠乏状態では感染症罹患のリスクが高い（表6.6）．

銅や鉄のような遷移金属は，電子の授受によって酸化還元サイクルを形成し，フェントン反応を介して強力な活性酸素種であるヒドロペルオキシドの産生にあずかる．したがって，細胞内に遊離の銅や鉄が過剰に存在すると細胞毒性を生じる可能性が大きい．従来の研究では，過剰量の銅を摂取しても，おそらく恒常性維持機構が働いて，免疫機能への影響は明確ではなかった．しかし，最近，推奨量（0.9mg/day）の約8倍，つまり上限量（10mg/day）に近い7mg/dayほどの銅を約20週間という長期にわたって連続摂取した成人男性における所見が報告されている．この報告では，血漿銅濃度には変化は認められないが,,毛髪中銅濃度の上昇，赤血球のCu/Zn-スーパーオキシドジスムターゼ活性の上昇，血漿アスコルビン酸濃度の低下とともに，多形核白血球（相対数）の減少，リンパ球（絶対数）の増加，可溶性IL-2受容体（T細胞の活性化の消長を示す指標）濃度の低下が認められ，さらにインフルエンザワクチンへの応答ではA／北京株に対する抗体産生の低下が認められている．この報告は，免疫系にとって銅はその機能維持に必須な反面，過剰は有害という二面性をもつ可能性をヒトで実証した一例といえる．

6.5.5 セレン[15-22]

土壌のセレン含有量は世界の地域ごとに大きく異なるため，農産物を自給自足する土地では，食物からのセレン摂取量に過不足を生じ，集団のセレン栄養の状態に変調を招く恐れがある．

セレンは，グルタチオンペルオキシダーゼ（GPx），ヨードチロニン脱ヨード酵素，チオレドキシン（Trx）還元酵素などのセレンタンパク質の構成要素として機能することが知られている（表6.5）．これらのセレンタンパク質は，抗酸化（特に細胞膜の），細胞内の酸化還元状態の調節，甲状腺ホルモン代謝などの実行の役目を果たしている．GPxは還元型グルタチオンを水素供与体に用いて過酸化水素や脂質過酸化物を還元する作用をもち，一方Trx還元酵素（TrxR）はNADPHを水素供与体として酸化型Trxを還元する作用をもつ（図6.17）．還元型Trxは免疫調節をはじめ極めて多彩な機能（表6.7）

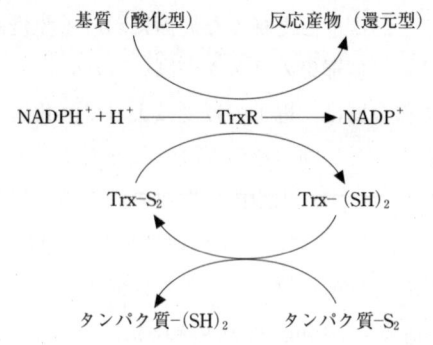

```
                基質(酸化型)      反応産物(還元型)

    NADPH⁺ + H⁺ ─── TrxR ──→ NADP⁺

          Trx-S₂         Trx-(SH)₂

         タンパク質-(SH)₂   タンパク質-S₂
```

図 6.17 チオレドキシン系の酸化還元酵素反応のスキム[16]

表 6.7 チオレドキシンの機能の例

チオレドキシンの機能	コメントおよび参考事項
DNA 合成	Trx はリボヌクレオチド還元酵素への水素供与体として働く
タンパク質ジスルフィドの還元	Trx は細胞内タンパク質ジスルフィドを還元状態に維持する主要因子
過酸化水素の還元	過酸化水素を還元することで酸化ストレスやアポトーシス防御に働くペルオキシレドキシンの多くは，Trx による還元を必要とする
メチオニンスルホキシドの還元によるタンパク質の修復	Trx はメチオニンスルホキシド還元酵素への水素供与体
転写因子の酸化還元状態の調節（NF-κB, AP-1 など）	Trx は転写因子のタイプに応じて阻害あるいは活性化
アポトーシスの調節	還元型 Trx は ASK1（腫瘍壊死因子や酸化ストレスによるアポトーシスに必須な因子）と複合体を形成し，下流へのアポトーシスシグナリングを防止
免疫調節	細胞外 Trx はサイトカインの補助物質やケモカインとして働く

(文献 16)をもとに作成)

を示すが，その基盤はTrxRによって支えられている．

　GPxおよびチオレドキシンは，フリーラジカルの産生を抑え，過酸化水素や脂質過酸化物を減少させる作用をもつとともに，呼吸バーストやスーパー

オキシド産生を調整するように働く．また十分量のセレン存在下では，シクロオキシゲナーゼ経路やリポキシゲナーゼ経路のヒドロペルオキシド中間体のレベルは低く維持され，前炎症性プロスタグランジンやロイコトリエンの産生は抑えられている．

セレンがもつこれらの基礎的役割からわかるように，食事性セレンは適切な免疫応答に必須であり，セレンの栄養状態は自然免疫系，獲得免疫系のいずれにも影響を及ぼす可能性がある．実際，動物実験では，軽度のセレン欠乏状態であっても，非特異的刺激に対する液性（体液性）および細胞性免疫応答を含む免疫系の諸相が影響を受けて，全般性の免疫抑制が生じることが示されている．

自然免疫系に関しては，好中球機能へのセレンの作用が比較的よく研究されている．好中球はスーパーオキシド由来のラジカルを武器に微生物を殺す．この際，侵入者である微生物を殺すのに十分な量のラジカルを産生する一方で，自身の細胞を防御する必要がある．セレン欠乏動物の好中球は*in vitro*での食作用は正常であるが，殺菌能が低下している．この機能低下と細胞質ゾルのGPx活性の低下との間には，相関が認められる．好中球のラジカル産生能の持続時間を調べた実験では，セレン欠乏マウスよりも，セレン補給マウスの好中球の方がこの時間が長く維持され，セレン補給量が多いほど，GPx活性およびカンジダ殺菌能の高いことが示されている．セレン不足状態のマクロファージでは，好中球の走化性に必須なロイコトリエンB_4合成が抑制されているという知見や，セレンの補給によって，NK細胞の活性上昇を認めた例もある．さらに，喘息患者の血管内皮細胞ではセレンレベルが低く，これと関連して接着分子の発現が亢進しており，そのため好中球の接着が亢進しているという報告もある．

獲得免疫系に関しては，液性免疫系について，セレン欠乏動物における免疫グロブリンIgGおよびIgA抗体の力価低下，ヒトにおけるIgGおよびIgM抗体の力価の低下を示した報告がある．細胞性免疫系については，セレン欠乏状態の動物や細胞レベルでの実験では，T細胞の増殖能およびマイトジェン刺激への増殖応答性，リンフォカイン活性化キラー細胞の活性，遅延型皮膚過敏反応，ワクチン誘導性免疫などの低下，およびセレン補給に伴うこれ

らのマーカーの回復が認められている．ヒトでは，セレン補給に伴い，マイトジェン刺激に対するリンパ球の増殖，高親和性のIL-2受容体の発現，細胞傷害性リンパ球による腫瘍細胞の傷害，NK細胞の活性などの上昇が報告されている．

中国ではかつて地方病的に小児の心筋症が見られたが，この克山病の発生はセレン補給によって大きく減ったことより，セレン欠乏がその主因であると一般的に理解されている．しかし，それだけでは説明のつかない面も多く，ウイルス感染の関与が指摘されてきた．これに関連し，近年，セレン欠乏のマウス体内で無毒株のコクサッキーウイルスが有毒株へと形質転換し，心筋炎を発症させるようになること，また，この形質転換はGPx-ノックアウトマウスにおいても生じることが明らかにされている．さらに，弱毒株のインフルエンザウイルスがセレン欠乏マウス体内で突然変異を生じて毒力を増すことも報告されている．こうした形質転換の背景には，セレン欠乏に伴う宿主細胞内の酸化ストレスの増加がウイルスの突然変異を促したり，免疫機能の低下がウイルスの生き残りに適した環境を与えている可能性が考えられ，興味深い．

生体内でセレンが最も高濃度に存在するのは甲状腺であり，ここでは甲状腺ホルモンの合成に必要な過酸化水素が大量に産生されるので，その過剰を消去するのにGPxやTrxRが働いている．セレン欠乏に伴うセレン酵素の作用およびセレンの免疫機能維持作用の低下は，甲状腺疾患の発症や症状の進展に関わる可能性もある．実際，重度のセレン欠乏では甲状腺のGPx活性低下と相まって甲状腺炎の頻度が高いことが報告されている．これを受けて，自己免疫性甲状腺炎患者に対するセレン補給の効果を調べた研究が行われており，抗甲状腺ペルオキシダーゼ抗体レベルの減少が示されている．

6.5.6 鉄[23-27]

鉄は生体内で+2，+3，+4の荷電状態を取り，その相互変換による電子授受とともに，O, N, S原子などを配位子として結合する性質をもつ．この特性をもとに，鉄は種々のタンパク質の必須成分として，それらの機能を支えている．鉄含有タンパク質は大きく4つのタイプ（表6.5）に分けられ，

酸素の運搬や貯蔵（ヘモグロビン，ミオグロビン），電子伝達（シトクロムa, b, cなど），基質の酸化還元反応（リボヌクレオチドレダクターゼ，NADPHオキシダーゼなど）その他の多彩な役割を果たしている．DNA合成に不可欠なリボヌクレオチドレダクターゼの構成成分であることなどから明らかなように，鉄は免疫細胞を含む全ての細胞の分化・増殖に必須であり，サイトカインの産生調節や細胞内情報伝達系を介したサイトカインの作用発現にも関与する．また，鉄含有酵素によって産生される活性酸素種や窒素酸化物は食細胞の主要な武器となっており，免疫機能の様々な局面に鉄は深い関わりをもつ．鉄欠乏によって，貧血，体温調節・精神機能・身体活動能力の低下などの症状とともに，免疫機能の低下を来すこともある．一方，既に述べた（銅の項参照）ように，鉄はフェントン反応を介して強力な活性酸素種であるヒドロペルオキシドの産生にあずかるため，細胞内に遊離の鉄が過剰に存在すると有害作用を生じる恐れがある．そのため，鉄代謝および遊離鉄濃度は複数の輸送体や鉄結合タンパク質によって厳密に調節されている．

　自然免疫系に関しては，鉄欠乏状態では，好中球のミエロペルオキシダーゼ活性の低下とともに細胞内殺菌能の低下を認めた報告が多い．ちなみに，原発性免疫不全の1つであるミエロペルオキシダーゼ欠損症では，好中球による細胞内殺菌に必要なHOClなどの産生低下のために易感染性を生じる．マクロファージの食作用は鉄欠乏によって大きな変化は示さないが，細胞内殺菌能の低下を生じることがある．NK細胞の活性低下の報告もある．

　獲得免疫系に関しては，鉄欠乏に伴って細胞性免疫機能が低下する場合があり，末梢血・組織中のT細胞数の減少や胸腺の萎縮の報告もあるが，必ずしも統一的な見解ではない．ツベルクリンなどの刺激に対する遅延型皮膚過敏反応，マイトジェン刺激に対するT細胞の増殖応答については，鉄欠乏状態におけるその低下，また鉄補給による回復を認めた報告が割合に多い．なお，液性免疫機能は鉄欠乏の影響を受けにくいようであり，試験対象の抗原のほとんどに対する抗体産生応答は，鉄欠乏状態であっても概ね正常に維持されている．

　一方，マクロファージへの鉄の負荷は，インターフェロンγ（IFNγ）の活性を阻害する結果，腫瘍壊死因子α（TNFα）の産生，MHC（主要組織適合遺

伝子複合体）クラスⅡ分子の発現，ネオプテリンの産生などの低下をもたらし，IFNγ経路による細胞内殺菌を弱体化させる可能性がある．過剰の鉄はまた，誘導性一酸化窒素合成酵素の転写を抑制することで，マクロファージの主要な殺菌・殺腫瘍細胞物質である一酸化窒素（NO）の産生を低下させることになる．

ここまで述べたように，鉄は宿主の免疫機能の維持に重要である反面，過剰の有害作用も見過ごせない．さらに，鉄は細菌などの病原体の成長に必須な因子でもあるので，遊離鉄を結合・封鎖する作用をもつトランスフェリンやラクトフェリンの *in vitro* の添加によってその成長を阻害されるタイプの細菌がある．しかし，強毒株の中には，トランスフェリンなどよりも強力に鉄を結合する独特のシデロフォアをもち，これを介して菌体内への鉄の取り込みを行うものもある．ところが最近，リポカリン2という宿主タンパク質が細菌性のシデロフォアを結合して，その働きを抑えることが明らかにされた[26]．宿主と病原体との鉄をめぐる駆け引きは中々奥深いが，いずれにしても鉄封鎖タンパク質の容量以上の鉄の超過は，活性酸素種の産生やNO産生の低下による免疫機能の低下とともに，病原微生物が生育しやすい富栄養化の環境を提供することになる．実際，ヘモクロマトーシス（原発性，溶血性貧血やサラセミアのような続発性）患者では易感染性が見られ，また感染症（特にマラリア）を伴う貧血患者への鉄投与は，感染症状を急激に悪化させること，また鉄の経口補給に伴って感染症の罹患が増すことなどを示した報告が少なくない．

免疫機能にとって，鉄は諸刃の剣である．

6.5.7 その他のミネラル[5, 28-29]

ホウ素は近年の研究でヒトおよび他の動物における必須性が示唆されており，免疫機能への関与の可能性を示す報告もある．例えば，ラットの実験では，ホウ素補給に伴い，ヒトチフスワクチンに対する抗体応答が増強される一方，抗原誘発性関節炎モデルにおける脚の腫脹の軽減が示されている．また，ブタの実験では，ホウ素補給により，フィトヘマグルチニン皮内投与後の炎症反応が軽減する一方，マイトジェンへのリンパ球の反応性やヒツジ赤

血球への抗体応答には変化がないといった報告もなされており，ホウ素は免疫機能の調整に関与している可能性も考えられる．

　ミネラルの中には，これまで述べてきたように免疫機能の維持・増進に役立つものがある反面，微量であっても免疫系を介して有害作用を示すものがある．例えば，水銀は，そのメカニズムは不明であるが，ヒトを含むいくつかの種に，金属誘発性の自己免疫機序による腎炎を生じることが知られている．また，関節リウマチの治療に金が用いられた患者では，金反応性T細胞の出現を伴うような自己免疫機序による障害を招くことがある．さらに，装身具あるいは補綴具（ほていぐ）などから溶出した金属によってアレルギー性接触皮膚炎を生じることがあり，金属アレルゲンとして，クロム，コバルト，水銀，金，そして特にニッケルがよく知られている．ニッケルアレルギー患者から得たMHC拘束性ニッケル特異的T細胞を用いた研究では，ニッケルがクラスII分子に提示されたペプチドに結合してハプテンのように挙動することが示されている[30]．水銀などの重金属は習慣性流産や不妊のリスク因子であることを示す知見があり，これに何らかの形で免疫学的機序が関与している可能性も考えられている．

6.5.8　ミネラル利用上の注意

　ミネラル，特に本節で述べた亜鉛，銅，セレン，鉄が免疫機能の諸相に密接に関わる重要な因子であることは紛れもない事実である．しかし，その摂取量が食事摂取基準に適合し，かつ特段の欠乏症状を呈しない人が，免疫機能の維持・増進を期待してこれらの補給・補完を行うことには注意が肝心である．例えば，ダイエタリー・サプリメント素材の安全性・有効性について科学的根拠に基づいて構築され，ゴールドスタンダードともいえるNatural Medicines Comprehensive Database（NMCD）[31]によれば，これらミネラル単品の補給補完が免疫機能の維持・増進に役立つということを積極的に支持する根拠は未だ得られていない状況である（表6.8）．一方で，鉄の利用は難しい面が多そうであるが，亜鉛，銅，セレンの免疫系への作用を考慮すると，これらを適切な割合に配合するなどの工夫により，免疫系の健康に役立つ食品を開発することもあながち夢ではないように思われる．

表 6.8 免疫機能と関連が深いミネラルの保健機能における有効性の評価
—Natural Medicines Comprehensive Database による—

	亜 鉛	銅	セ レ ン	鉄
Effective	ウィルソン病, 亜鉛欠乏	銅欠乏		慢性疾患に伴う貧血, 鉄欠乏性貧血
Likely Effective	下痢			
Possibly Effective	痤瘡（にきび）, 腸性肢端皮膚炎, 加齢黄斑変性症, 神経性食欲不振症, 注意欠陥多動障害, 熱傷（銅・セレンと併用）, かぜ（薬用ドロップとして）, 味覚低下, ハンセン病（治療薬と併用）, 筋痙攣, 消化性潰瘍, 肺炎, 鎌状赤血球症, 静脈性下肢潰瘍, ビタミンA欠乏		前立腺ガン	アンギオテンシン変換酵素阻害薬の使用に伴ううっせき, 認知機能
Possibly Ineffective	AIDS関連下痢−消耗症候群, 円形脱毛症, アトピー性皮膚炎（湿疹）, 炎症性腸疾患, インフルエンザ, マラリア, 妊娠関連歯欠乏, 乾癬, 乾癬性関節炎, 関節リウマチ		心臓血管疾患, 肺ガン, 関節リウマチ, 皮膚ガン	
Likely Ineffective				
Ineffective				
Insufficient Reliable Evidence to Rate	AIDS関連日和見感染		ヒ素中毒, 大腸ガン, 食道ガン, ヒト免疫不全ウイルス感染に伴う症状, 甲状腺機能低下症, 脳卒中・ガンの死亡率	注意欠陥多動障害, 疲労

NMCD では, 主にヒトを対象とした無作為化比較試験の成績に基づいて, 素材の有効性をこの表のように6段階にランク付けしている. そのための根拠が不十分な場合は "Insufficient Reliable Evidence to Rate" とされる. 可能性を表す副詞である likely は 70〜80%はどの可能性, possibly は 40%以下はどの可能性を示すといわれている（鈴木英次：科学英語のセンスを磨く—オリジナルペーパーに見られる表現, 化学同人 (1999)).

参 考 文 献

1) M. E. Gershwin et al. : *Compr. Ther.*, **17**, 27 (1991)
2) K. L. Erickson, E. A. Medina and N. E. Hubbard : *J. Infect. Dis.*, **182** (Suppl. 1), 5S (2000)
3) P. C. Calder and S. Kew : *Br. J. Nutr.*, **88** (Suppl. 2), 165S (2002)
4) L. Amati et al. : *Curr. Pharm. Des.*, **9**, 1924 (2003)
5) M. L. Failla : *J. Nutr.*, **133** (5 Suppl. 1), 1443S (2003)
6) S. Kaminogawa and M. Nanno : *Evid. Based Complement. Alternat. Med.*, **1**, 241 (2004)
7) A. H. Shankar and A. S. Prasad : *Am. J. Clin. Nutr.*, **68** (2 Suppl.), 447S (1998)
8) K. H. Ibs and L. Rink : *J. Nutr.*, **133** (5 Suppl. 1), 1452S (2003)
9) P. Kidd : *Altern. Med. Rev.*, **8**, 223 (2003)
10) A. Finamore et al. : *J. Nutr.*, **133**, 191 (2003)
11) P. J. Fraker and L. E. King : *Annu. Rev. Nutr.*, **24**, 277 (2004)
12) S. S. Percival : *Am. J. Clin. Nutr.*, **67** (5 Suppl.), 1064S (1998)
13) M. Bonham et al. : *Br. J. Nutr.*, **87**, 393 (2002)
14) J. R. Turnlund et al. : *Am. J. Clin. Nutr.*, **79**, 1037 (2004)
15) R. J. Turner and J. M. Finch : *Proc. Nutr. Soc.*, **50**, 275 (1991)
16) E. S. Arner and A. Holmgren : *Eur. J. Biochem.*, **267**, 6102 (2000)
17) R. Gartner et al. : *J. Clin. Endocrinol. Metab.*, **87**, 1687 (2002)
18) J. R. Arthur, R. C. McKenzie and G. J. Beckett : *J. Nutr.*, **133** (5 Suppl. 1), 1457S (2003)
19) M. A. Beck, O. A. Levander and J. Handy : *J. Nutr.*, **133** (5 Suppl. 1), 1463S (2003)
20) L. Patrick : *Altern. Med. Rev.*, **9**, 239 (2004)
21) G. J. Beckett and J. R. Arthur : *J. Endocrinol.*, **184**, 455 (2005)
22) M. Ryan-Harshman and W. Aldoori : *Can. J. Diet. Pract. Res.*, **66**, 98 (2005)
23) E. D. Weinberg : *Emerg. Infect. Dis.*, **5**, 346 (1999)
24) S. J. Oppenheimer : *J. Nutr.*, **131** (2S-2), 616S (2001)
25) J. L. Beard : *J. Nutr.*, **131** (2S-2), 568S (2001)
26) G. Weiss : *Eur. J. Clin. Invest.*, **32** (Suppl. 1), 70 (2002)
27) T. H. Flo et al. : *Nature*, **432**, 917 (2004)
28) L. Budinger and M. Hertl : *Allergy*, **55**, 108 (2000)
29) D. A. Lawrence and M. J. McCabe Jr. : *Int. Immunopharmacol.*, **2**, 293 (2002)

30) P. Romagnoli, A. M. Labhardt and F. Sinigaglia : *EMBO J.*, **10**, 1303 (1991)
31) http://www.naturaldatabase.com./(l3stvc55dx4amgaij13kz455)/home. aspx?li=0&st=0&cs=&s=ND

（濱口惠子・志村二三夫）

6.6 ビタミン

6.6.1 ビタミン（vitamins）の名称と一般的な働き

　ビタミンは「微量で体内の代謝に重要な働きをしているにもかかわらず自分で作ることができない化合物」と定義されている．このビタミンという言葉は，ビタミンB_1が発見された時に，それが一種のアミン化合物であったことからvita（生命）＋amine（アミン）とし，"vitamine"とされたことに由来している．その後，ビタミンはアミン化合物だけではないことから語尾の"e"をとり，現在の"vitamin"になった．ビタミンは生体の代謝に必須な微量栄養素として，糖質，脂質，タンパク質などの代謝において潤滑油的な働きをしている．現在，ビタミンは大きく脂溶性と水溶性に分けられ，脂溶性ビタミンが4種類，水溶性ビタミンが9種類の合計13種類が確認されている（表6.9）．ビタミンP，ビタミンUのようにビタミンではないのに俗にビタミンと呼ばれている物質もある．それらはビタミン様物質であり，未だヒトにおいて不可欠な物質であるかどうか明確にはされていない（表6.10）．各種ビタミンの一般的な働き，欠乏症，過剰症の有無は表6.11に示したとおりである．ビタミンは欠乏症の予防に，そのヒトにおける必要量が示されてきているが，最近では欠乏症だけでなく生活習慣病予防の観点から，その望ましい習慣的な摂取量（推奨量，目安量），また過剰摂取に伴う悪影響を考慮した上限量が，食事摂取基準として策定されている．ビタミンの日本人における食事摂取基準（2005年版）は表6.12に示したようになっており，この値は2005年4月から2010年3月まで使用されることとされている．

6.6.2 免疫に関連するビタミン

　ビタミンは生体の機能維持に重要な役割をもっており，ほとんどのビタミ

6.6 ビタミン

表 6.9 ビタミンとその名称

	化合物名	(昔呼ばれていた名称)
脂溶性		
ビタミン A	レチノール,レチナール,レチノイン酸	
ビタミン D	エルゴカルシフェロール,コレカルシフェロール	
ビタミン E	トコフェロール,トコトリエノール	
ビタミン K	フィロキノン (K_1),メナキノン (K_2)	
水溶性		
ビタミン B_1	チアミン	
ビタミン B_2	リボフラビン	
ナイアシン	ニコチン酸,ニコチンアミド	(ビタミン B_3)
パントテン酸	パントテン酸	(ビタミン B_5)
ビタミン B_6	ピリドキシン,ピリドキサール,ピリドキサミン	
ビタミン B_{12}	シアノコバラミン,ヒドロキソコバラミン	
葉酸	プテロイルグルタミン酸	(ビタミン M)
ビオチン	ビオチン	(ビタミン H)
ビタミン C	アスコルビン酸	

表 6.10 ビタミン様物質の名称と作用など

物質名	他の名称や作用などの情報
ビタミン F	多価不飽和脂肪酸(PUFA).
ユビキノン	補酵素 Q とも呼ばれている.細胞内ミトコンドリアの電子伝達系に関係.
リポ酸	ピルビン酸や α-ケトグルタル酸の酸化的脱炭酸反応でアセチル-CoA やスクシニル-CoA が生じる時に関係.
オロト酸	ビタミン B_{13} と命名されていた.UDP,UTP,ATP,GTP の生合成の中間体.
パンガミン酸	ビタミン B_{15} と命名されていた.
カルニチン	ビタミン B_T と命名されていた.脂肪酸代謝に関係.
コリン	抗脂肪肝因子として単離された物質.リン脂質,神経伝達物質の1つであるアセチルコリンの構成成分.
イノシトール	抗脂肪肝因子として単離された物質.リン脂質の構成成分.
p-アミノ安息香酸	PABA,ビタミン B_X とも言われている.
バイオフラボノイド	ビタミン P とも呼ばれている.メチルヘスペリジン,ルチンなどのフラボノイド.
ビタミン U	新鮮なキャベツの中の抗消化性潰瘍因子として発見された物質.U は ulcer(潰瘍)に由来している.

表 6.11 各種ビタミンの主な作用，欠乏症，過剰症

	主 な 作 用	欠 乏 症	過 剰 症
ビタミン A	正常な成長，皮膚や粘膜の形成維持	夜盲症，眼球乾燥症，皮膚乾燥症，発育障害	皮膚の剥離，食欲不振，頭痛，吐き気，肝障害，胎児の奇形
ビタミン D	カルシウムの吸収と排泄，骨への沈着の調節，細胞の増殖と分化の調節	乳児・小児ではくる病，成人では骨軟化症	高カルシウム血症，軟骨組織の石灰化，腎障害
ビタミン E	抗酸化作用により過酸化脂質の生成を抑制	特殊な条件での溶血性貧血と運動失調などの神経障害	まれに下痢
ビタミン K	γ-カルボキシラーゼの補酵素として血液凝固因子や骨タンパク質の活性化	血液凝固の遅延，乳児の頭蓋内出血，骨粗鬆症	まれに悪心，嘔吐
ビタミン B_1	糖質（炭水化物）の代謝	脚気，ウェルニッケ-コルサコフ症候群，多発性神経炎	
ビタミン B_2	糖質，タンパク質，脂質の代謝	唇炎，舌炎，脂漏性皮膚炎，成長障害	―
ナイアシン	NAD，NADP として多くの生体反応に関与	ペラグラ	顔面紅潮，下痢，嘔吐
パントテン酸	CoA やホスホパンテテインの構成成分として脂質，糖質，タンパク質の代謝	疲労，皮膚炎，知覚異常	―
ビタミン B_6	タンパク質（アミノ酸）の代謝	口唇炎，口角炎，貧血，痙攣（けいれん）	末梢知覚神経障害
ビタミン B_{12}	核酸，脂肪酸，アミノ酸の代謝	巨赤芽球性貧血，舌炎，末梢神経障害	―
葉 酸	核酸やアミノ酸の代謝	巨赤芽球性貧血，胎児の神経管閉鎖不全，動脈硬化	発熱，じんましん，かゆみ，呼吸障害などの過敏症
ビオチン	炭水化物や脂質の代謝	口唇炎，脂漏性皮膚炎	―
ビタミン C	コラーゲンや神経伝達物質の合成，アスコルビン酸として抗酸化に関与	壊血病	下痢

―：過剰症は認められていない．

ンが免疫に何らかの関与をしていると考えられるが，ビタミン A，ビタミン E，ビタミン C，ビタミン B_6 については，実際に免疫能との関連を示した報

表6.12 各種ビタミンの食事摂取基準（2005年版）（18～29歳の値）

	推奨量（RDA）または目安量（AI）[注1]	上限摂取量[注2]
ビタミンA	RDA：男 750 μg，女 600 μg	男女 3 000 μg
ビタミンD	AI：男女 5 μg	男女 50 μg
ビタミンE	AI：男 9 mg，女 8 mg	男 800 mg，女 600 mg
ビタミンK	AI：男 75 mg，女 65 mg	―
ビタミンB_1	RDA：男 1.4 mg，女 1.1 mg	―
ビタミンB_2	RDA：男 1.6 mg，女 1.2 mg	―
ナイアシン	RDA：男 15 mgNE，女 12 mgNE[注3]	男女 300 mgNE
パントテン酸	AI：男 6 mg，女 5 mg	―
ビタミンB_6	RDA：男 1.4 mg，女 1.2 mg	男女 60 mg
ビタミンB_{12}	RDA：男女 2.4 μg	―
葉酸	RDA：男女 240 μg	男女 1 000 μg
ビオチン	AI：男女 45 μg	―
ビタミンC	RDA：男女 100 mg	―

注1：推奨量（recommended dietary allowance：RDA）は，ある性・年齢階級に属する人々のほとんど（97～98％）が1日の必要量を満たすと推定される1日の摂取量．目安量（adequate intake：AI）は，推奨量を算定するのに十分な科学的根拠が得られない場合に，ある性・年齢階級に属する人々が，良好な栄養状態を維持するのに十分な量．

注2：上限量（tolerable upper intake level：UL）は，ある性・年齢階級に属するほとんどすべての人々が，過剰摂取による健康障害を起こすことのない栄養素摂取量の最大限の量．

注3：ナイアシン当量（niacin equivalent：NE）は下記の式から求められる．
NE（mg）＝ニコチンアミド（mg）＋ニコチン酸（mg）＋1/60 トリプトファン（mg）

告が認められる．

1） ビタミンA

ビタミンAは細胞の分化・発生，正常な成長促進作用，皮膚粘膜形成など多彩な作用をもち，正常な免疫機能の調節において必須なビタミンとされている．その機能はビタミンAの欠乏状態の研究から明らかにされている．すなわち，ビタミンAの欠乏状態では細胞性免疫ならびに体液性免疫の応答がいずれも抑制され，その機能低下はビタミンA投与で急速に回復する．また，ビタミンAはリンパ球，単球，好中球の発育と分化に関与し，ビタミンA欠乏状態ではリンパ組織と末梢のCD4 Tリンパ球の選択的な低下，ならびに血液中の好中球の減少が起こる．ビタミンAの欠乏状態では，粘膜上皮の状態が悪くなり，小腸や気道における粘膜の防御機能が低下し，また免疫能が低下することにより感染症にかかりやすくなる．

レチノイドはビタミンAとその類縁化合物の総称であり，レチノイドとし

てはレチノール，レチナール，レチノイン酸などがある．レチノイン酸は，抗ウイルス作用や抗腫瘍作用を有するナチュラルキラー（NK）細胞の循環血液中数を適正に維持する上で重要な役割を持ち，炎症やBリンパ球・Tリンパ球の産生を刺激する種々のサイトカイン系に関与することが示されている．ビタミンAの前駆体でプロビタミンAと呼ばれるβ-カロテンのようなカロテノイド類は，プロビタミンAの機能だけでなく，老化やガンなどにおいて注目されている活性酸素の消去作用（抗酸化作用）をもち，直接的ならびに間接的に免疫機能に関与していると考えられている．高齢者にβ-カロテンを投与した研究では，NK細胞の活性が高まったという報告がある．

　発展途上国において子供のビタミンA不足は，上気道感染や下痢を起こし，死亡率を高める．しかし，肺炎の防御や治療にはビタミンAの補給は役立たないようである．一方，子供の下痢に対するビタミンA投与は，下痢の発生には影響しないが，死亡率を減少させることが示されている．マラリアの罹患率に対するビタミンA投与については，重症のマラリア発生をやや低減させるが，死亡率にはほとんど影響しないと考えられている．はしかに対するビタミンAの投与は病状を軽減させ，治療期間を短縮するという報告があり，これにはビタミンA投与によるリンパ球数の増加と，はしかに特異的な抗体産生が関与していると考えられている．AIDS（後天性免疫不全症）において，HIVに感染した人ではビタミンAやB$_6$，B$_{12}$の不足が観察されている．HIVに感染した妊婦では血清のビタミンAレベルが低いことから，妊婦にビタミンAを投与して乳児のHIVの感染率に対する影響を評価する2つのランダム化比較試験が行われたが，いずれの研究においても有意な影響は認められていない．

2) ビタミンE

　ビタミンEは，重要な脂溶性の抗酸化ビタミンであり，脂質過酸化の抑制作用を介して老化や発ガンの防御にも関連すると考えられている．ビタミンEの必要量は不飽和脂肪酸の摂取バランスと深く関係しているが，通常は欠乏することはほとんどない．ただし未熟児や脂肪吸収障害のある患者，遺伝性疾患（家族性ビタミンE単独欠損症）などの特別な条件では欠乏する可能性がある．ビタミンEの欠乏はBリンパ球やTリンパ球を介した細胞性免疫能

を低下させることが示されている．免疫能は加齢とともに低下し，その免疫能の低下はビタミンEの摂取によって改善できるという報告がある．健康な高齢者を対象とした実験において，ビタミンEの投与はワクチンに対する特異的な抗体産生を改善することが示されている．このようなビタミンEの免疫に対する影響の検討は60mgから800mgという大量投与の条件で行われており，至適な量は未だ明確にはなっていない．ちなみに，ビタミンEの日本人における食事摂取基準（2005年版）は目安量で10mg/日（表6.12），アメリカ・カナダの食事摂取基準では推奨量が15mgとなっている．ビタミンE大量投与の免疫能に対する影響が，若い人にも同様に認められるかどうかは不明である．

3）ビタミンC

ビタミンC（アスコルビン酸）は白血球に高濃度（血漿の10～80倍）に含まれ，食菌作用などの機能の調節に重要な役割を持っていると考えられる．ビタミンCの欠乏状態では感染に対する抵抗力が低下する．ビタミンCが白血球の食作用，幼若化，免疫グロブリンの形成を修飾することは，ヒトにおける種々の研究で検討されている．しかし，そのような免疫能に対するビタミンCの作用の検討は，食事から摂取するビタミンC量よりも大量摂取の条件で行われており，また結果は一定していない．ビタミンCが上気道感染症の患者の症状の発現時期を1～1.5日短縮するという研究結果があるが，有益な効果は小さいようである．多量のビタミンC（600mgから1g）摂取が激運動に伴って発症する上気道感染に対して防御的に作用したという報告がある．また，妊娠中や授乳中のビタミンCとB, Eの摂取は子供へのHIVの感染を抑制するという報告もある．ビタミンCを多く含む野菜や果物を摂取している人では，口腔ガン，食道ガン，胃ガン，大腸ガン，肺ガンの発生リスクが低下するという報告があるが，この効果はサプリメントとして摂取したビタミンCでは認められないという報告もあり，未だ一定した見解は得られていない．

4）ビタミンB_6

ビタミンB_6の欠乏によりリンパ球の増殖が抑えられ，抗体産生やTリンパ球の活性化が低下する．これはビタミンB_6がアミノ酸の合成と代謝に関

連し,その欠乏はアミノ酸から合成される抗体やサイトカインの産生にも影響するためと考えられている.疫学調査において血液中のピリドキシン濃度の高い男性の喫煙者では,肺ガンリスクが低いという報告がある.また,ビタミンB_6欠乏の関連性が示唆される現象として,老人,HIV感染者,尿毒症や慢性関節リウマチの患者に認められる免疫学的な変調がある.

5) その他のビタミン

ビタミンDの作用としては,カルシウムの代謝調節がよく知られているが,細胞の増殖や分化に対する作用もある.後者のビタミンDの作用として,T細胞やB細胞を介した免疫調節作用が知られている.HIV感染者ではビタミンB_{12}の血液中濃度が低いことから,ビタミンB_{12}の免疫との関連が示唆されている.

参 考 文 献

1) 日本ビタミン学会編:ビタミンの事典,第4版,朝倉書店(2000)
2) Dietary Reference Intakes, National Academy Press (2000)
3) 木村修一,小林修平翻訳監修:最新栄養学,第8版,建帛社(2002)
4) J. M. Jellin *et al.* : Pharmacist's Letter/Prescriber's Letter Natural Medicines Comprehensive Database, 5th Ed., Stockton, CA (2003)
5) 日本人の食事摂取基準について.厚生労働省ホームページ(http://www.mhlw.go.jp/houdou/2004/11/h1122-2.html)

(梅垣敬三)

6.7 食品由来のペプチド

6.7.1 免疫能に及ぼす食品タンパク質の二面性

免疫能がタンパク質・エネルギー栄養障害(PEM)によって低下することはよく知られている.栄養不良により免疫能は細胞性および体液性の両者で低下することが報告されている[1].

開発途上国における乳幼児死亡の多くがPEMに起因した感染症であり,ウイルスや病原細菌の直接的な易感染性に加えて抗体産生能の低下が重症化をもたらした結果とされている.先進国にあっても,高齢者の血清アルブミ

表 6.13 種々の栄養状態における免疫能の変化[3]

栄養状態	免疫能	白血球数	T細胞サブセット	抗体価	補体価	T細胞幼若化能	NK細胞活性	ADCC活性	サイトカイン
栄養不良、栄養素欠乏	PEM[*1]	↓	↓	↓	↓	↓	↓	↓	↓
	LCT[*2]	→	↓			↓			↓
	ビタミンE	→		↓		↓	→		↓
	亜鉛	↓	↓	↓		↓		↰	↓
栄養過剰、栄養素補足	肥満	↓	↓	→	→	↓	↓	↓	↓
	ヌクレオチド		↑	↑		↑	↑		↑
	アルギニン	→	↑	↑		↰	→		→
	グルタミン	↑				↑			
	ビタミンA		↑	↑		↑	↑	↑	↑
	ビタミンE	→	↑	↑	↑	↑	↑	↑	↑
	ビタミンC	→	→	→		↑	↑	↑	↑

↑亢進，↰亢進または変化なし，→正常または変化なし，↓低下．
*1 PEM：タンパク質・エネルギー栄養障害．
*2 LCT：長鎖脂肪酸トリグリセリド．

ン値とインフルエンザワクチン接種後の抗体陽性率およびインフルエンザ感染予防率との間に明らかな正の関係が認められている[1]．

　タンパク質の摂取不足によって免疫能の低下を招来する一方で，タンパク質摂取の増加がアレルギー疾患の発症機会の増大をもたらす要因であるとする考えもある．近年のわが国における各種アレルギー疾患罹患者の増加は食生活，特にタンパク質摂取状況の改善が関連していると考えられている[2]．こうした状況からみると，摂取タンパク質の免疫能に及ぼす影響は生体に対して功罪二面性を発揮するようである．矛盾する現象を克服するために，成長・発達に即した受動免疫能から能動免疫能成立過程に対応する適切な栄養素補給・食生活モデルの形成が今後の栄養学研究に課せられた大きな命題といえる．

　PEMを含む種々の栄養状態における免疫能の変化を表6.13に示した[3]．

6.7.2 食品由来ペプチドの機能性探索

　我々は多種類の食品タンパク質を日々摂取している．理論的には，食品タンパク質を起源とする生理活性を有するであろうペプチドの種類も無限に近く存在することになる．そのため，食品由来ペプチドの生理機能研究は特定

の分野と範囲にとどまっているのが現状である．

　通常，摂取した食品タンパク質から産生されるペプチドとの最初の遭遇は消化管腔内である．食品タンパク質を経口摂取した場合，胃や膵臓からのペプシン，トリプシン，キモトリプシンによる分解に加えて，小腸粘膜上皮細胞あるいは腸内細菌の各種ペプチダーゼの作用により低分子ペプチドあるいは遊離アミノ酸に分解される．小腸粘膜上皮細胞で吸収可能なペプチド鎖長としては，トリおよびジペプチドまでであり，それ以上の鎖長を有するペプチドは生理的には吸収されない[4]．しかし，それよりも鎖長の長い食品タンパク質由来ペプチド分子が分解されることなく血中に見出される例も報告されている[5-7]．しかしその多くは，消化を免れたうえで小腸粘膜上皮細胞間隙を通過したものと考えられている[8]．また，難消化性のタンパク質あるいは高分子ペプチドの一部は腸内細菌により低分子化されるが，ほとんどは糞便として排泄される．したがって，吸収された難消化性ペプチド分子を除くと，消化管腔内でどのような組成のペプチドがどれだけ産生しているかの検証は困難であるため報告は少ない．

　食品タンパク質から産生するペプチド分子を検証するために，タンパク質分解酵素や各種ペプチダーゼを用いた*in vitro*の実験が行われている[9]．生理活性測定もまた培養細胞系あるいは*in vitro*で得られた研究報告が多くを占めている．しかし，そうして得られた生理活性ペプチド分子が，日常的に消化管内で産生されているか，あるいは生理作用を発揮するかについては慎重に判断する必要があり，免疫能に及ぼす効果についても同様である．

　*In vitro*の研究は，生理活性を有するペプチド分子を創造することに比べて，既存の食品タンパク質に由来するペプチド分子から生理活性を探索し，その結果を基により効果のあるペプチド分子をデザインする方が現実的であることから，後者が広く用いられている．そうした現状を踏まえたうえで，免疫機能に関わる食品タンパク質由来ペプチドについて記述する．

6.7.3　生体防御機構に関わる消化管免疫系

　消化管は，食物の消化吸収を行う臓器であると同時に，皮膚表面積の実に200倍以上もの粘膜表面積で体外と接しており，腸管粘膜表面は絶えず外来

異物や食事性抗原，腸内細菌などにさらされながら外敵の体内侵入を阻止している．そのため，消化管には腸管付属リンパ組織（GALT）と名付けられた特有の免疫機構が発達している．GALTは，パイエル板，腸間膜リンパ節，粘膜上皮細胞間リンパ球，粘膜固有層リンパ球などからなっている．こうして細胞性免疫機能だけでなく腸管粘膜表面における粘液分泌や免疫グロブリンの一種，分泌型IgAが粘膜バリアー機能を発揮することによって，ウイルスや病原細菌が粘膜に付着することを防ぎ，生体の安全性を維持している．腸管免疫能の活性化はウイルス，細菌などの体内侵入阻止に貢献すると同時に，生体防御に関わる免疫系全般の機能活性化につながっている[10]．

6.7.4 食品タンパク質由来ペプチドによる生体防御機構の調節
1） ミルクタンパク質由来ペプチド

我々が食用とみなしている動植物成分は，それらの存在意義とは無関係に人々が食物として利用しているにすぎない．しかし，産みだされた時点で，食物として存在する物質があるとすれば，それは唯一，ヒトにとっての母乳および哺乳動物におけるミルクである．

ミルクには，成長に必要な栄養成分のみならず，乳汁中には種々の生理機能調節成分が含まれており，乳児期間中はミルクのみで成育する．ミルクの免疫機能調節成分として，初乳に含まれる免疫グロブリンがよく知られている．母体からの免疫抗体が出生直後の消化酵素が十分に分泌されない時期に新生児に機能を失うことなく授受される．さらに，リゾチームやラクトフェリンなどの感染防御タンパク質などもミルクに含まれており，新生児の生体防御機構の確立に役立っている．各種の食品タンパク質よりもミルクタンパク質から生成するペプチド分子に生体防御調節作用が見出される事実は興味あるところである．

ミルクタンパク質を消化して得られる免疫調節ペプチドについて大谷がまとめている（表6.14）[11]．免疫調節ペプチドの多くは，カゼイン消化産物に由来しており，免疫担当細胞の増殖や分化への促進作用が認められている．こうしたペプチドが消化管腔内でどれだけ存在し，実際に機能するかについての検証は今後の課題ではある．

表6.14 ミルクタンパク質消化物から分離された免疫調節ペプチド[11]

ペプチド名	領域	作用
イスラシジン	牛乳α_{s1}-CN 1-23	食作用や免疫応答の促進
α_{s1}-イムノカゾキニン	牛乳α_{s1}-CN 194-199	食作用の促進
カゼインホスホペプチド	牛乳α_{s1}-CN 59-79	リンパ球にマイトジェン活性
	牛乳β-CN 1-25	IgA産生を促進
	牛乳α_{s2}-CN 1-32	腸管IgAレベルの増加
β-カゾモルフィン-7	牛乳β-CN 60-66	低濃度でリンパ球増殖抑制・高濃度で促進
牛乳イムノペプチド	牛乳β-CN 63-68	食作用の促進
β-カゾキニン-10	牛乳β-CN 193-202	低濃度でリンパ球増殖抑制・高濃度で促進
C末端イムノペプチド	牛乳β-CN 192-209	リンパ球にマイトジェン活性
人乳イムノペプチド	人乳β-CN 54-59	食作用の促進
人乳イムノペプチド	人乳β-CN 60-62	食作用の促進
イムノペプチド	牛乳κ-CN 38-39	リンパ球の増殖促進
カゾキシンC	牛乳κ-CN 25-34	多形核白血球の食作用を促進
κ-カゼシジン	牛乳κ-CN 17-21	低濃度でリンパ球増殖抑制・高濃度でアポトーシス誘導
κ-カゼイノグリコマクロペプチド	牛乳κ-CN 106-169	リンパ球の増殖を抑制
		マクロファージによるIL-1レセプターアンタゴニストの産生誘導
		ヘルパーT細胞表面へのIL-2レセプターの発現阻止
パラ-κ-カゼイン	牛乳κ-CN 1-105	ヒトハイブリドーマによるIgM産生を促進
イムノペプチド	牛乳α-LA 18-20および50-51	B細胞やT細胞の増殖促進
ラクトフェリシンB	牛乳LF 17-41	白血病患者単球の株化細胞にアポトーシス誘導
ラクトフェリシンH	人乳LF 1-47	TNFαとIL-6の産生抑制
イムノペプチド	人乳LF 231-245	細胞性免疫応答の抑制
プロリンリッチイムノペプチド	羊乳コロストリニンから分離したノナペプチド	B細胞の成熟と分化の誘導

CN：カゼイン，LF：ラクトフェリン，LA：ラクトアルブミン．

　カルシウムの吸収促進ペプチドとして，ミルク中に見出された高分子ペプチドのカゼインホスホペプチド（CPP，平均分子量3 500）がIgA産生促進作用を有することが報告されており，CPP添加ミルクのほか家畜用飼料にもその用途が広がっている[11]。

　Jaziriらもヒトマクロファージの貪食能刺激および感染阻止に有効なペプチド分子を牛乳および人乳カゼインの消化産物から抽出し，ペプチド分子の同定を行い，両カゼイン消化産物から得られたペプチド分子はいずれもVal-Glu-Pro-Ile-Pro-Tyrであったと報告している[12]。

2) 大豆タンパク質由来ペプチド

大豆タンパク質から調製された部分加水分解物を用いた研究で，培養腸管細胞 (C2BBe cells) への病原細菌の接着を阻止する生理活性ペプチドの存在することをKopsらが報告している[13]．彼らは，大豆タンパク質に混在する培養細胞成長阻害物質のゲニステインを含まないことの確認，およびイソフラボンの効果を除去するため加水分解物をエタノール処理することなどによって，病原細菌の細胞への接着阻止作用がタンパク質部分加水分解産物であるペプチド混合物固有の作用であるとしているが，ペプチド分子の同定には至っていない．ペプチドではないが，分離大豆タンパク質 (SPI) がカゼインに比べてラット消化管でのIgA産生能が強いとの報告もあり[14]，今後の展開が期待される．

吉川らは，大豆グリシニンタンパク質の消化産物からマクロファージの貪食能刺激作用を有するペプチド分子を同定して報告し (表6.15)[15]，同定したペプチド分子を用いたマウスへの投与実験で腫瘍壊死因子 (TNF) 遊出を刺激する作用のあることも観察している (図6.18)．彼らは，SPIのトリプシン分解物中から5mg/g SPIの収量でペプチド分子が得られたとしている．さらに，大豆以外の食品タンパク質についても検索したところ，表6.16に示したペプチド分子を同定して，これらに共通する分子構造として，アミノ基末端が-Pro-塩基性アミノ酸 (Arg, Lys) である分子が作用を有するとしている．

3) 小麦タンパク質由来ペプチド

グルタミンは，タンパク質構成アミノ酸，核酸プリン塩基合成素材として，あるいは窒素運搬機能のほかに，小腸粘膜細胞や免疫系細胞におけるエネルギー基質としての役割を担っている．そのため，栄養学的には非必須ア

表 6.15 大豆タンパク質由来ペプチドによるマクロファージの貪食能[15]

ペプチド	貪食能
none	100 ± 2.3
200nM tuftsin	118 ± 4.9
200nM Gln-Arg-Pro-Arg	117 ± 5.3
200nM His-Cys-Gln-Arg-Pro-Arg	129 ± 5.1

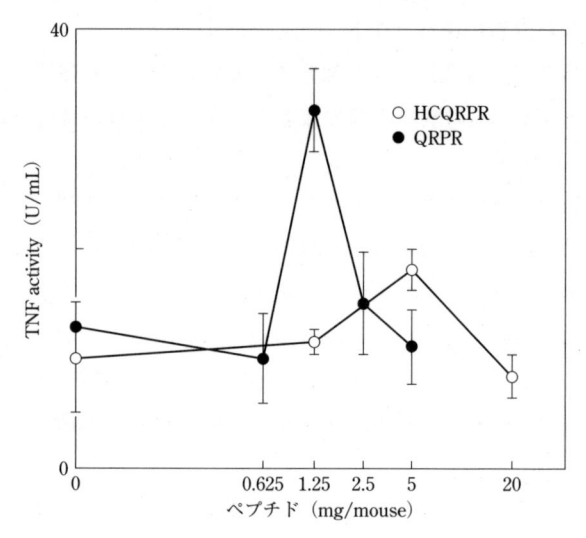

図6.18 大豆タンパク質由来ペプチドによる腫瘍壊死因子（TNF）分泌活性[15]
HCQRPR：His–Cys–Gln–Arg–Pro–Arg, QRPR：Gln–Arg–Pro–Arg.

表6.16 貪食能促進作用を示す食品タンパク質由来ペプチド分子[15]

食品タンパク質	同定ペプチド
大豆グロブリン	Gln–Arg–Pro–Arg
ニワトリアクチン	Gly–Arg–Pro–Arg
小麦グルテン	Leu–Gln–Pro–Arg
コメプロラミン	Gly–Ser–Pro–Arg
血清アルブミン	His–Lys–Pro–Lys
カゼイン	Ile–Gln–Pro–Lys
（参考）ヒトIgM	Thr–Lys–Pro–Arg（tuftsin）

ミノ酸に分類されているものの準必須アミノ酸として取り扱われている．食事以外からの生体内グルタミンの供給は筋肉細胞に依存しており，グルタミン需要の高まりは骨格筋タンパク質の崩壊をもたらす．また，グルタミンの不足は消化管粘膜の防御機能や免疫能の低下をきたし感染の危険性を増加させる[16]．激しい運動後に上気道感染症が起こりやすいことが経験されてお

り，グルタミン補給によって感染症罹患率の低下を得た報告がある[17].

　小麦グルテン中のグルタミン含有量が構成アミノ酸の約40％を占めることに着目して，グルタミンに富む小麦グルテンから小麦ペプチド（グルタミンペプチド）が開発されている[18,19].　小麦ペプチド（3g/日）を6日間，経口摂取した被験者のNK細胞活性が有意に促進されたとの報告がある[20].　グルタミンの生理的役割が次々明らかにされるなか，単にグルタミン供給のためのグルタミンペプチドとしてではなく，グルタミンペプチド固有の役割を明らかにする研究が待たれる．

参考文献

1) B. M. Lesourd : *Am. J. Clin. Nutr.,* **66**, 478S（1997）
2) 森口　覚：健康保持・増進のための栄養と運動，感染と生体防御，森口　覚，酒井　徹，山本　茂編著，p. 87, 建帛社（2004）
3) 森口　覚：栄養と生体防御，同書，p. 77.
4) G. K. Glimble : *Annu. Rev. Nutr.,* **14**, 419（1994）
5) D. M. Matthews : Protein Absorption, Wiley-Liss, Inc., New York（1991）
6) G. P. Zaloga and R. A. Siddiqui : *Mini-Reviews in Med. Chem.,* **4**, 815（2004）
7) K. Iwai *et al.* : *J. Agric. Food Chem.,* **53**, 6531（2005）
8) M. Shimizu : *BioFactors,* **21**, 43（2004）
9) 千葉英雄，吉川正明：食品起源の潜在的機能性ペプチド，食品の生体調節機能，千葉英雄監修，p. 5, 学会出版センター（1992）
10) 清野　宏，石川博通，名倉　宏編：粘膜免疫，中山書店（2001）
11) 大谷　元：*FFIジャーナル,* **209**, 112（2004）
12) M. Jaziri *et al.* : *Biochim. Biophys. Acta,* **251**, 1160（1992）
13) M K. Kops *et al.* : *J. Nutr.,* **127**, 1744（1997）
14) 山田耕路他：大豆たんぱく質研究，**1**, 81（1998）
15) M. Yoshikawa *et al.* : *Ann. N. Y. Acad. Sci.,* **685**, 375（1993）
16) 加藤昌彦：高度ストレス（侵襲）とアミノ酸，アミノ酸セミナー，岸　恭一監修，p. 139, 工業調査会（2003）
17) L. M. Castell and E. A. Newsholme : *Can. J. Physiol. Pharmacol.,* **76**, 524（1998）
18) 鈴木良雄：食品と開発，**38**, 44（2000）
19) 鈴木良雄：*New Food Industry,* **42**, 17（2000）

20) N. Horiguchi et al. : *Biosci. Biotechnol. Biochem.*, **69**, 2445 (2005)

〈中坊幸弘〉

6.8 イソフラボン

6.8.1 イソフラボンの種類と代謝

　機能性食品はガン，心血管疾患，骨粗鬆症や免疫疾患のような慢性または急性の疾患の発症を予防あるいは軽減させる効果が期待される食品とされている．日本で伝統的に食べられている食品で機能性を有する成分の1つにイソフラボンがあげられる．イソフラボンはフラボノイドの1つに分類され，マメ科，バラ科，アヤメ科，クワ科，ヒユ科の植物に存在しているが，その含有量はマメ科が圧倒的に多く，日常的に摂取する食品では大豆が唯一の供給源となっている[1]．

　大豆イソフラボンは，ダイゼイン（daidzein），ゲニステイン（genistein），グリシテイン（glycitein）の3種類のアグリコンと，それぞれの配糖体であるダイズイン（daidzin），ゲニスチン（genistin），グリシチン（glycitin）および，それらのマロニル化配糖体，アセチル化配糖体の合計12種類の存在が確認されている．大豆製品中に含まれるイソフラボン量は大豆の種類や製造過程で異なるが，大豆には1g当たり約1〜4mg，また，代表的な大豆製品である豆腐では0.5〜2.6mgのイソフラボンが含まれている．発酵処理をしていない大豆製品では，イソフラボンのうち配糖体が非配糖体に比べ圧倒的に多く（>95%）含まれるが，味噌などの発酵させた製品ではその比率が逆転する[2]．日本をはじめとするアジアの諸国は大豆製品を伝統的に多く摂取しており，ある調査によると大豆イソフラボンの一種であるゲニステインの摂取量はアジアの国々で1日当たり20〜80mgであるのに対し，アメリカでは1〜3mgであるとされている[3]．

　イソフラボンは食品中では配糖体として存在しているものが多い．体内への吸収のため配糖体のイソフラボンは腸内細菌により配糖体の糖鎖がはずされアグリコンとなる．吸収されたイソフラボンは，グルクロン酸や硫酸に抱合された後，血中へと移行しほとんどは尿中へと排出されるが，一部は胆汁

中へ移行して腸内細菌により脱抱合され腸管循環をする[2)].

6.8.2 イソフラボンと疾患

古くからマメ科植物には，多くのイソフラボン誘導体が含まれており，様々な生理活性を有することが知られていたが，近年に至るまで多くの注目を集めることはなかった．しかしながら1990年に米国立ガン研究所の食品および食品成分の抗ガン効果に関する「デザイナーフーズプログラム」研究が開始され，その中でいわゆる栄養素ではないが生理活性を有する植物性化学物質（フィトケミカル）が疾病予防に関わる可能性が見出され，イソフラボンをはじめとするフィトケミカル類が注目されるようになった．これまでイソフラボンは様々な疾患に対し予防効果がある可能性が見出されており，ここではまず骨粗鬆症，心血管疾患および悪性腫瘍の各疾患に対するイソフラボンの効果について解説する．

1） イソフラボンと骨粗鬆症

図6.19は代表的なイソフラボンであるゲニステインとダイゼイン，そして女性ホルモンであるエストロゲン（エストラジオール-17β）の構造を示したものである．このようにゲニステインとダイゼインはエストロゲンに構造が類似し，エストロゲン様の作用を示すためフィトエストロゲンとも呼ばれる．イソフラボンの生理作用の一部はエストロゲン様作用もしくは，エストロゲンレセプターをめぐりエストロゲンと拮抗的に作用する抗エストロゲン作用であることが知られている．構造はエストロゲンに類似しているもののゲニステインのエストロゲン活性はエストロゲンに比べ100～1 000分の1程度と弱い[4)]．しかしながら，生体内ではイソフラボンはエストロゲンの

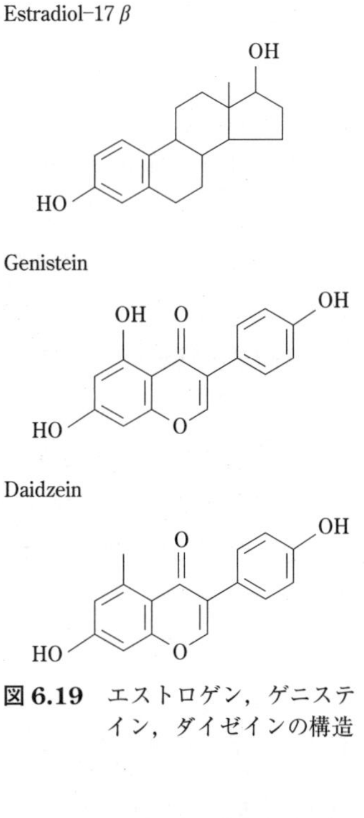

図 6.19 エストロゲン，ゲニステイン，ダイゼインの構造

100倍程度存在しているとされている[5].

骨粗鬆症は，骨を形成する無機およびタンパク性基質が減少し骨の強度が低下する疾患であり，骨粗鬆症による骨折およびそれに起因する寝たきり状態が大きな社会問題となっている．骨粗鬆症は男性に比べ圧倒的に女性に多く，その発症の年齢は閉経期を境とし急激に上昇することから，発症には女性ホルモンが深く関与していることが示唆されている．

日本における骨粗鬆症による大腿骨骨折率は米国の約半分程度であり，その原因の1つとして食生活との関連が想定されてきた．様々な栄養学的要因との関連が考えられるが，そのうちの1つとして大豆製品との関連が疫学研究により明らかとなった．さらに骨量低下に対する大豆イソフラボンの作用が動物実験およびヒトを用いた臨床試験により検討されている．実験動物を用いた研究では，卵巣摘出した動物にゲニステインまたはダイゼインを投与することにより，大腿骨の骨密度低下を改善することが示されている[6,7]．Dalaisらの研究によると，閉経後の女性に1日当たり45gの大豆粉を3か月間与えたところ，骨密度には変化が認められなかったが骨塩量は増加したとされ[8]，またPotterらは1日40gの大豆タンパク質を閉経後の女性に6か月間与えたところ骨密度の上昇が認められたことを報告している[9]．

欧米では卵巣摘出や閉経に伴う更年期障害および骨量の減少に対する治療としてホルモン補充療法が用いられているが，この治療法は乳ガンや子宮頸ガンの発症リスクを高める副作用がある．閉経後初期の女性に1日当たり56mgのゲニステインを摂取させることにより副作用を起こすことなく，ホルモン療法と同程度に骨量減少に対し改善効果が認められたことが近年報告されている[10]．

2） イソフラボンと心血管疾患

これまで基礎研究，臨床研究および疫学研究よりイソフラボン摂取と心血管疾患との間に負の相関があることが示唆されている．多くの動物実験では大豆イソフラボンが血清コレステロールおよびLDLを低下させることが示されているが，ヒトを用いた研究では必ずしも一致した結果が得られていない．大豆タンパク質を用いたヒトの研究では，健常女性において128mgのイソフラボンを含む大豆タンパク質の摂取によりLDL-コレステロールが減

少した例[11]，そして高コレステロール血症患者において47mgのイソフラボンを含む大豆タンパク質，イソフラボンを含まない大豆タンパク質，カゼイン投与をした場合，イソフラボンを含む大豆タンパク質投与群でLDL-コレステロールが減少した例が報告されている[12]．精製イソフラボンを用いたヒトでの研究としては，ゲニステインとダイゼインを投与した例[13]，45mgのゲニステインを投与した例[14]，55mgのイソフラボンを投与した例[15]が報告されているが，いずれの臨床試験においてもイソフラボン投与による有意な血清脂質の低下は認められなかった．これらの結果は大豆中に含まれるイソフラボン以外の成分が脂質代謝の改善に関与する可能性を示唆するものであるが，イソフラボンの投与量や投与期間，そしてイソフラボンと他の大豆成分との相乗作用などを反映した結果とも解釈できる．

閉経後の女性におけるホルモン補充療法に関する疫学的な研究より，女性ホルモンは冠動脈心疾患のリスクを減少させることが示されている．女性ホルモンであるエストロゲンにはLDL-コレステロールの低下とHDL-コレステロールの増加を促進する働きがあることが知られており[16]，イソフラボンはエストロゲン様作用により脂質代謝に関与している可能性がある．

3） イソフラボンと悪性腫瘍

悪性腫瘍は多くの先進国において死亡原因のトップであり，わが国でも毎年30万人以上が死亡している．乳ガン，子宮ガン，前立腺ガンなどのホルモン依存性腫瘍に関しては発症の程度が5～20倍と大きな地域があり，その発症には遺伝的要因以上に環境要因が重要な関与をしていることが明らかになっている．そのガンの発症に関わる環境要因については，これまで主としてコホート研究やケースコントロール（症例対照）研究により検討がなされてきた．中国系アメリカ人，日本人，フィリピン人での比較研究より，豆腐の摂取量は乳ガンの発症と負の相関があることが報告され[17]，またシンガポールでのケースコントロール研究では，大豆摂取は乳ガンの発症と負に，動物性製品の摂取は正に相関することが報告されている[18]．このほかにも，大豆製品の摂取がガンの発症抑制と関連していることを示す研究が報告されている．これらの結果は大豆中に含まれるイソフラボンがガン発症に対し抑制的に作用しているという直接的な証明ではないが，大豆中に含まれる成分が

悪性腫瘍に対し何らかの影響をもたらしていることを示唆している．ヒトにおいてイソフラボンの抗腫瘍作用を検討することは難しいため，これらの研究は主として動物モデルで行われている．これまで化学発ガンおよび移植腫瘍に対しゲニステインは抑制的に作用することが実験的に確かめられており，その主な抑制機構としては以下のことが推察されている[19]．

(1) 抗エストロゲン様作用：性ホルモン依存性腫瘍では，イソフラボンはエストロゲンとエストロゲンレセプターをめぐり拮抗的に作用することで腫瘍の増殖を抑制する．

(2) 性ホルモン結合グロブリンに対する作用：性ホルモン結合グロブリンは血中のエストロゲンなどの性ホルモンと結合して生物活性を調節しているタンパク質である．イソフラボンは性ホルモン結合グロブリンの産生を刺激しエストロゲンの活性を低下させる．

(3) 5α-レダクターゼに対する作用：5α-レダクターゼはテストステロンを活性が強いジヒドロテストステロンに変換する酵素である．イソフラボンは5α-レダクターゼ活性を低下させる働きがあり，ジヒドロテストステロンレベルを低下させる作用がある．

(4) プロテインチロシンキナーゼ阻害作用：ゲニステインはプロテインチロシンキナーゼの阻害作用がある．ガン細胞の増殖には*src*, *ras*, *fos*ファミリーのプロテインチロシンキナーゼが関与している．ゲニステインはこれらキナーゼの働きを阻害しガン細胞の増殖を抑制する．

(5) 抗酸化作用：生体内で生じる活性酸素はタンパク質や核酸などに作用し障害をもたらし，遺伝子に障害が起こるとガンの発生につながる．ゲニステインは腫瘍プロモーターにより誘導される活性酸素やスーパーオキシドアニオンの発生を阻害する作用が知られている．

6.8.3 イソフラボンと免疫機能

イソフラボンと免疫機能に関する研究では，イソフラボンの中でゲニステインが最も多く用いられている．多くの動物を用いた研究ではイソフラボンと構造が類似しているエストロゲンの影響を除外するために卵巣摘出（OVX）モデルを使用している．しかしながら，卵巣摘出と非摘出モデルでは，イソ

表6.17 イソフラボンと免疫機能 (*in vivo*)

ゲニステイン		ダイゼイン
OVX モデル	非 OVX モデル	
胸腺の萎縮 リンパ球の減少 遅延型過敏反応の低下 抗体産生(IgG)の低下	細胞障害活性の上昇 アレルギー反応の抑制	胸腺重量の増加 貧食機能の亢進 抗体産生(IgM)の増加 末梢 T 細胞比率の上昇

フラボンの免疫機能に与える影響が異なる場合があるので，実際の健常人におけるイソフラボンの作用に関しては注意が必要である．ここでは，これまで行われてきたイソフラボンと免疫機能に関する研究を概説する．

1) ゲニステインと免疫機能

(1) *In vitro* におけるリンパ球増殖反応に対する影響

In vitro においてゲニステインはリンパ球のレクチンなどの刺激に対する増殖反応を抑制する[20]．リンパ球が刺激を受け細胞増殖やサイトカイン遺伝子発現に至る過程では，*src* や *syk* ファミリーをはじめとする様々なキナーゼがシグナル伝達機構において重要な役割を担っている．前述のように，ゲニステインはプロテインチロシンキナーゼを阻害する活性を有するため，*in vitro* におけるリンパ球の増殖阻害は主としてチロシンキナーゼの阻害によるものと思われる．

(2) 胸腺に対する影響

前駆T細胞は胸腺内で正および負の選択を受け，自己のMHC（主要組織適合遺伝子複合体）に拘束性がありかつ自己抗原に反応しない成熟T細胞に分化した後，末梢に送り出される．OVXマウスにゲニステインを投与すると，投与量に依存して胸腺重量の減少が認められ，また胸腺細胞における CD4 および CD8 分子を解析すると $CD4^+$ $CD8^+$ 細胞の減少が顕著であった[21]．そのためゲニステインは分化成熟中の未成熟胸腺細胞にアポトーシスを誘導し，その結果として胸腺重量の減少を引き起こしたものと思われる．また，エストロゲンレセプターの阻害剤によりゲニステインによる胸腺重量減少作用が部分的に回復したため，エストロゲンレセプター依存性および非依存性の機序が存在するものと思われる．

(3) 細胞性免疫に対する影響

OVXマウスにゲニステインを投与すると末梢血液中のCD4$^+$T細胞（ヘルパーT細胞），CD8$^+$T細胞（細胞障害性T細胞）およびリンパ球数が減少することが報告されている[21,22]．これは前述の胸腺の萎縮により，末梢に供給される成熟T細胞の減少と関連していると推察される．またT細胞およびマクロファージが関与するアレルギー反応の1つである遅延型過敏反応の低下も認められ，この反応低下もエストロゲンレセプター依存性および非依存性の機序が存在する[22]．

(4) 体液性免疫に対する影響

II型コラーゲンやKLH（keyhole limpet hemocyanin）免疫OVXマウスに対するゲニステインの投与で抗原特異的抗体産生の低下が認められる[21,23]．B細胞が抗体産生細胞である形質細胞へ分化する過程および抗体のクラススイッチにはT細胞との相互作用やT細胞からのサイトカインが必要とされているので，抗体産生低下はゲニステインがT細胞機能に影響した結果なのか，または直接的にB細胞に作用したかについては不明である．

(5) 腫瘍免疫に対する影響

細胞障害性T細胞およびNK細胞は，標的細胞を認識しパーフォリンやグランザイムを作用させ標的細胞を死滅させる細胞障害活性を有し抗腫瘍免疫の一端を担っている．ゲニステインを投与したマウスにメラノーマを移植すると肺への転移が抑制され，また細胞障害性T細胞およびNK細胞活性がゲニステインの投与により上昇したことから，抗腫瘍作用はこれら細胞活性の上昇と関連していることが示唆される[24]．

(6) サイトカイン産生に対する影響

In vitroにおいてはリンパ球増殖反応と同様にインターロイキン-2（IL-2）産生の低下が認められる[25]．卵白アルブミン（OVA）を特異的に認識するT細胞レセプターのトランスジェニックマウスにゲニステインを投与するとT細胞からのサイトカイン産生が上昇する[26]．一方，OVA免疫マウスにゲニステインを投与した場合，抗原特異的なサイトカイン産生は低下する[27]．これらの結果は一見相反するものであるが，ゲニステインはメモリーあるいはナイーブT細胞からのサイトカイン産生を増強させるが，抗原特異的T細胞

の誘導には抑制的に作用するため，OVA免疫マウスにおいて結果的にサイトカイン産生の低下が起こったものと推察される．

(7) 免疫疾患モデル動物での病態に対する影響

ヒトの慢性関節リウマチ疾患の動物モデルであるコラーゲン誘導関節炎では，ゲニステインは関節炎の症状を改善しないが，抗コラーゲン抗体の誘導を著しく低下させることが報告されている[23]．ヒトのアトピー性皮膚炎と類似した皮膚症状を発症するマウスを用いた検討では，ゲニステインは血清IgEレベルには影響を与えないが，発症する皮膚炎症状を改善させる[28]．さらに，モルモットを用いた喘息モデルでもゲニステインはアレルギー反応を軽減させることが報告されている[29]．

2) ゲニステインの免疫機能に対する作用機構

ゲニステインの免疫細胞に対する作用機序としてはエストロゲンレセプター依存性と非依存性の2つの機構が考えられる．これまで免疫細胞である胸腺細胞，リンパ球およびマクロファージにもエストロゲンレセプターが発現していることが明らかにされている[30-32]．また，エストロゲンは一般的に免疫細胞に対し抑制的に作用し，コラーゲン誘導関節炎や自己免疫性脳脊髄炎のモデル動物において症状を軽減させることが報告されている[33,34]．これらのことから，ゲニステインの免疫細胞に対する抑制作用の一部はエストロゲンレセプターを介したものであることが推測される．しかしながら，アンタゴニストによりエストロゲンレセプターからの刺激を遮断しても完全にはゲニステインの作用が消失しないことより[21,22]，エストロゲンレセプターを介さない経路も存在するものと思われる．エストロゲンレセプター非依存性の機構の1つとしては，ゲニステインのチロシンキナーゼ阻害作用が示唆されている．*In vitro*においてゲニステインはチロシンリン酸化を阻害することにより転写因子のプロモーター領域への結合を抑制し，細胞増殖反応やサイトカインの産生を低下させる．また，その抑制作用は10μM以上で顕著である[20]．生体内でのイソフラボン濃度に関しては，体重1kg当たり8mgまたは20mgのゲニステインをマウスに投与したところ，血清濃度は30分後にピークに達し数μM以上となることが報告されている[21]．

免疫反応に対する抑制機構は上記のように考えられているが，細胞障害活

性上昇やサイトカイン産生増加などの免疫増強作用に対する作用機構は現在のところ不明である．しかしながら，これらは非OVXモデルで観察された現象であることを考えると，エストロゲン様作用と抗エストロゲン作用のバランスがもたらした結果であることが推察される．

3) ダイゼインと免疫機能

ダイゼインと免疫機能に関する報告はゲニステインに比べ少なく，またその詳細な作用機序は明らかになっていない．*In vitro*においてダイゼインはコンカナバリンA (Con A) によるT細胞増殖反応，LPS (リポポリサッカライド) によるB細胞増殖反応およびT細胞からのIL-2産生を増強させる[34]．また，マウスにダイゼインの投与を行った*in vivo*の実験では，胸腺重量の増加，マクロファージによる貪食機能の亢進，特異的IgM抗体の増加および末梢血T細胞の割合が増加することが報告されている[35]．

参考文献

1) 化学大辞典編集委員会編：化学大辞典1, p.634, 共立出版 (1969)
2) N. J. Turner *et al.* : *Nutr. Rev.*, **61**, 204 (2002)
3) S. Barnes *et al.* : *J. Cell. Biochem.*, **22**, 181 (1995)
4) R. J. Miksicek : *J. Steroid. Biochem. Mol. Biol.*, **49**, 153 (1994)
5) H. Adlercreutz *et al.* : *Lancet*, **342**, 1209 (1993)
6) B. H. Arjmandi *et al.* : *J. Am. Coll. Nutr.*, **20**, 398S (2001)
7) B. H. Arjmandi *et al.* : *J. Nutr. Biochem.*, **13**, 130 (2002)
8) F. S. Dalais *et al.* : *Climacteric*, **1**, 124 (1998)
9) S. M. Potter *et al.* : *Am. J. Clin. Nutr.*, **68**, 1375 (1988)
10) N. Morabito *et al.* : *J. Bone Miner. Res.*, **17**, 1904 (2002)
11) B. E. Merz-Demlow *et al.* : *Am. J. Clin. Nutr.*, **71**, 1462 (2000)
12) J. R. Crouse *et al.* : *Circulation*, **97**, 816 (1998)
13) D. M. Colquhoun *et al.* : *Arteriosclerosis*, **109**, 75 (1994)
14) P. J. Nestel *et al.* : *Arterioscler. Thromb. Vasc. Bio.*, **17**, 3392 (1997)
15) J. M. Hodgson *et al.* : *J. Nutr.*, **128**, 728 (1998)
16) J. E. Rossouw : *Curr. Opin. Lipidol.*, **10**, 429 (1999)
17) A. H. Wu *et al.* : *Cancer Epidemiol. Biomarkers Prev.*, **5**, 901 (1996)
18) H. P. Lee *et al.* : *Lancet*, **337**, 1197 (1991)

19) D. M. Tham et al. : *J. Clin. Endocrinol. Metab.*, **83**, 2223 (1998)
20) F. T. Rapaport et al. : *Transplantation. Proc.*, **29**, 1261 (1997)
21) S. Yellayi et al. : *Proc. Natl. Acad. Sci. USA*, **99**, 7616 (2002)
22) S. Yellayi et al. : *J. Endocrinol.*, **176**, 267 (2003)
23) M. Verdrengh et al. : *Inflamm. Res.*, **52**, 341 (2003)
24) T. L. Guo et al. : *J. Nutr.*, **131**, 3251 (2001)
25) T. Mustein et al. : *Science*, **247**, 1584 (1990)
26) 小木曽真理他：第58回日本栄養・食糧学会講演要旨集, p.131 (2004)
27) 酒井　徹他：第59回日本栄養・食糧学会講演要旨集, p.117 (2005)
28) 酒井　徹他：大豆たん白質研究, **7**, 130 (2004)
29) W. Duan et al. : *Am. J. Respir. Crit. Care Med.*, **167**, 185 (2003)
30) J. H. Cohen et al. : *J. Immunol.*, **131**, 2767 (1983)
31) S. Gulshan et al. : *Scand. J. Immunol.*, **31**, 691 (1990)
32) R. Suenaga et al. : *J. Rheum.*, **25**, 1305 (1998)
33) E. Josefsson et al. : *Arthritis Rheum.*, **40**, 154 (1997)
34) L. Garidou et al. : *J. Immunol.*, **173**, 2435 (2004)
35) W. Wang et al. : *Nutr. Cancer*, **29**, 29 (1997)
36) W. Wang et al. : *Nutr. Cancer*, **29**, 24 (1997)

〔酒井　徹〕

6.9　γ-アミノ酪酸（GABA）の高次生理機能

6.9.1　高濃度GABA摂取がもたらす高次生理機能

　近年，発芽玄米や発酵乳製品などの流行により一般に広く知られるようになった機能性食品成分「ギャバ」は，γ-アミノ酪酸（γ-aminobutyric acid；GABA）といい，自然界に多く存在するアミノ酸の一種である（図6.20）．野

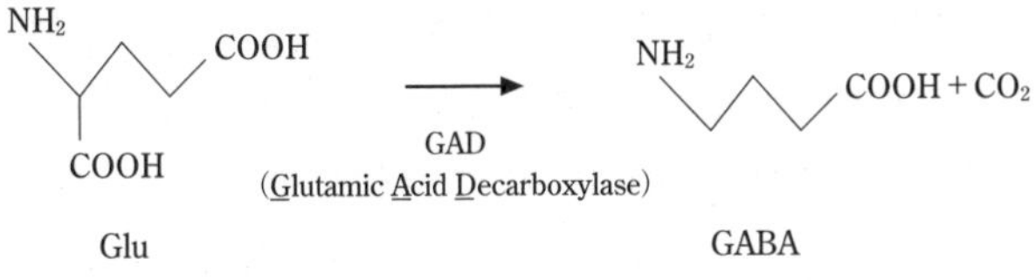

図 6.20　γ-アミノ酪酸（GABA）の生成

菜，果物を始め発酵食品に至るまで幅広く含まれており，我々の食生活の中で通常摂取している食品成分の1つである．

　GABAは抑制系の神経伝達物質として知られており，哺乳(ほにゅう)動物の脳中枢神経系[1]および脊髄や網膜にも高い濃度で分布していることから，生理学的に見るとヒト体内で極めて重要な役割を果たしている生体内アミノ酸の1つである．そのためGABAの摂取によって直接的に様々な生理効果が期待できる．実際に血圧降下作用[2]，精神安定作用など[3,4]様々な報告があり，機能性食品素材としても最も注目されている．

　しかし，自然界の主なGABA含有食品のGABA含量を比べてみると，話題となっている発芽玄米では0.01～0.02％，チョコレートでは0.005～0.02％，米胚芽抽出物でも0.2％程度といずれも非常に低いレベルにあり，上記生理効果を期待するには十分な濃度とは言えない．

　このように自然界の野菜や胚芽，穀物といった食物から高濃度のGABAを摂取することは難しい．近年では，GABA含量を積極的に高めたギャバロン茶（特殊発酵茶）や乳酸発酵食品などがあるが，これらの食品は明確に腎機能改善効果[5]や血圧降下作用[6]などの生理効果を証明しており，その一部については厚生労働省特定保健用食品として販売され始めた．しかし，血圧降下作用などが中心であり，更なる生理効果の報告が望まれている．

　一方では，近年高純度のGABA素材も入手可能となり，さらに高濃度のGABA摂取が可能となっている．GABAは経口的に投与した場合，脳には取り込まれないというのが一般的な説であるが，[^{14}C]GABAを用いた結果，高濃度のGABA溶液を静注すると，脳中のGABAが増加することが認められたという報告もある[7]．また，高濃度GABA投与は医療分野において古くから脳代謝促進剤[8]として用いられており，頭部外傷後遺症による頭痛，頭重，耳鳴り，意欲低下などの治療薬[9]として利用されている．

　そこで本節では高濃度GABAを摂取した場合に的を絞り，高濃度のGABA摂取がもたらす高次生理機能，内分泌系に与える影響（6.9.2項）ならびに心と免疫機能に与える影響（6.9.3項）について詳細を述べる．

6.9.2 内分泌系に与える影響
1) 高濃度GABAの体内吸収

前項にも述べたようにGABAは通常の食事で摂取している食品成分であるが，微量のため，吸収されたGABAは速やかに肝臓で4-ヒドロキシ酪酸に代謝される[7]．そのため，通常自然界に存在するGABA含有食品の摂取では濃度が低く，血中においてGABAを検出することができない（未発表）．

そこで，著者らは高濃度のGABAを摂取した際における吸収動向を調べるため，ラットを用いて血中に移行するGABAの経時変化を見た．すなわち，ラットに，高濃度のGABAを経口投与（単回および連続（11日間））した場合における血中GABA濃度の経時的な変化を確認した．その結果，高濃度のGABAを摂取することで，速やかに血中に移行することが示された．血中でのGABA濃度は投与後30分から1時間で最大になり，その後徐々に代謝される[10]．また，大森らは投与後3～5時間すると，肝臓中に取り込まれた[^{14}C]GABAが消失したと報告している[7]．GABAの体内代謝については興味深く，今後明らかにする必要がある．

2) 成長ホルモンに与える影響

成長ホルモンは文字通り，身体の成長を促す役割を担っているホルモンである．具体的には，筋肉量の増加，皮膚の弾力性増加，脂肪減少および免疫能の向上などにも影響するといわれている．成長ホルモンは脳下垂体ホルモンであり，通常は中枢神経系によって調節されている．しかし，脳下垂体にGABA-Bレセプターの存在が確認されており，近年GABA投与による直接的な成長ホルモンに与える影響[11]が注目されている．

そこで，著者らも高濃度GABAを摂取した際における成長ホルモンの影響について，ラットを用いて検討した[10]．その結果，ラット成長ホルモンは高濃度のGABA（GABAとして100mg/100g体重）投与30分後，非常に顕著な分泌促進が認められた[10]．

また，アミノ酸の中に成長ホルモンの分泌を促進させるものが知られており，特にアルギニンは医療の場において成長ホルモンの正常な応答を確認する成長ホルモン分泌刺激剤として使用されている[12]．著者らが，上記アルギニンも含め成長ホルモン分泌促進が報告されている各アミノ酸とGABAによ

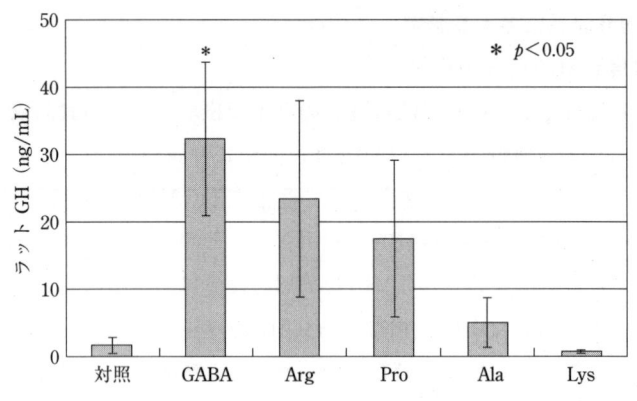

図6.21 各種アミノ酸の成長ホルモン（GH）分泌に与える影響の比較

る分泌促進効果を比較した結果，GABAの成長ホルモン分泌促進効果は，極めて高いことが判明した（図6.21）．

3） 血中中性脂肪に及ぼす影響

高濃度GABAの摂取により，ヒト成長ホルモンに与える影響が明確に観察されたため，さらに著者らは成長ホルモン分泌による脂肪減少効果について検討した．

高濃度GABA投与による血中中性脂肪ならびに遊離脂肪酸の経時変化についてラットを用いた動物試験を行った結果，最大約33％の顕著な中性脂肪低減効果を確認した[10]．

また著者らの調べでは，遊離脂肪酸濃度においても単回，連続投与共に有意な減少が確認されている[10]．本結果は，高濃度GABA摂取により血中中性脂肪分解効果が高まり，生じた遊離脂肪酸が筋肉細胞でエネルギーとして使用（燃焼）されていることを示唆している．さらに，本脂肪燃焼効果が成長ホルモンによるものであるか否かを検証するため，著者らは，成長ホルモン抑制剤であるソマトスタチン（somatostatin）を使用する方法[13]によりGABAによる中性脂肪の減少効果についても検討した．その結果，高濃度GABA摂取による中性脂肪の減少は，ソマトスタチンを使用することで，減少が抑制された．本結果より，高濃度GABAによる中性脂肪の減少効果は，明らかに

成長ホルモンによる影響であることが示された（図6.22）．

さらに著者らは，GABAによる血中中性脂肪低減効果をヒトで検証するため，ヒトボランティアによる試験を実施した．ボランティアには健康な男女を選定し，高濃度GABA（GABAとして100mg/日）を4週間に渡り摂取させた結果，平均で摂取前111.1mg/dLの血中中性脂肪値は，4週間の高濃度GABAの摂取により76.0mg/dLとなり，正常な値（110mg/dL未満）に回復した（図6.23）．

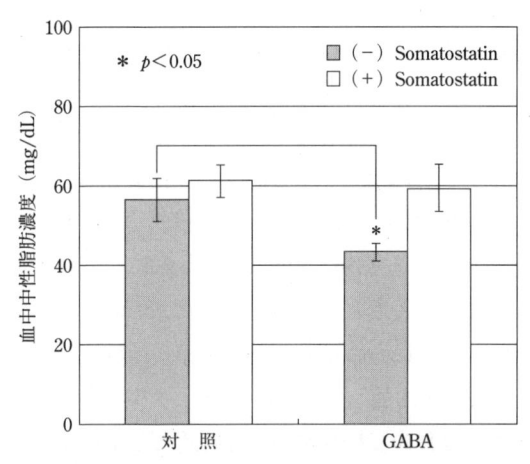

図 6.22 ソマトスタチン投与における血中中性脂肪濃度に与える影響

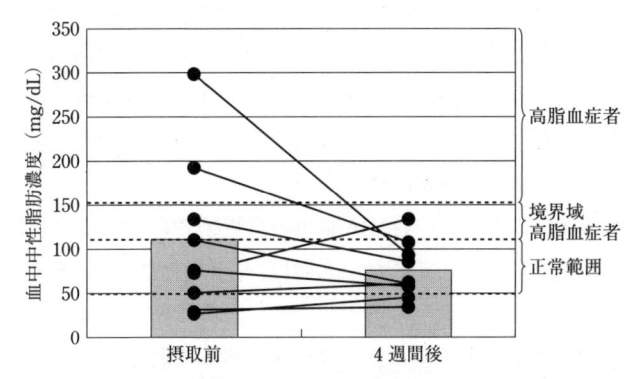

図 6.23 高濃度GABA投与がヒト血中中性脂肪濃度に及ぼす効果

高濃度のGABAを摂取することで，現代成人病（生活習慣病）である高脂血症者において改善効果が認められ，また，正常値の人においては変化がほとんど認められていないことから，安全性の高い健康食品素材であることが示された．

6.9.3 心と免疫機能に与える影響
1)「癒し」効果

脳内で情報を伝達する方法には，電気活動による伝達と神経伝達物質とよばれる生化学物質の活動による伝達の2種類がある．その内，脳波とは脳のはたらきに伴って発生する電気的な活動を頭皮上からとらえたものである．また，脳波はその周波数によりα波（8～13Hz未満），β波（13Hz以上），θ波（4～8Hz未満），δ波（4Hz未満）の4つのタイプに分類される．α波は安静時や精神的負荷のない状態のときに増えるといわれ，心身共にとても良い影響をもたらす状態であることが知られている．近年，脳波と精神活動の間には，極めて深い関係があることが明らかにされている．

ヒトがリラックス状態にあるかどうかの指標には脳波測定が広く利用されており，α波の出現量が増加している時には「リラックス」状態にあると言われている．著者らは体内で抑制系の伝達物質として働くGABAの摂取がヒトの脳波に与える影響について報告している[14]．

健康な男女13人（21～34歳）に水200mLならびに高濃度GABA（GABAとして70mg）を溶解した水溶液200mLを服用させた．α波の出現量が増加することが知られているテアニン[15]を対照として用いた．服用前5分間の脳波を対照とし，サンプル服用直後，30分後および60分後の脳波を各5分間安静状態で測定した．その結果，GABA服用者において，テアニン服用者と同様α波の出現量に増加傾向が認められた[14]．

さらに興味深いことには，GABA服用の全被験者において緊張状態に現れるβ波の出現量が抑制されていた．人間は，主に目覚めているとき五感（視覚，聴覚，嗅覚，味覚，触覚）の働きにより，意識は常に緊張している状態にある．つまり，通常ヒトの脳はβ波の状態にあることが多い．しかし，心身ともに極めてリラックスした状態になると，脳波はβ波からα波へと変わっ

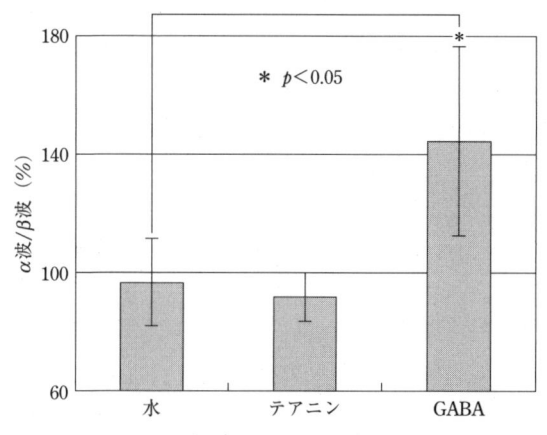

図 6.24 高濃度 GABA 投与が脳波に与える影響

ていくことが知られている.

そこで，α波とβ波の比率を算出し，α波／β波の値が高くなる状態を精神的負荷のない安定した状態「癒し状態」と定義し，「リラックス」と区別した．その結果，GABA摂取ではα波の出現量が増加するだけでなくβ波の出現量を同時に抑える作用が確認され（図6.24），「癒し効果」を有する機能性食品の開発が実現化されるに至った．

2) 抗ストレス効果—免疫系への影響

近年ストレスと免疫との関連性についても注目が集まっており，心と免疫機能の関連性について様々な報告が出されている[16]．そこで，GABA摂取がストレス負荷時における免疫機能にどのような影響を与えるか，動物とヒトで確認を行った．

まずラットを用いた動物試験にて検討した．試験方法はラットに水または高濃度GABA（GABAとして100mg/100g体重）を与えた後，拘束水浸ストレスを負荷し，血中IgG濃度を測定した．その結果，4時間ストレス負荷を行うと，水摂取群は約20％のIgG濃度の減少が確認された．一方，高濃度GABA摂取群では，IgG濃度の減少が抑制される傾向が認められた（図6.25）．

さらに著者らは，ストレス負荷のヒトボランティア試験を実施した．試験は，日本一長い（歩行者用）吊橋として有名な谷瀬の吊橋（奈良県十津川村）

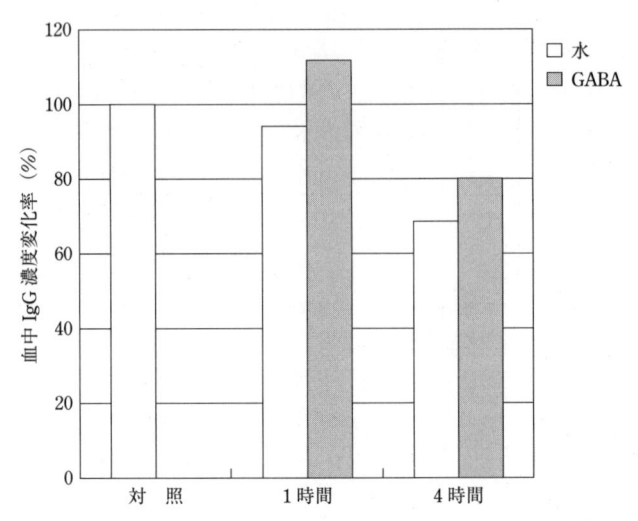

第6章　免疫力向上を期待できる栄養素など

図6.25 ストレス負荷時における GABA 摂取が血中 IgG 濃度に及ぼす影響

（長さ300m，高さ54m，幅2m）で行った．この吊橋を高所恐怖症の被験者が渡る，高所ストレスを負荷する試験である．この際の免疫の指標としては唾液中のIgA量を指標とし，吊橋を渡る前（スタート地点），中間地点，1往復終了後にそれぞれ唾液を採取した．試験は水を摂取した場合（対照群）と高濃度GABAを摂取した場合（GABA摂取群）で唾液を比較分析した．その結果，対照群において唾液中IgA量は，スタート地点と比較して橋の中間地点および1往復終了後に，有意な低下が認められた．しかしGABA摂取群では変動は認められず，ストレス負荷時において免疫能の低下が抑制されていることが示された（図6.26）．

　唾液中の免疫物質は，外部からのウイルス，細菌などの感染に対して最初に生体を防御する重要な免疫物質である．この分泌量がストレスにより減少すると感染症にかかりやすくなるということは容易に推察されるが，高濃度のGABAを摂取することでストレスが負荷されていても唾液IgAの分泌量は減少しないことが確認でき，本結果はGABAの摂取がストレス環境下での免疫能の維持に大いに寄与できることを示している．

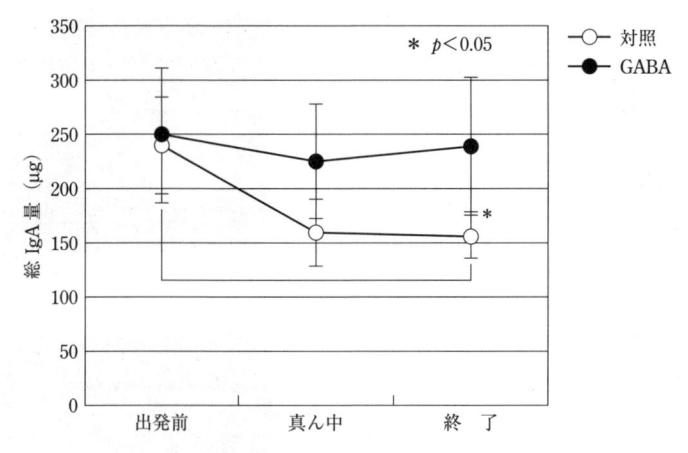

図 6.26 ストレス負荷時における GABA 摂取がヒト唾液 IgA に及ぼす影響

3) ナチュラルキラー（NK）細胞に及ぼす影響

著者らは，さらに上記結果を受け高濃度GABAの摂取がヒト免疫能に及ぼす効果，特にNK細胞に与える影響について検討した．NK細胞は特徴的な細胞障害性顆粒をもった大型のリンパ球として血液中を循環しており，腫瘍細胞やウイルス感染細胞などの異常細胞を認識して殺傷できるため，自然免疫において重要な細胞であると考えられている．

NK細胞の活性は，採取したヒト血液から分離したリンパ球がガン細胞と接触したときに死滅するガン細胞の破壊率で表現する．一般的には壊れたガン細胞から漏れ出してくる放射性同位元素を用いて測定するが，本試験では放射性同位元素を用いず，フローサイトメトリーを用いたPI-NK（ピンク）法（ルイ・パストゥール医学研究センター開発）[17,18]を用い，NK活性を測定した．PI-NK法は，まずガン細胞のみを緑色の蛍光物質で染色培養し，これにリンパ球と赤色蛍光色素のPIを加え反応させる．ガン細胞がNK細胞によって破壊され，PIがガン細胞の内部に侵入しガン細胞の内部が赤く染色される．PI-NK法は，赤く染色されたガン細胞の割合をフローサイトメトリーで測定することでNK細胞活性を評価する方法である（図6.27）．一般的に行われている放射性同位元素を用いる方法と比較し，環境汚染などの問題も

276　第6章　免疫力向上を期待できる栄養素など

NK細胞活性測定法

標的細胞
（ガン細胞：ヒトNK細胞感受性株）

ヒトリンパ球（NK細胞）

膜不透過性蛍光色素（PI）

NK細胞によりガン細胞が破壊され蛍光色素（PI）が内部に侵入する

染色されたガン細胞

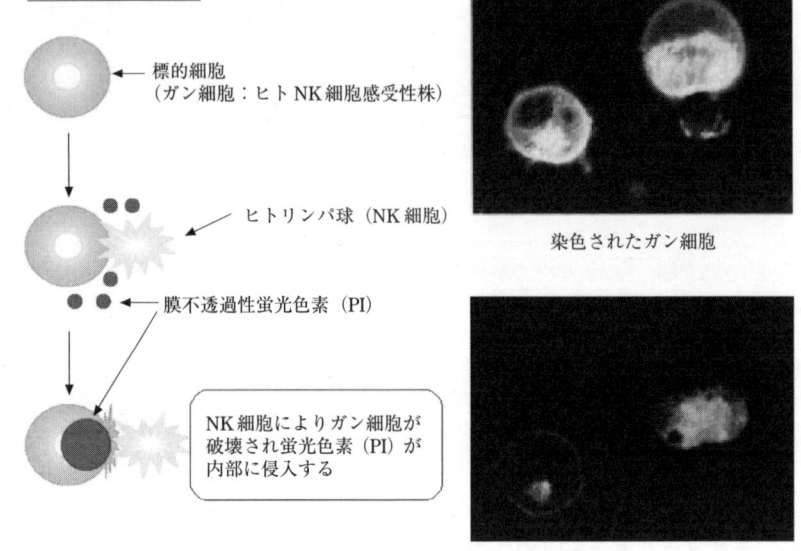

破壊されたガン細胞

図6.27　フローサイトメトリーを用いたNK細胞活性測定法の概略
（ルイ・パストゥール医学研究センターとの共同研究）

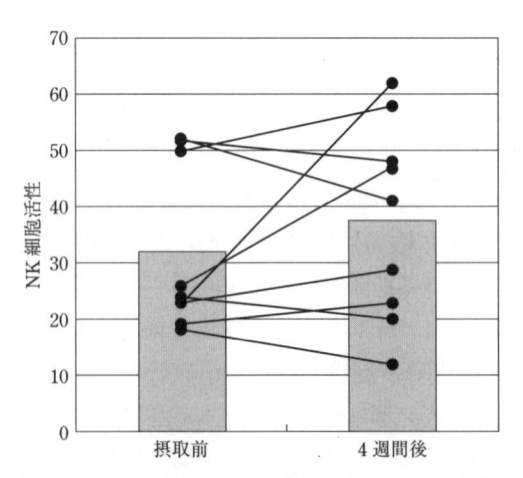

図6.28　ヒトボランティアを用いたGABA長期摂取によるNK細胞活性の変動（ルイ・パストゥール医学研究センターとの共同研究）

無く，将来的にはベットサイドでNK活性を測定することも可能であり非常に注目されている測定法である．

上述の方法を用いて，著者らはGABA摂取がNK細胞に与える影響をヒトで検証するため，高濃度GABA（GABAとして100mg/日）を4週間に渡り摂取するボランティア試験をルイ・パストゥール医学研究センターと共同で実施した．その結果，高濃度GABAの摂取によりNK細胞の活性向上が確認された（図6.28）．本結果は，予防医学の観点から今後興味深い健康食品の基礎データとなると考えられる．

心と神経活動，免疫能は非常に繋がりがあり，例えば安定した精神状態（精神活動のバランス）において健全な免疫状態を維持することができる．本節で述べた一連の結果は，高濃度GABAの摂取が，高次機能（心・神経・免疫）に対して優れた効果を発揮することを示している．従来，食品由来の高純度GABAは高価であり入手が困難であったが，今日ではそれが可能となった．今後，高濃度GABA摂取による更なる各種高次生理機能の研究が引き続き行われることが期待される．

参 考 文 献

1) J. Awapara : *J. Biol. Chem.*, **185**, 35（1950）
2) K. Hayakawa, M. Kimura and K. Kamata : *Eur. J. Pharmacol.*, **438**, 107（2002）
3) 西村　健：脳と老化, **1988**, 13.
4) 平野　誠：臨床精神医学, **21**（4），574（1992）
5) 林　智他：家政誌, **51**（4），265（2000）
6) 梶本修身他：健康・栄養食品研究, **6**（2），51（2003）
7) 大森正司：茶の疾病予防機能，茶の機能，村松敬一郎，小国伊太郎編，p.156, 学会出版センター（2002）
8) 柴田孝行：脳と神経, **19**（3），231（1967）
9) 武田文和他：薬理と治療, **7**（1），249（1979）
10) 堀江健二, 東口伸二, 横越英彦：*Food Style 21*, **8**（3），64（2004）
11) K. Game-Dinelon *et al.* : *Neuroendocrinology*, **76**, 170（2002）

12) 井上和子：日本臨床, **47**（増刊号），1065（1989）
13) A. Janecka and M. Zubrzycka : *Endocrine Regulations*, **35**, 75（2001）
14) 堀江健二，東口伸二，横越英彦：*Food Style 21*, **7**（3），64（2003）
15) 大久保勉他：*Fragrance Journal*，臨時増刊，No.16, 129（1999）
16) 星　恵子：ストレスと免疫, p.55, 講談社（1993）
17) A. Kishi et al. : *Int. J. Immunotherapy*, **15**（1），1（1999）
18) A. Kishi et al. : *Cancer Immunol. Immunother.*, **50**, 604（2002）

〈堀江健二〉

6.10　各種香り成分

　病後の体力回復，授乳期婦人，術前術後の体力栄養管理，運動選手の体力基礎作り，疲労回復，あるいはリラックスに良い匂い，香りのする食物，飲料などを摂取することは満足感を与え，充実感とともに免疫力も向上させることが最近分ってきた．人間が心身ともに健康であるためには神経系-内分泌系-免疫系が正常に働いていることが基本であり，生体恒常性の維持に欠かせない．これらの1つでも不調となれば不具合，病気が発症すると言われている．免疫も感染症を防ぐ，ガンの発生を防ぐという身体の防御システムの1つであるが，アレルギー，アトピーまたリウマチなどの膠原病(こうげんびょう)の発生を引き起こす原因となることもある．ここでは食物からあるいは，植物から得られる精油などの人間にとって良い匂い，香りが精神緩和作用を示し，胃腸・消化器系の不調を整え食欲を惹起し，体力を回復させ免疫力を向上させる点について述べる．

6.10.1　香　辛　料

　古い時代から香辛料は食欲増進，肉類の腐敗防止，矯臭(きょうしゅう)効果などを期待して使用されている．近年これらの生理・薬理効果についても研究が進み新たな展開が始まっている．ここでは主たる香辛料ショウガ，コショウ，ニンニク，トウガラシなどの匂い成分・揮発性成分と，それらがもたらす効果について述べる．食品に関係した香り，匂いは様々な混在成分が嗅覚を介して視

床下部食欲中枢を刺激して消化管機能を亢進させ,さらに免疫系機能亢進に結びついていくものと思われる.

1) ショウガ (生姜, ジンジャー)

辛味成分は6-ジンゲロール (6-gingerol), 6-ショウガオール (6-shogaol：加熱などで生じた二次的産物) が主なものである. 含まれる精油にはジンギベロール (zingiberol), ジンギベレン (zingiberene), クルクメン (curcumene), ビサボレン (bisabolene), シネオール (cineol), ボルネオール (borneol), リナロール (linalool), ベータピネン (β-pinene) などが知られている. ショウガ特有の香りは最近の機器分析からジンジャーバルサム系のもので構成されていることが分かった[1]. ヨーロッパでは古くから香辛料として, また日本, 中国では香味料, 薬用として広く使われ風邪薬, 鎮吐薬, 芳香辛味健胃薬などに配合される. 薬理作用をもつ成分には鎮吐成分としてショウガオール, ジンゲロールがある[2]. また, アセトン抽出エキスは選択的5-HT$_3$遮断薬オンダンセトロン (抗ガン薬シスプラチンなどによる悪心, 嘔吐抑制に用いる) と同じような効果があった報告されている[3]. また胃粘膜保護作用[4], *Helicobacter pylori* (ピロリ菌) に対する増殖抑制効果が報告されている[5].

2) コショウ (胡椒, ペッパー)

世界中で広く用いられている香辛料の1つであり, その香りによる消化管運動亢進, 唾液分泌亢進, アミラーゼ活性亢進効果が知られている. 精油成分としてカリオフィレン (caryophylene), アルファピネン (α-pinene), フェランドレン (pherandrene), カンフェン (camphene), ミルセン (myrcene) などが分析されている. 辛味成分はピペリン (piperine), シャビシン (chavicine) で不揮発性である. 中東諸国では健胃薬, 強壮薬, 解熱薬などにも配合されている.

3) トウガラシ (唐辛子, 赤トウガラシ)

辛味成分はカプサイシン (capsaicin) である. 赤トウガラシのほかに辛味の代表タバスコがある. この方が辛味成分含有量は高い. カプサイシンは不揮発性である. 栄養という観点からみると食欲増進, 唾液分泌亢進, 胃酸分泌亢進, 腸管蠕動運動亢進, エネルギー代謝亢進などに関係するものと思わ

れる．また，高脂肪食ラットにこのカプサイシンを摂取させると体脂肪蓄積が抑制されたと報告されている[6]．

4） ニンニク（大蒜，ガーリック）

主たる揮発性成分はニンニク組織中に含まれるアリイン（alliin）が酵素アリイナーゼ（alliinase, EC 4.4.1.4）の作用を受けアリシン（allicin）となり，さらに酸素の作用でジアリルジスルフィド（diallyl disulfide）となったものである．この香り，ニンニクの摂取による胃液分泌，胃腸運動の亢進，胆汁分泌亢進などが栄養という観点からは重要である．山菜として有名なギョウジャニンニク（*Allium victorialis* L.）の揮発性成分は，西村ら[7]の報告ではメチルアリルジスルフィド（methyl allyl disulfide），ジアリルジスルフィド（diallyl disulfide），ジメチルジスルフィド（dimethyl disulfide），メチルアリルトリスルフィド（methyl allyl trisulfide）などが確認されている．また，メチルアリルトリスルフィドやジアリルトリスルフィドには血小板凝集阻害作用があり，動脈硬化や脳梗塞予防効果が期待できるとされている．

6.10.2 植物性精油

植物から水蒸気蒸留あるは有機溶媒などを用いて得られる香りが高く，良い匂いのする植物性精油は，ヨーロッパでは古くからアロマテラピーの分野で使われ重要な位置を占めてきた．また，近年わが国でも代替医療，化粧品，スポーツアロマ等々で広く使用されている．一方，精油をとる前の香草植物そのもの，例えばローズマリーなどは料理の面でも味・香り付け，臭い消しなどに広く使われて来ている．多数ある精油のなかで免疫あるいは栄養という観点から見たとき，その精油の持つ抗ストレス，リラクセーション発現効果が，高まり過ぎた免疫機能を回復させる効果に結びついていくものと考えられる．ここでは抗ストレス，自律神経失調改善，食欲不振改善効果が期待される特に基本となる精油，そこから発散される香りの作用機構について述べる．

1） 各種精油と香り成分

（1） ローマンカモミール（Roman chamomile，キク科，*Anthemis nobilis*）

リンゴを思わせる香り．鎮痛効果があり，不安，緊張，怒り，恐怖を和ら

げる．月経前緊張症や不定愁訴の緩和，消化促進・胆汁分泌促進作用がある．主な成分はアンゲリカ酸エステル類．

(2) クラリセージ（clary sage, シソ科, *Salvia sclarea*）

特有のアンバーグリスに似た香り．調合香料，食品香料として使用される．生理痛，筋肉痛の緩和，ホルモンアンバランス・更年期障害の緩和作用がある．免疫力を高め病後の回復を早める．リナロール，酢酸リナリル，スクラレオール（特有成分）が主な成分．

(3) グレープフルーツ（grapefruit, ミカン科, *Citrus paradisi*）

フレッシュで爽やかな甘い柑橘系の香り．飲料用フレーバーとして多用される．精神力を高め，積極性と実行力をつける．拒食症を緩解し食欲を起こさせると言われている．リモネン，オクチルアルデヒド，ムートカトン（特有成分）が主な成分．

(4) ジャスミン（jasmine, モクセイ科, *Jasminum officinale*）

フローラル調でジャコウを想起させる濃厚な香り．高級調合香料，食品香料として使用される．精神興奮効果があり，うつ状態を改善する．産後の母親の体力，気力回復を早める．酢酸ベンジル，リナロール，酢酸リナリル，ジャスモン，ジャスミンラクトン（特有成分）が主な成分．

(5) ベルガモット（bergamot, ミカン科, *Citrus bergamia*）

魅力的ですがすがしい柑橘系の香り．化粧品，香水，石けんなど用途が広い．心身の疲労，抑うつ症状緩和，食欲不振の解消に役立つ．酢酸リナリル，リナロール，リモネンが主な成分．また，この精油の特有成分にベルガプテン，ベルガモテンがあり皮膚・光毒性がある．

(6) ユーカリ（eucalyptus, フトモモ科, *Eucalyptus globulus*）

カンファーとメントールが混ざったような香り．精神賦活作用があり，殺菌・消炎作用も強い．花粉症，鼻風邪緩解に効果がある．1,8-シネオール，α-ピネン，カンフェンが主な成分．

(7) ラベンダー（lavender, シソ科, *Lavandula angustifolia*）

甘くフローラルですがすがしい香り．香水，化粧品など使用範囲の広い最も有名な精油．火傷の痛み止め，かゆみ止め，殺菌・抗ウイルス作用，不眠症改善，鎮静作用など．酢酸リナリル，リナロール，1,8-シネオール，カ

ンファー，ラバンジュロール，リモネン，α-ピネンなどが主な成分．

(8) レモン (lemon, ミカン科, *Citrus limon*)

オレンジと並んでフレッシュで爽やかな開放感にみちた香り．多くの食品の香り付け，フレーバーとして，また香水，化粧品などと用途が広い．気分をリフレッシュさせ，集中力，理解力を与え精神疲労から開放する．主たる成分で大部分を占めるのがリモネン，次いでシトラール，オクチルアルデヒ

[ラベンダー精油]

リナロール　　1,8-シネオール　　ラバンジュロール　　(−)-α-ピネン

[ローマンカモミール精油]　　　　　[レモン精油]

アンゲリカ酸　　アンゲリカ酸イソブチル　　リモネン　　シトラール（シス型）　　ゲラニオール（トランス型）

[ローズマリー精油]　　　　　[バラ精油]

1,8-シネオール　　エチルフェニルアルコール　　シトロネロール

[ジャスミン精油]　　　　　[ジンジャー精油]

ジャスモン　　ジンギベレン

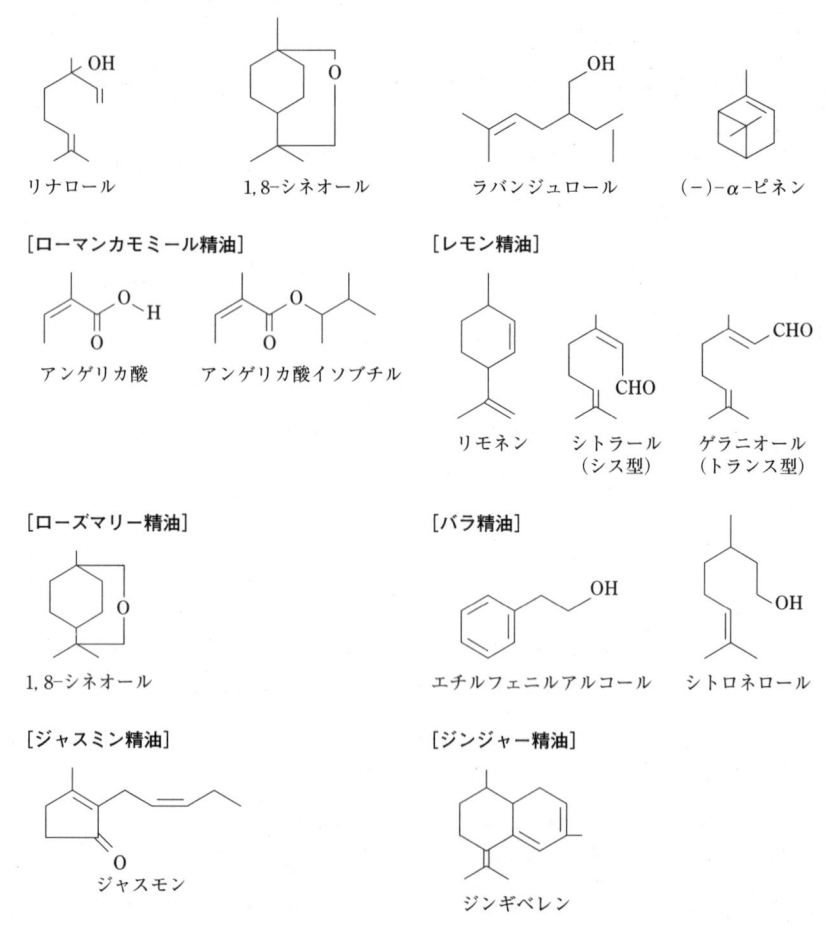

図 6.29　化学構造から見た主な香り成分

ド，リナロール，ゲラニオール．

(9) レモングラス（lemongrass，イネ科，*Cymbopogon citratus*）

爽やかで強いレモン様の香り．レモン系食品の香料．成分はビタミンA，Eの原料ともなる．心のわだかまりを取り去りストレスの解消，食欲増進によい．また疲労回復，肩こりに役立つ．シトラール（シス型），ゲラニオール（トランス型），リナロール，リモネンが主な成分．

(10) ペパーミント（peppermint，シソ科，*Mentha piperita*）

爽快で清涼感のある香り．色々なフレーバー，香粧品に使われる．爽やかな香りは眠気をとり気分をリフレッシュさせてくれる．胃腸系の働きを整え食欲を増進する．メントール，メントン，メンチルエステル，1,8-シネオールなどが主な成分．

(11) ローズマリー（rosemary，シソ科，*Rosmarinus officinalis*）

カンファー様で，すっきりしたフレッシュな香り．香粧品に多用される．頭をすっきりさせ記憶力を増す．鎮痛効果もある．ローストビーフなど牛肉の味付けによく使われる．主たる成分は1,8-シネオール，α-ピネン，カンファー．

6.10.3　ラベンダーと主成分リナロールの抗ストレス，ホルモンアンバランス改善効果

神経系，内分泌系そして免疫系が正常に働いていると人間は健康に生活できると言われている．持続するストレスや長引く炎症は免疫系にも不調をもたらすこととなる．強く持続するストレスを受けた時，それに立ち向かうため副腎皮質刺激ホルモン（ACTH ; adrenocorticotropic hormone），副腎皮質ホルモン特にヒドロコルチゾン（hydrocortisone：グルココルチコイド），アドレナリンなどが分泌される．少量のうちは様々なストレス反応を抑制して生体の恒常性（ホメオスタシス）を守ろうとするが，大量に持続して分泌されるとリンパ球の1つNK（ナチュラルキラー）細胞の活性低下，炎症に関係する顆粒球活性の増大により免疫不全の方向となり，当然食欲不振，栄養状態の低下を来すこととなる．

前記した植物から得られる代表的な精油のなかには鎮静，リラックス効果

を持ち合わせているものがいくつかある．そのなかでも有名なラベンダーを選び，その主たる成分リナロールに注目して更年期モデル雌ラットを用いて研究した結果を述べる．ラベンダーは重要な香料であり鎮静催眠効果，リラックス効果，抗けいれん効果[8]を持つことが以前から報告されていた．ラベンダーといってもラベンダー・アングスティフォリア，ラベンダー・スーパー，ラベンダー・ストエカス，ラベンダー・スピカ，ラベンダー・レイドバンの5種類である[9]．それぞれに香り，成分に特徴があるが，研究結果の中からラベンダー・スーパー（*Lavandula burnatii super*）について述べる．他のラベンダーに比べスッキリした清涼感の中に甘さのある香りがする．

1） 更年期モデル雌ラットの血中ACTH，カテコールアミンおよび性腺刺激ホルモン濃度の変動に対する効果[10]

更年期は性腺刺激ホルモン（黄体形成ホルモン：luteinizing hormone（LH），卵胞刺激ホルモン：follicle-stimulating hormone（FSH））高値に基づくホルモンアンバランス，自律神経失調，うつ状態などを発現する．男性にもあると言われているが特に女性で問題となる．

(1) 実験方法

リタイア雌ラット（3～4回出産を経験した雌ラット）の卵巣を麻酔下摘出し約1か月後に実験に供した．ラベンダー・スーパーおよびリナロールガスを一定日数吸入させた後，エーテルを暴露吸入させストレス状態とした．採血後，血漿中ACTH，カテコールアミン3画分（アドレナリン，ノルアドレナリン，ドーパミン），LH，FSHを測定した．

(2) 結果・考察

上昇したACTHをラベンダー・スーパー，リナロールとも抑制減少させた（図6.30）．アドレナリン，ノルアドレナリン，ドーパミンとも強いストレスにより減少するが，ラベンダー・スーパーでは3画分とも回復させていた．リナロールは特にドーパミンの回復が有意であった（図6.31）．一方，性腺刺激ホルモンは卵巣摘出により増加したLHに対して，ラベンダー・スーパーは減少傾向，リナロールで有意に減少させていた（図6.32）．

女性更年期では，卵巣機能衰退に基づくLH，FSHの上昇，次いでホルモンアンバランス，自律神経失調，これらにストレスが加わりうつ症状を発症

6.10 各種香り成分

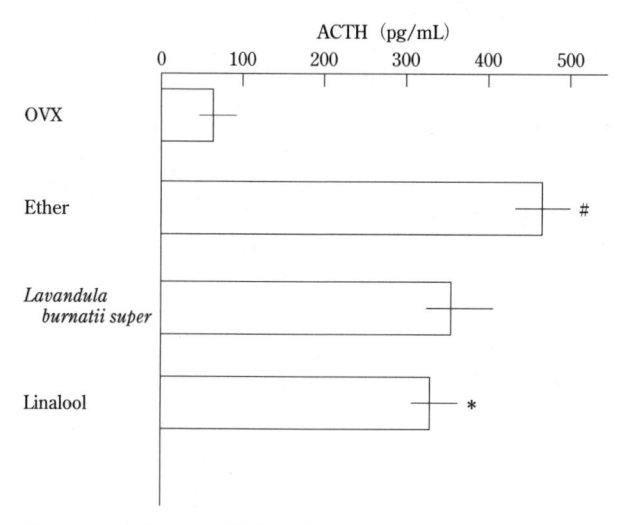

図 6.30 血中 ACTH 濃度に対するラベンダー・スーパー精油
とリナロールの効果
ACTH：adrenocorticotropic hormone（副腎皮質刺激ホルモン）
OVX ：ovaryectomized（卵巣摘出リタイア雌ラット）
エーテル：3日間のラベンダー精油あるいはリナロールガス吸入後ただちに20
分間吸入させた．
ラベンダー精油，リナロール：各々0.7mLから揮発するガスを1回20分間吸入
させ，これを1日2回3日間行った．
# $p<0.01$ vs OVX, * $p<0.05$ vs ether, $n=5$.

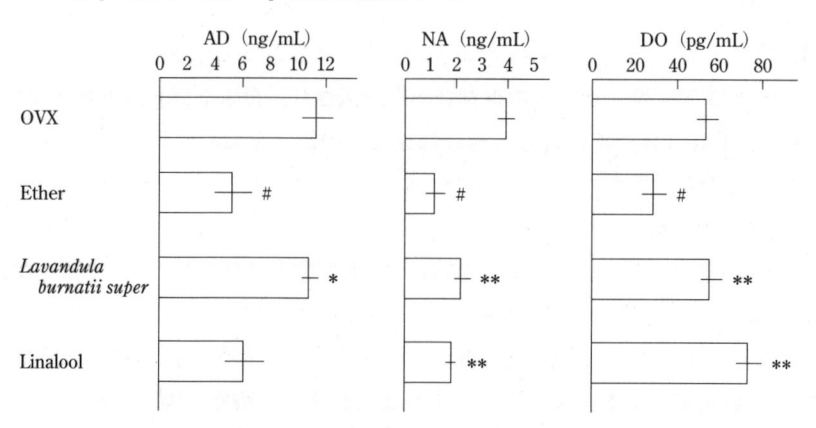

図 6.31 血中アドレナリン，ノルアドレナリンおよびドーパミン濃度の変動に
対するラベンダー・スーパー精油とリナロールの効果
AD：adrenaline, NA：noradrenaline, DO：dopamine.
# $p<0.01$ vs OVX, * $p<0.05$ vs ether, ** $p<0.01$ vs ether.

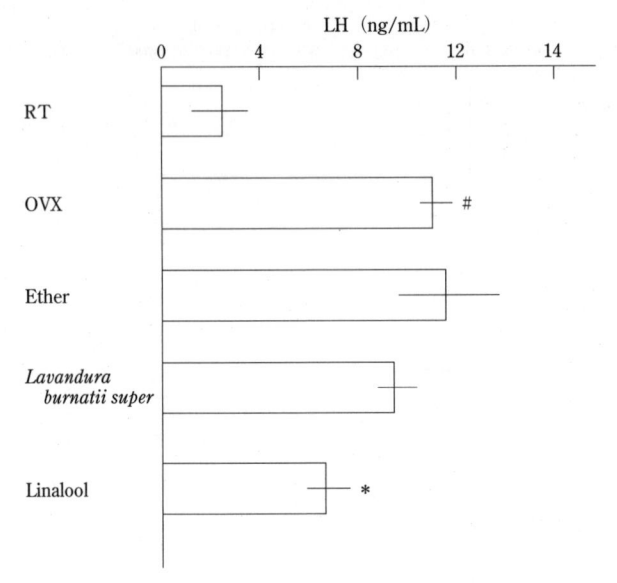

図6.32 血中黄体形成ホルモン濃度の変動に対するラベンダー精油とリナロールの効果
LH：luteinizing hormone（黄体形成ホルモン）
RT：retired female rat（リタイア雌ラット）
# $p<0.01$ vs RT, * $p<0.05$ vs OVX or ether.

する人もいる．精油ガスあるいはリナロールガスの吸入の効果は，その揮発性分子が気道・肺・血中・中枢神経へと運搬され，視床下部・脳下垂体に作用しACTH，LH分泌に対して神経伝達物質の働きを強めブレーキをかけたためと思われる[13]．

2) ま と め

ヒトが甚大なショックを受けた時にはNK細胞の活性低下，リンパ球の幼若化反応（T細胞には分裂誘導剤としてフィトヘマグルチニン，コンカナバリンAがある．リンパ球の増殖能力の評価）の低下することが報告されている[11]．また，動物実験でも拘束ストレスを与えた動物では胸腺，脾臓重量の低下，抗体産生能低下，NK細胞活性低下，マクロファージ貪食作用低下が報告されている[12]．このようなことからも，エーテルストレス下では同じような現象が引き起こされているものと推察できる．ラットが香りの良し悪しを判

断しているのか,確認することは現在できないが,ラベンダーあるいはその揮発性成分を吸入することにより中枢神経,視床下部,大脳辺縁系を中心に神経伝達物質の活性を回復させているものと思われる.また,免疫関連臓器である胸腺,リンパ節,脾臓,骨髄にも自律神経は枝を伸ばし機能を調節しているので,カテコールアミン系の活性回復は免疫力回復につながると思われる[13].

その人にとって,すてきな香り,匂いであれば心理学的には満足感・充実感を与える手段になると思われる.また,食品から発する香り,良い匂いは嗅覚神経系を介し大脳辺縁系,視床下部の摂食中枢を刺激することになると考えられる.したがって,ガーリック,ジンジャー,ペッパーなどの香気,植物から得られた精油の香りあるいは成分の吸入は,中枢神経・内分泌系に働きかけ免疫系関連現象に関与することになるのである.

参考文献

1) M. Miyazawa et al.: *Agric. Biol. Chem.*, **52**, 2961 (1988)
2) T. Kawai et al.: *Planta Med.*, **60**, 17 (1994)
3) S. S. Sharma et al.: *J. Ethnopharmacol.*, **62**, 49 (1998)
4) Y. Ogata et al.:北里医学,**24**, 381 (1994)
5) I. Imamura et al.: *J. Trad. Med.*, **12**, 129 (1995)
6) T. Kawada et al.: *J. Nutr.*, **116**, 1272 (1986)
7) H. Nishimura et al.: *J. Agric. Food Chem.*, **19**, 992 (1971)
8) K. Yamada et al.: *Biol. Pharm. Bull.*, **17**, 359 (1994)
9) ナード・ジャパン,ナード・アロマテラピー協会編:NARDケモタイプ精油事典,p.311 (2002)
10) K. Yamada: *Aroma Res.*, **5**, 371 (2004)
11) S. J. Schelifer et al.: *JAMA*, **250**, 374 (1983)
12) M. Irwin et al.: *Brain Behav. Immunity*, **1**, 98 (1987)
13) 北村 浩,森松正美,斉藤昌之:からだの中からストレスをみる,日本内分泌学会編,p.108,学会出版センター (2000)

(山田健二)

6.11 ラクトフェリン

6.11.1 抗ウイルス作用,抗菌作用

　ラクトフェリンは金属イオン結合タンパク質であり,トランスフェリンファミリーの一種である.哺乳類の乳中に存在し,唾液,涙,血液の白血球にも含まれている.鉄と結合しやすいので,細菌が生きていくために必要な鉄分を奪い取ることにより,その増殖を抑え死滅させることができる.そのため,抗ウイルス作用や抗菌作用を示し,例えば,大腸菌,O 157,ピロリ菌,水虫菌,C型肝炎ウイルス,B型肝炎ウイルス,ヘルペスウイルスなどに対して効果がある.腸内においては,いわゆる悪玉菌の増殖を抑制し,善玉菌であるビフィズス菌を優位にすることが知られている.また,体内の鉄分がラクトフェリンと結合することにより吸収されやすくなり,貧血の改善,予防に役立つ.

6.11.2 抗ガン作用,抗炎症作用

　ラクトフェリンはサイトカインの一種であり,抗ガン作用や抗炎症作用も示す.例えば,次のような試験結果が報告されている.マウス背部にLewis lung carcinoma(3LL)細胞が充填されたチャンバーを移植し,血管新生能を測定するマウス背部皮下法(dorsal air sac assay:DAS法)で調べた.リン酸緩衝液(PBS),3LL,3LL＋ラクトフェリン(移植2日目から7日目までラクト

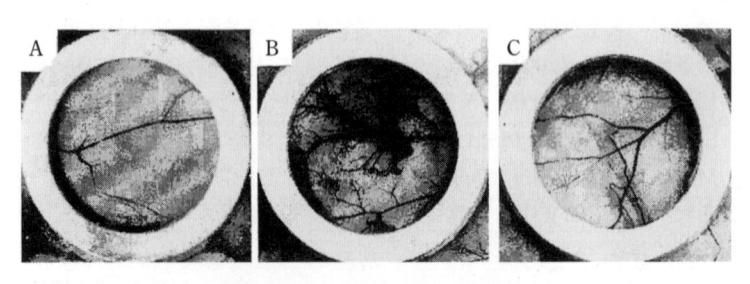

図6.33 3LLガン細胞移植後に誘導される血管新生とラクトフェリンの抑制効果
PBS(A)または3LL細胞(B, C)を充填したチャンバーを移植した7日後の皮膚.ラクトフェリンは300mg/kg/dayを5日間経口投与した(C).

フェリンを経口投与した）群で，7日目に移植部位を剥離し，血管新生能を測定した．PBS群よりも3LL群でガン細胞による血管新生が起こり，それにラクトフェリンを投与した群では，血管新生が抑制されるのが観察された（図6.33）．このようなラクトフェリンの作用は，IL-18の誘導により行われていることが明らかになった（図6.34）[1]．

デキストラン硫酸ナトリウム（DSS）誘導大腸炎モデルは，TNFαやIL-

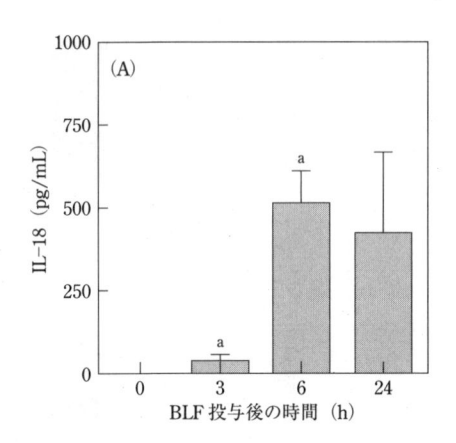

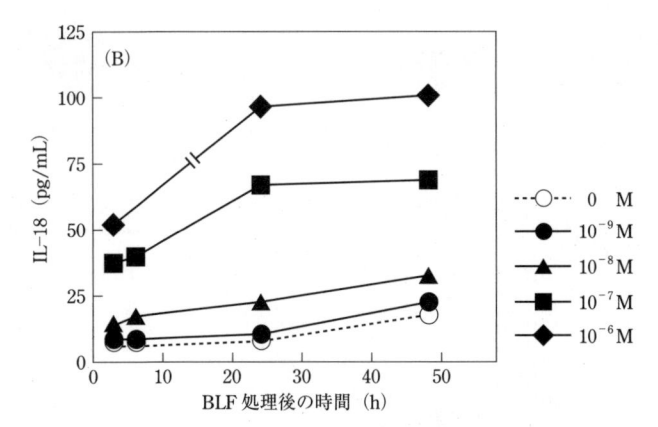

図6.34 ラクトフェリン（BLF）による血清，マクロファージにおけるIL-18の誘導
(A) 血清：マウスに300mg/kgのラクトフェリンを経口投与し，経時的に採血．(B) マクロファージ：腹腔マクロファージに濃度を変えたラクトフェリンをそれぞれ加え，0～50時間まで10時間間隔で培地回収．
a：対照（0時間）に対して，$p<0.05$で有意差あり．

1βの活性によるヒトの炎症性腸管障害に類似している．7週齢の雄ラットにDSSを投与すると同時にラクトフェリンを1週間続けて摂取させると，ラクトフェリンにより，DSS投与による大腸炎が抑制された．その際，抗炎症性因子であるIL-4，IL-10の濃度が増加し，炎症初期に産生され，炎症反応の

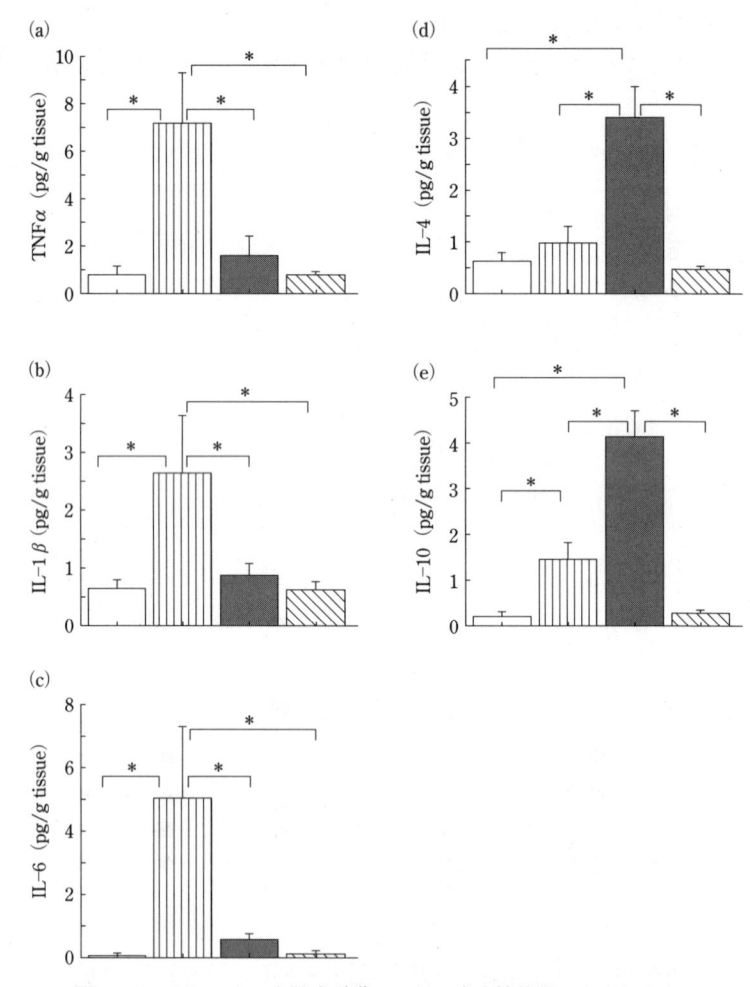

図 6.35 DSSによる大腸炎誘導7日目の炎症性結腸のサイトカイン
(a) 腫瘍壊死因子（TNFα），(b) IL-1β，(c) IL-6，(d) IL-4，(e) IL-10．
（□）対照，（▥）DSS投与，（■）DSS投与＋ラクトフェリン摂取（DSS投与3日前から大腸炎発生後7日目まで 200mg/kg/day 摂取），（▧）ラクトフェリン摂取(対照)．データは平均値と標準誤差で示した（＊ $p<0.01$）．

増幅作用のある TNFα や IL-1β 濃度の増加が抑制されることが観察された（図 6.35）[2]．

アジュバント関節炎は関節リウマチの実験モデルである．アジュバントを

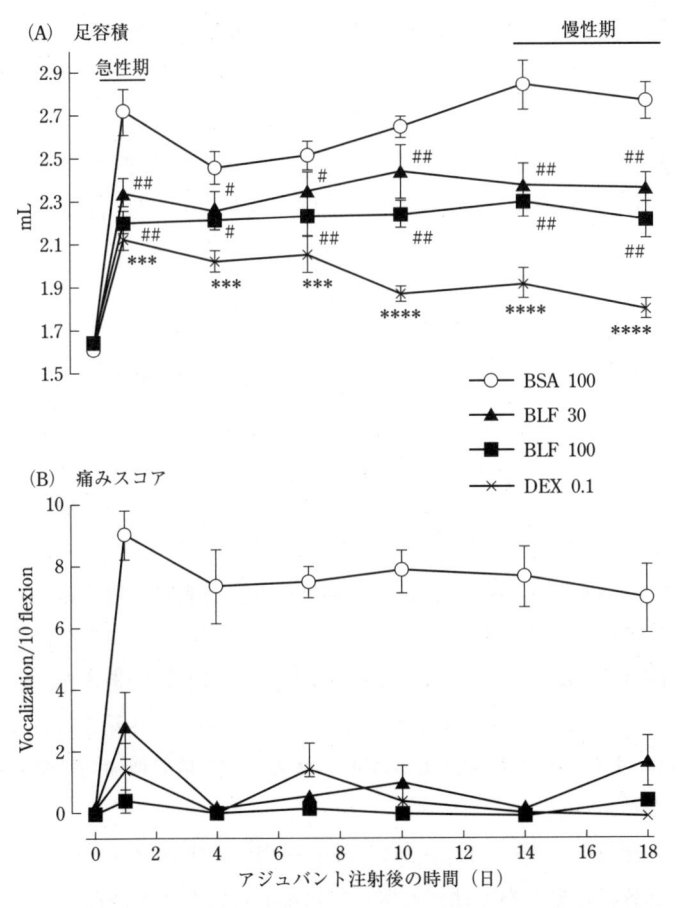

図 6.36 アジュバント関節炎誘発ラットの food pad の容積変化と痛みに対するラクトフェリンの予防効果

関節炎誘発処置の 3 時間前からラクトフェリン（BLF），ウシ血清アルブミン（BSA），デキサメタゾン（DEX）を 18 日間摂取させた．(A) food pad の容積変化，(B) 痛みの程度（スコア）．BSA：100mg/kg，BLF：30，100mg/kg，DEX：0.1mg/kg．
BSA 摂取群に対し，# は $p<0.05$，## は $p<0.01$（Dunnett 検定）で，*** は $p<0.005$，**** は $p<0.001$（片側 t 検定）で有意差あり．

ラットのfoot pad（足うら）に注射すると，足の関節が腫れ上がり，典型的な慢性炎症が起こる．6週齢の雄ラットにアジュバント関節炎を誘発する3時間前からラクトフェリン（BLF），ウシ血清アルブミン（BSA），デキサメタゾン（DEX）を18日間（予防効果），またはラクトフェリンアジュバント関節炎を誘発した18日目から25日目まで（治療効果）投与したところ，ラクトフェリンにより，food padの容積変化や痛みが抑制されることが明らかになった．抗悪性腫瘍薬であるDEXは強い炎症の抑制を示し（図6.36），BSA投与では炎症の抑制は観察されなかった．抗炎症性因子であるIL-10の濃度を増加し，TNFαの濃度の増加を抑制することにより，このような関節炎の炎症抑制を果たすことが明らかになっている[3]．

6.11.3 中枢神経系に及ぼす影響

　ラクトフェリンは血液を介し脳脊髄液まで運ばれ，中枢神経系に影響を及ぼすことが知られている．アルツハイマー病やパーキンソン病のような神経変性時には鉄イオンが増えるが，その時，ラクトフェリンも増加することが報告されている．さらに，ストレスの抑制にも関与している．例えば，ラットを恐怖ストレス条件下に置くと，すくみ行動と並行して20〜30kHzの超音波（USV：ultrasonic vocalization）が観察され，行動量も増える．生まれた直後の仔ラットを母ラットから離すと，仔ラットはストレスを受ける．ストレスの度合いは超音波の発生や行動量の測定により判断できるが，仔ラットにラクトフェリンを摂取させたところ，そのストレスの軽減されることが観察された．また，ストレスによるコルチコステロン量の増加の抑制も見られた（図6.37）[4]．

　Plus-maze test（高架式十字迷路テスト）を用いた実験では，ラットがplus-maze test装置の壁がある部分と壁がない部分に滞在する時間を測定し，壁がない部分の滞在時間が長いほど不安がないと判断される．7週齢の雄ラットを用い，ラクトフェリンを摂取させてから，30分後に四肢に電気ショック（foot-shock）を与え，不安感を高めておく．その後，plus-maze test装置に乗せ，壁がない部分に入る回数と滞在する時間を測定し，不安の程度を判定した．ラクトフェリンを摂取したラットは壁がない部分に入る回数と滞在

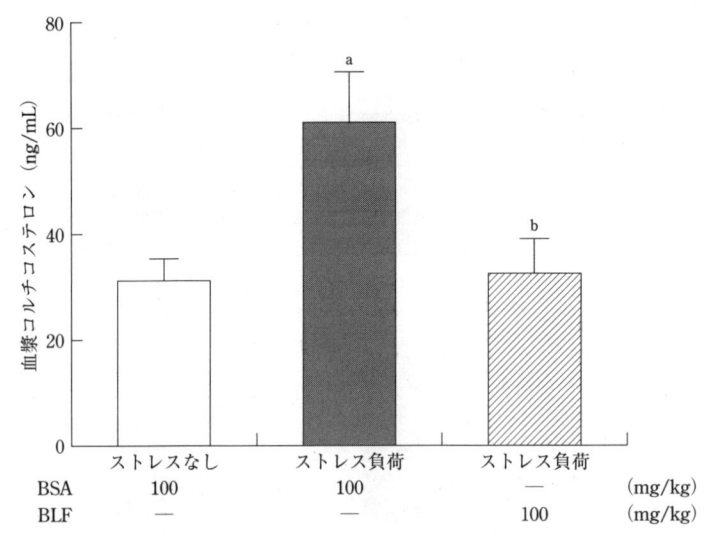

図 6.37 母ラットと隔離した10日齢仔ラットの血漿コルチコステロン濃度に対するラクトフェリン前投与の影響

仔ラットは，母ラットと離して1時間後から採血した．データは平均値と標準誤差で示した．
a：ストレスなし-BSA 摂取群に対して，$p<0.01$ で有意差あり．b：ストレス負荷-BSA 摂取群に対して，$p<0.05$ で有意差あり．

する時間が長く，不安が軽減されることが観察された（図6.38）[5]．

　パーキンソン病の患者は黒質線条体でのドーパミンの代謝が亢進し，そのため，ドーパミン量が低下し，また，活性酸素も増える．その時，脳では抗酸化酵素やトランスフェリンなどが増加する．MPTP（1-methyl-4-phenyl-1,2,3,6-tetrahydropyridine）を処置することにより，黒質線条体に神経毒を誘導したパーキンソン病モデルラットでは，黒質線条体の抗酸化酵素とラクトフェリン mRNA 発現量が同時に増加した．このような脳内でのラクトフェリン mRNA 発現量の変動は，MPTPにより誘発された脳での酸化損傷をラクトフェリンが保護していることを示唆している[6]．

　ラクトフェリンを摂取した場合，免疫力や抗酸化能を高め，また，抗ストレス作用や精神活動にまで影響を及ぼすことから，積極的に食生活に取り入れるべき食品成分であるかもしれない．

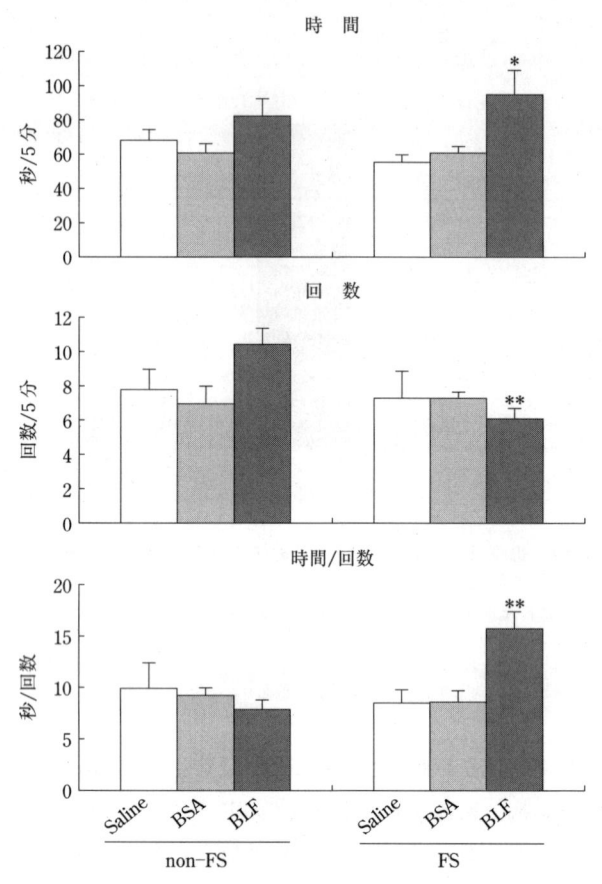

図 6.38 フットショック（foot-shock）後の不安行動に及ぼすラクトフェリン投与の影響

フットショック（FS）30分前にBSAとラクトフェリン（BLF：ウシラクトフェリン）を各100mg/kg摂取させた．Elevated plus-maze testを行う3分前にフットショックを開始した．上図は全体5分間の間に壁がない所に滞在した時間，中段の図は5分間の間に壁がない所に入った回数を示した．下図は壁がない所に滞在した時間を，壁がない所に入った回数で割ったスコア．データは平均値と標準誤差で示した．生理食塩水（saline）投与群に対して，＊は$p<0.05$，＊＊は$p<0.01$で有意差あり．

参 考 文 献

1) M. Shimamura *et al.* : *Int. J. Cancer*, **111** (1), 111 (2004)
2) J. Togawa *et al.* : *J. Gastroenterol. Hepatol.*, **17** (12), 1291 (2002)

3) K. Hayashida *et al.* : *J. Veterinary Med. Sci.*, **66** (2), 149 (2004)
4) T. Takeuchi *et al.* : *Brain Res.*, **979** (1-2), 216 (2003)
5) N. Kamemori *et al.* : *Brain Res.*, **1029** (1), 34 (2004)
6) C. Fillebeen *et al.* : *Mol. Brain Res.*, **72** (2), 183 (1999)

〔柳　先玉・横越英彦〕

第7章　人間の成長に合わせた栄養の重要性
―肥満およびやせ，老化と免疫機能の変化―

　免疫機能は栄養の不足や過剰，心理的・身体的ストレスなど生活習慣や環境によって大きな影響を受ける．現代の複雑な社会背景に伴い，各年代によって生活習慣上の問題点は異なる傾向にある．そこで本章では各年代別の健康問題と免疫機能との関わりについて述べる．

7.1　小児・学童期：肥満と喘息・アトピー性疾患

　日本の小学生におけるBMI（体格指数）平均値はこの10年間に男児で$0.32kg/m^2$，女児で$0.24kg/m^2$増加しており，肥満児の割合もこの数年で急増している[1]．一方，肥満児では喘息やアトピー性疾患の発症率が増加することが諸外国の大規模な疫学報告により示されている[2-4]．特に喘息と肥満との関連を示唆する論文が多い．E. von Mutiusらは米国の4〜17歳の子供を対象とした調査により，喘息，喘鳴，アトピー性疾患のいずれもBMIの上昇にともなって罹患率が上昇しており，特に喘息との関連性が強いことを報告している（表7.1）[5]．肥満と喘息・アレルギーの関連について詳細なメカニズムは明らかではないが，著者らは食餌誘導性肥満マウスを用いた解析により，肥満によるT細胞機能の多様な変化が喘息の病態に関連していることを示した[6]．また，肥満者の血中ではICAM-1 (intercellular adhesion molecule-1)，VCAM-1 (vascular cell adhesion molecule-1)，CRP（C-reactive protein）などの炎症性因子が増加している[7-9]．さらに喘息に罹患している子供では脂肪細胞が産生するレプチンの血中濃度が健常児より有意に高値であることも報告され，後述する脂肪細胞からの産生因子との関連性も示唆されている[10,11]．小児期の肥満には脂肪細胞の肥大だけでなく過形成も生じるた

表7.1 米国の子供(4～17歳)における気管支喘息の罹病率(%)とBMIの関連

	BMIによる4分割				p値
	1th 7.3～15.4 $n=1921$	2th 15.5～17.1 $n=1948$	3th 17.2～20.4 $n=1778$	4th 20.5～37.2 $n=1720$	
気管支喘息(既往)	8.7	9.3	10.3	14.9	0.0001
気管支喘息(現在)	5.6	6.8	7.3	10.8	0.0001
喘　　鳴	14.6	18.3	10.05	14.5	0.0002
アトピー	48.6	50.5	53.0	53.2	0.05

(文献5)を改変)

め，過剰な脂肪細胞産生因子が炎症病態に関与している可能性がある．

　腸管粘膜は分泌型IgAの産生や腸管リンパ球の働きによって生体を感染から防御し，アレルギーの発症を抑制する働きを持つ[12]．しかしながら，腸管の発達が未熟な新生児から乳幼児にかけては腸管粘膜も未熟であるため，食物アレルギーの発症率が高い．さらに幼児期以降は吸入性抗原に対する特異的抗体の上昇などの免疫反応により，気管支喘息の発症率が増加する．気管支喘息の病態にはアレルギーの要因に加えて気道感染や慢性炎症が関わっている．したがって，肥満による免疫機能の低下や炎症反応の亢進は喘息やアトピー性疾患の発症率の増加や症状の増悪に関連する可能性が考えられる．小児・学童期の肥満は成人の肥満と同様に様々な生活習慣病の誘因となるが，免疫機能の面からも適正体重維持の重要性が示唆される．

7.2　若年期女性：神経性食欲不振症と免疫機能異常

　一方，若年期の女性を中心に，やせ願望やボディイメージのゆがみなどの障害が進み，平成14年度の国民栄養調査結果によると，20～30歳代の女性でやせ（低体重）の者の割合が急増している（図7.1）[13,14]．肥満だけでなく，やせも様々な合併症の誘因となり，免疫機能にも影響を与える．栄養障害や栄養不良による低体重，また高齢者において多くみられるPEM（protein-energy malnutrition）では免疫機能が著しく低下することはよく知られている．しかしながら，近年の若年女性において低体重の原因の1つとなっている神経性食欲不振症（AN；anorexia-nervosa）では，特異的な免疫機能異常

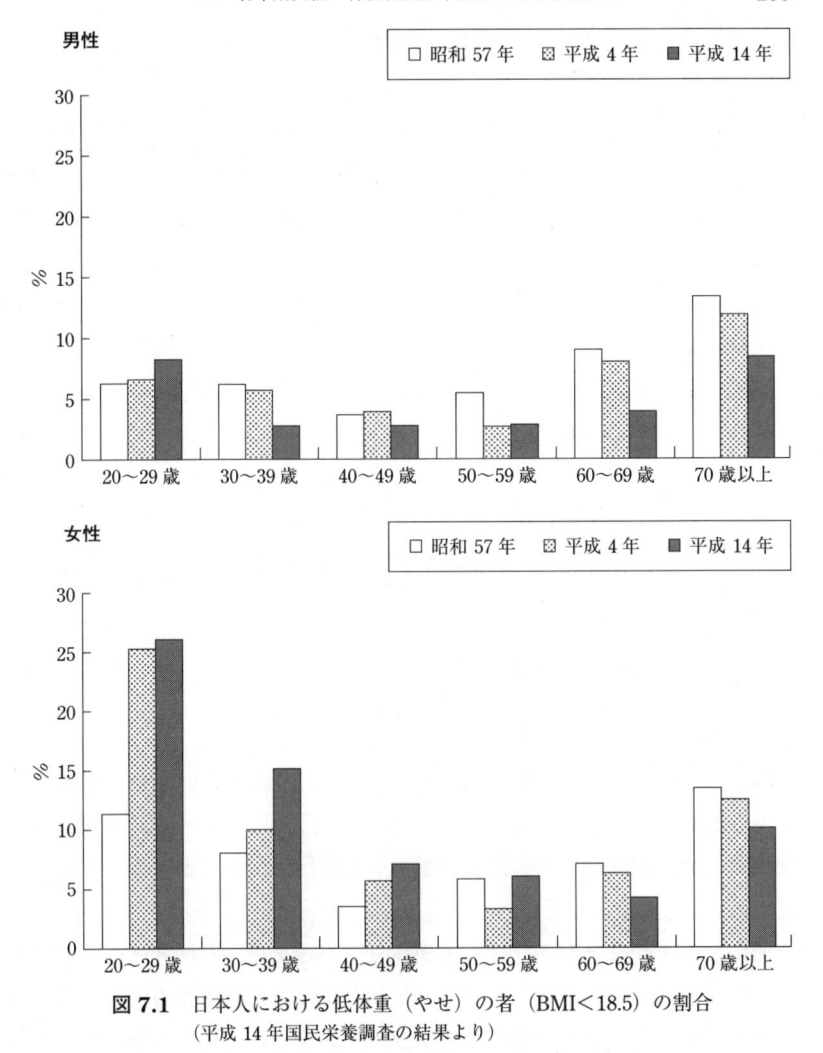

図 7.1 日本人における低体重（やせ）の者（BMI＜18.5）の割合
（平成 14 年国民栄養調査の結果より）

が観察されている．ANでは細胞性免疫機能の低下が報告されている一方で[15,16]，栄養不良やPEMで生じる感染症罹患率の増加は認められていない[17]．また血中の腫瘍壊死因子α（TNFα），インターロイキン（IL-6, IL-1）などの炎症性サイトカインが増加することも報告されている[18]．これには視床下部を介した下垂体ホルモン分泌調節機構が関与していることが推測されてい

る．下垂体ホルモン放出因子であるCRH（corticotrophin-releasing hormone）は摂食抑制作用を有するホルモンであり，HPA(hypothalamus-pituitary-adrenal gland, 視床下部-下垂体-副腎）軸を介するフィードバック機構を形成する．ANにおいては自律神経系のバランスが破綻し，HPA軸は活性化され，CRHが上昇することが報告されている[19]．CRHは免疫系の細胞に直接作用し，リンパ球の増殖能の亢進や炎症性サイトカインの産生増加をもたらす[20,21]．またANでは血中レプチン値が低下するが[22]，レプチンはHPA軸のフィードバック機構にも関わっている[23]．そのため低体重による脂肪組織の減少や血中レプチン値の低下もANにおける自律神経系の異常に関与する可能性がある．さらにANではCRHだけでなくセロトニンやニューロペプチドYなど多くの神経ペプチドにも異常が生じることが報告されている[24]．これらの因子は免疫系の機能とも密接に関わっており，若年期の女性において急増しているANの病態形成に炎症系の免疫応答が関わる可能性が示唆されている．

7.3 成人期：肥満と免疫機能異常

7.3.1 肥満における免疫機能変化

平成14年度の国民栄養調査の結果によると，男性ではいずれの年齢層においても肥満者の割合が増加している（図7.2）[13]．特に50～59歳の肥満者の増加が著しい．肥満は多くの生活習慣病の危険因子であるが，ガンや感染症などの発症率も高まることが古くから多くの疫学報告により示されている[25,26]．遺伝的肥満モデル動物およびヒト末梢血リンパ球を用いた研究により，肥満によってリンパ球数が減少し，リンパ球幼若化反応が低下することが報告されており，こういった免疫機能の低下がガンの発症率増加や易感染性に関与していると考えられる[27-29]．また一方，肥満者のT細胞機能の低下が体重減量によって回復することも報告されている[29]．しかしながら，ヒト肥満者では免疫機能にも影響を与えうる内分泌・代謝異常の個体差が大きいことなどから，肥満が免疫異常に及ぼす詳細なメカニズムは明らかではない．そこで著者らはヒト肥満者に近いモデルである食事誘導性肥満マウスを用いて，免疫機能の解析を行ってきた．その結果，肥満では免疫機能が単に低下するだ

7.3 成人期：肥満と免疫機能異常

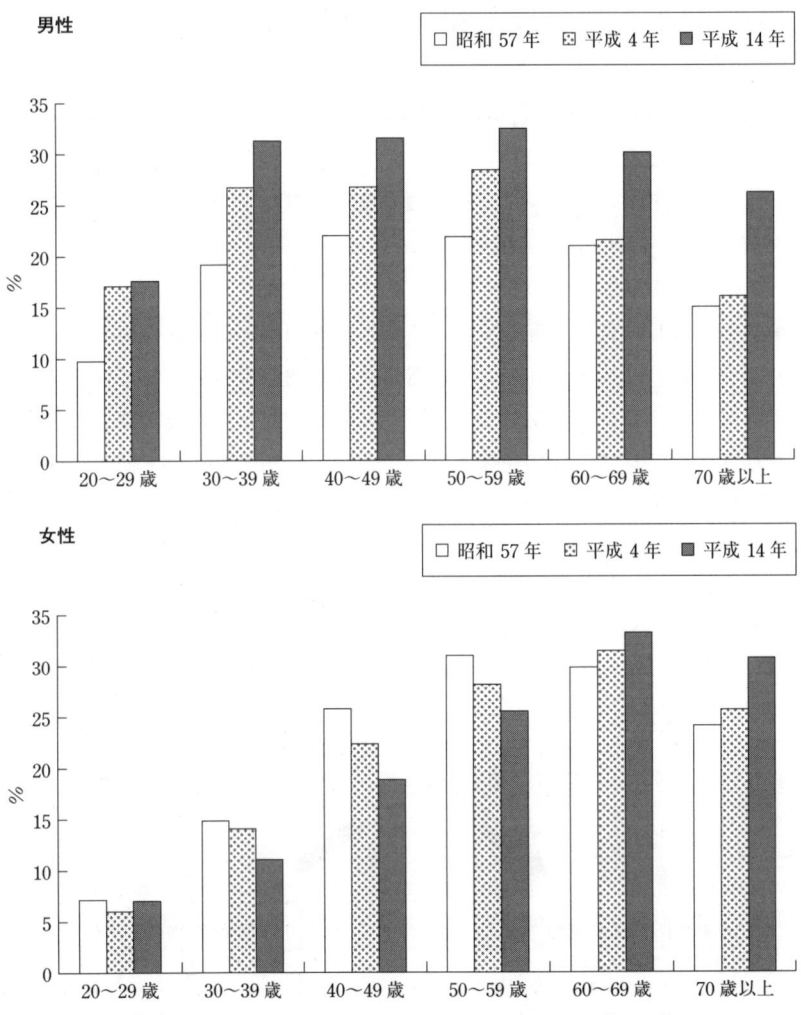

男性

□ 昭和57年　☒ 平成4年　■ 平成14年

女性

□ 昭和57年　☒ 平成4年　■ 平成14年

図7.2 日本人における肥満者（BMI≧25）の割合（平成14年国民栄養調査の結果より）

けでなく，サイトカインバランスが多様に変化することを示した[30, 31]．免疫系は生体の防御機構を担う一方で，その調節機構の異常はアレルギーや自己免疫疾患といった免疫系疾患の発症や病態形成に関わる．さらに免疫系疾患のみならず，細胞浸潤や炎症性因子の産生などによって動脈硬化をはじめとする多くの疾患にも関与する．したがって，肥満における免疫機能の多様な

変化は，種々の合併症の病態に関与していることが示唆される．

7.3.2 脂肪細胞産生因子と免疫・炎症
1) レプチンと免疫

脂肪組織は余剰のエネルギーを貯蔵するだけでなく，多種多様な分泌タンパク質を分泌する内分泌臓器であることが近年の研究により明らかにされた[32]．脂肪細胞産生因子の1つであるレプチンは視床下部を介してエネルギー消費を調節し，食欲を抑制する．また，末梢の様々な細胞や組織においてもレプチンレセプターが存在し，臓器特異的な働きも示唆されている．免疫系細胞においてもレプチンレセプターが発現しており，免疫機能への影響も示されている．レプチンの免疫系細胞における作用としてはT細胞幼若化反応の増加，接着分子の発現増加，Th1型のサイトカイン産生の増強，NK細胞の活性化，マクロファージのサイトカイン産生の増強効果などが報告されている（図7.3)[33-36]．また，マウスを48時間絶食させると急激に血中レプチン値が低下し，免疫系臓器重量，細胞数，DTH(delayed-type hypersensitivity,

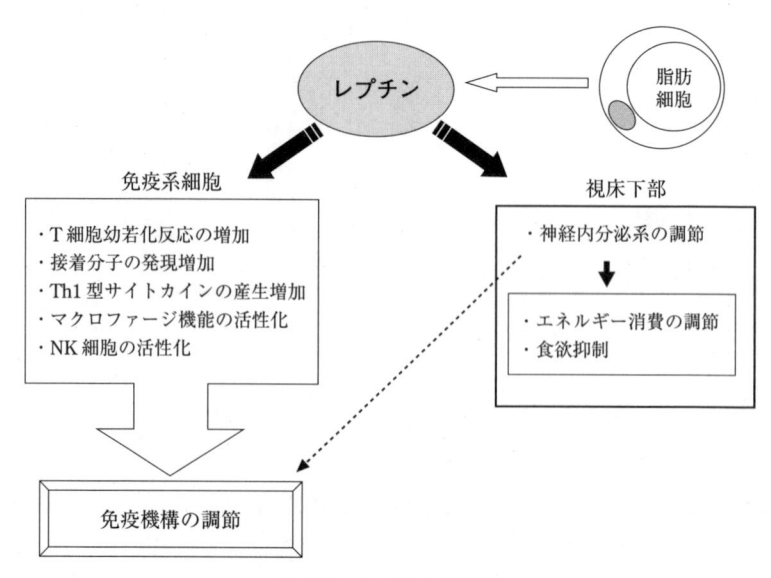

図7.3 レプチンと免疫

遅延型過敏症）反応などが低下するが，レプチンの投与によって回復する．また，レプチン遺伝子に異常がある*ob/ob*マウスでは免疫系組織重量や免疫系細胞数，リンパ球のサイトカイン産生能が低下しているが，レプチンの投与によって回復する[37]．レプチンはアポトーシスを抑制することによって細胞の減少を防ぐ役割を持つことも分かっており，レプチンが免疫調節因子としても重要な役割を担っている可能性が示唆される[37,38]．またTh1型サイトカインは細胞性免疫能の活性化に関与しているが，亢進すると局所の炎症の悪化に関与する．*Ob/ob*マウスや*db/db*マウスでは抗原誘発性関節炎の炎症度合いがむしろ低いことが観察されている[39]．したがって，肥満における血中レプチン値の増加は免疫・炎症反応に影響を与えている可能性も考えられる．しかしながら，ヒト肥満者ではレプチンまたはレプチンレセプターの遺伝子異常による肥満は極めて稀な症例であり，大部分は血中レプチン値が高値を示すにもかかわらず，視床下部における食欲抑制やエネルギー消費亢進作用が発揮されないというレプチン抵抗性の状態が生じている．著者らも食事誘導性肥満マウスの脾臓（ひぞう）リンパ球ではレプチン感受性が変化することを示す知見を得た[40]．肥満における合併症予防の観点からも，過剰な血中レプチンが末梢において免疫系にどのような影響を及ぼしているか更なる解明が必要である．

2) 脂肪細胞と炎症

肥満者では脂肪細胞が肥大してその機能が変化する．肥満によって脂肪細胞からのレプチン，TNFα，IL-6，MCP-1 (monocyte chemoattractant protein-1：マクロファージの遊走因子) などのアディポサイトカインの産生が亢進し，インスリン抵抗性や炎症病態を増悪させる[41,42]．近年，肥満者の脂肪組織にはマクロファージが浸潤していることが指摘されている[43,44]．マクロファージもまた活性化されるとTNFα，IL-1，MCP-1などの炎症性サイトカイン，ケモカインを産生する．一方，マクロファージはレプチンによってその機能が活性化されることが報告されている．そのため肥満者では脂肪細胞が肥大化し，レプチンを始めとする種々の分泌タンパク質の産生が亢進するとともに，脂肪組織中に浸潤したマクロファージと相互に影響を与える可能性が示唆されている．また，食餌誘導性肥満マウスではリンパ球からのイ

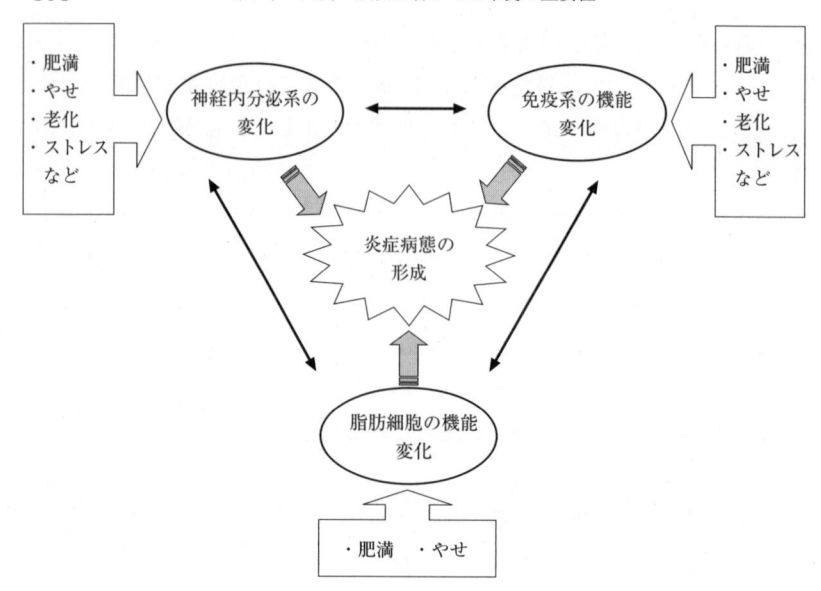

図 7.4 　内分泌代謝機能と免疫機能の関連

ンターフェロンγ（IFNγ）産生能が亢進する[31]．血中の過剰なIFNγは局所炎症の増悪に関わり，マクロファージを活性化させる働きがある．したがって，肥満による免疫異常と脂肪細胞の増加および肥大による内分泌変化は相互に密接に関連し，肥満の病態に大きな影響を与えていると考えられる（図7.4）．

7.4 　老齢期：高齢者の免疫と栄養

7.4.1 　高齢者の免疫機能

　加齢による免疫機能の変化は一般に獲得免疫系の方が自然免疫系よりも影響を受けやすい[45]．加齢による免疫機能の変化として，1）胸腺の萎縮とともにT細胞機能が低下する，2）NK（ナチュラルキラー）細胞も機能低下を示すが，T細胞ほどではない，3）B細胞，マクロファージ，顆粒球は骨髄から供給されるため変化は比較的少ない，4）樹状細胞の機能が変化する可能性がある，というような点があげられる．胸腺は新生児期に活発に働いた後，加齢

にともない萎縮する．そのため加齢とともにT細胞の補充が十分に行われなくなり，高齢者ではT細胞の変化が起こりやすい．その1つとして，T細胞数やサブセットが加齢により変化する．すなわち，CD4$^+$T細胞に比較してCD8$^+$T細胞の数が減少する．CD4$^+$T細胞のサブセットではナイーブT細胞が減少し，メモリーT細胞が増加し，サイトカインの産生パターン(Th1/Th2バランス)に変化が起こる．また，T細胞の分裂増殖反応やインターロイキン-2 (IL-2) 産生能は加齢とともに低下する．その機序として細胞膜のレセプターから核に至るシグナル伝達の加齢変化がある．老化T細胞では抗原刺激を受けた時のT細胞受容体やIL-2レセプター発現数の減少，チロシンキナーゼのリン酸化やセカンドメッセンジャー産生の障害，転写因子活性の変化など複数のシグナル伝達の異常が知られている[46]．

7.4.2 高齢者と栄養障害

　高齢者では咀嚼・嚥下機能の低下，消化・吸収機能の変調，合併症の存在などのために栄養障害，特にタンパク質・エネルギー栄養不良（PEM；protein-energy malnutrition）を起こしやすい．PEMでは胸腺の萎縮をきたし，T細胞機能が障害される．したがって，高齢者では加齢による生理的なT細胞機能低下に加えて，栄養障害によって免疫機能の低下が増幅される[47]．さらにPEMでは貪食機能も障害されるため，感染などに対する生体防御能が低下する．また，高齢者ではビタミンや微量元素（亜鉛，鉄，銅，マグネシウム，セレンなど）の摂取不足・吸収障害により欠乏症をきたしやすく，免疫機能が低下する．

　さらに，高齢者にとって腸管免疫系の機能障害も重要な問題である．加齢によりパイエル板の萎縮，分泌型IgA産生低下など腸管免疫系の機能低下が起こり，生体防御能が低下する．長期の経静脈栄養（中心静脈栄養）によっても腸管免疫機能は低下し，細菌の侵入（bacterial translocation）を起こしやすくなる．その結果，敗血症など感染症の悪化を招く．腸管粘膜組織や腸内細菌など腸内環境を整え腸管免疫系の機能強化を図ることが必要である．そのために高齢者におけるプロバイオティクス，プレバイオティクスの効果も検討されている．

7.4.3 高齢者の免疫機能賦活化と栄養

　PEMなどの栄養障害は免疫機能の低下を招くが，一方，栄養不良でない程度の栄養制限（総カロリー制限）は必須栄養素の不足がなければ，寿命を延長し腫瘍発生や自己免疫現象を抑制することが動物実験では知られている．その機序として，栄養制限によって異常細胞の増殖抑制やプロウイルスDNAの転写活性抑制などの可能性がある．ヒトにおけるエネルギー制限のエビデンスはまだ十分ではないが，肥満によって免疫機能は変調するので過剰な体脂肪蓄積を避けることは免疫系からみても重要である．一方，食品・栄養素の視点からみると，ビタミンや微量元素の抗酸化作用に基づく免疫増強作用の報告が多い．抗酸化作用をもつ微量栄養素であるビタミンE，ビタミンA・カロテノイド，ビタミンC，ビタミンB群，亜鉛，セレンなどは，老化によって低下した免疫機能の回復にある程度の効果のみられることが *in vitro* および *in vivo* の実験系で明らかになっている．適度の運動によっても抗酸化防御系が活性化されるため，微量栄養素の十分な補給と適度の身体運動は免疫系賦活効果がある．また，細菌菌体成分やキノコ類のβ-グルカンなどの免疫賦活作用も知られている．成長ホルモン，副腎由来のジヒドロエピアンドロステロン（DHEA），松果体由来のメラトニンなどのホルモンも免疫賦活作用をもつ．高齢者ではT細胞系の機能低下を中心とした免疫不全により感染症，ガン，ある種の自己免疫疾患の発症が促進される．したがって，老化によって低下した免疫系を賦活化し，回復させることは疾病予防，治療につながる重要なテーマであり，栄養の視点からの研究の推進が求められている．

参考文献

1) Y. Matsushita *et al.* : *Obes. Res.*, **12**, 205 (2004)
2) W. H. Oddy *et al.* : *Am. J. Public Health*, **94**, 1531 (2004)
3) F. D. Gilliand *et al.* : *Am. J. Epidemiol.*, **158**, 406 (2003)
4) L. M. Schachter *et al.* : *Thorax*, **58**, 1031 (2003)
5) E. von Mutius *et al.* : *Thorax*, **56**, 835 (2001)
6) N. Mito *et al.* : *Metabolism*, **51**, 1241 (2002)

参 考 文 献

7) A. J. Gonzalez-Ordonez et al. : *Thrombosis*, **88**, 1035（2003）
8) J. B. Meigs et al. : *JAMA.*, **291**, 1978（2004）
9) D. M. Putz et al. : *Metabolism*, **53**, 1454（2004）
10) X. M. Mai et al. : *Pediatr. Allergy Immunol.*, **15**, 523（2004）
11) N. Guler et al. : *J. Allergy Clin. Immunol.*, **114**, 254（2004）
12) S. E. Crowe et al. : *Gastroenterology*, **103**, 1075（1992）
13) 厚生労働省：平成14年国民栄養調査結果の概要.
14) 金田芙美他：栄養学雑誌，**62**，347（2004）
15) E. Polack et al. : *J. Clin. Immunol.*, **13**, 445（1993）
16) A. Schattner et al. : *J. Clin. Lab. Immunol.*, **32**, 183（1990）
17) M. R. Barbouche et al. : *Am. J. Psychiatry*, **150**, 169（1993）
18) M.Corcos et al. : *Psychoneuroendocrinology*, **28**, 229（2003）
19) E. B. De Souza : *Psychoneuroendocrinology*, **20**, 789（1995）
20) J. P. McGillis et al. : *J. Neurosci. Res.*, **23**, 346（1989）
21) S. Angioni et al. : *Life Sci.*, **23**, 1735（1993）
22) S. M. Brichard et al. : *Horm. Metab. Res.*, **35**, 337（2003）
23) M. L. Heiman et al. : *Endocrinology*, **138**, 3859（1997）
24) R. J. Holden and I. S. Pakula : *Med. Hypotheses*, **47**, 423（1996）
25) H. H. Marks : *Bull. NY Acad. Med.*, **36**, 296（1960）
26) U. A. Ajani et al. : *Ann. Epidemiol.*, **14**, 731（2004）
27) S. Fink et al. : *Int. J. Eat. Disord.*, **20**, 295（1996）
28) D. C. Nieman et al. : *J. Am. Diet. Assoc.*, **99**, 294（1999）
29) S. Tanaka et al. : *Int. J. Obes.*, **17**, 631（1993）
30) N. Mito et al. : *Eur. J. Clin. Nutr.*, **56**, 347（2002）
31) N. Mito et al. : *Metabolism*, **49**, 1295（2000）
32) K. Maeda et al. : *Gene*, **190**, 227（1997）
33) G. M. Lord et al. : *Nature*, **394**, 897（1998）
34) C. M. Romero et al. : *Cell. Immunol.*, **199**, 15（2000）
35) S. Loffereda et al. : *FASAB J.*, **12**, 57（1998）
36) Z. Tian et al. : *Biochem. Biophys. Res. Commun.*, **298**, 297（2002）
37) J. S. Flier et al. : *J. Clin. Invest.*, **104**, 1051（1999）
38) Y. Fujita et al. : *Clin. Exp. Immunol.*, **128**, 21（2002）
39) N. Busso et al. : *J. Immunol.*, **168**, 875（2002）
40) N. Mito et al. : *J. Endocrinol.*, **180**, 167（2004）

41) Xu Haiyan *et al.* : *J. Clin. Invest.*, **112**, 1821 (2003)
42) U. N. Das : *Nutrition*, **17**, 953 (2001)
43) K. E. Wellen *et al.* : *J. Clin. Invest.*, **112**, 1785 (2003)
44) S. P. Weisberg *et al.* : *J.Clin. Invest.*, **112**, 1796 (2003)
45) 廣川勝昱：現代医療, **30**, 109 (1998)
46) 廣川勝昱：実験医学, **16**, 116 (1998)
47) 佐藤和人，廣川勝昱：高齢者の免疫能と食品の機能，長寿食のサイエンス，第1版，p.214, サイエンスフォーラム (2000)

〔三戸夏子・佐藤和人〕

第8章　長寿社会における食べ方の重要性

8.1　高齢社会と食事のもつ役割

　わが国は，いまや世界の長寿国に仲間入りした．しかし，「寝たきり老人」や「認知症」などの「半健康者」が増加し，また「飢餓に強く過剰栄養に弱い」という日本人の遺伝的特性が次第に明らかになるにつれ，たんなる長生きではなく，「健康で長生き」でなければ意味がないという認識が定着しつつある．高齢社会化が急速に進むなか，健康を保つためにどうすればよいのかを考える上で，食事のもつ役割はますます重要さを増しつつあるといえよう．

　さて，元気で長生きすることを望む場合，高齢者だけを対象に考えたのでは片手落ちであることをはっきりと認識しておかなければならない．生まれたときからの生き方，生活の仕方が長寿を作り上げるのである．つまり加齢の過程での食べ方を考えなければならないのである．例えば，幼児期に過剰摂取により肥満を起こせば，それは成人肥満の原因となり，生活習慣病発症のリスクとなっていることが明らかになっている．一方，幼児期の栄養失調は免疫能の弱化をもたらし，感染症を起こしやすく，容易に下痢をもたらして栄養状態を悪化させるという悪循環をきたす．これは幼児死亡率を高め，その後の健康にも大きく影響することも分かっている．制限食は実験動物で確実に寿命を延ばすことが分かっている方法であるが，成熟期までの期間とその後の期間とに分けて，どの期間の制限が最も大きな影響をもつかを検討した結果，成熟期までの制限食が最も効果があるとの報告もある．

　高齢社会を迎えて，何をどう食べたら健康に生きられるのかは加齢の視点を入れると，単純ではない．食品の流通がグローバル化して，食品売り場には世界中から集まった食品が陳列され，調理済み食品も豊富に出まわり，食

のパターンが多様化し，ビタミン欠乏や微量元素欠乏が意外なところでみつかるという，飽食の中での栄養失調も心配しなければならない時代となった．高齢者の場合，特に生理的な機能の低下が確実に進行していくということを考えると，それはなおさら複雑になろう．薬品を摂取していることの多い高齢者の場合，それら薬品が微量元素の吸収を阻害している可能性が非常に高いという指摘もある．いまや「食品の選択」がきわめて難しい時代であるといえる．また，このような食環境を反映して，いわゆる健康食品を求める人々が増加しており，食の情報もまた氾濫している．食品機能の解明が進み，栄養素以外の食品成分にも関心が高まり，その評価をめぐって，それぞれの国でも，国際的にも議論される時代となった．また，食事のタイミングは消化吸収だけでなく，免疫能のリズムにも影響することが分かり，この問題もこれからの健康を考える上で重要な問題であろう．

8.2 摂食に関わる生理機能の加齢変化

8.2.1 摂食に関わる感覚器官の加齢変化

　歳をとると，味覚が鈍くなることは，よく知られた事実である．この場合たんに味だけではなく，匂いの感受性も低下する．つまり，加齢に伴い，感覚器官の機能がおしなべて低下するのである．一般に味覚よりも嗅覚の方が低下の度合いは大きく，Stevensらの報告によれば，ブタノールに対する嗅覚の低下は食塩に対する味覚の低下よりも著しい[1]．正常人とアルツハイマー患者のブタノールに対する嗅覚の感度を調べたMurphyの報告では，アルツハイマー患者は明らかに機能低下が著しく，嗅覚の低下度合いでアルツハイマー症状の重症度が測れるという[2]．認知症（老人性痴呆症）はもちろん中枢神経機能の障害からきているわけで，味覚・嗅覚の機能も中枢神経系に属しており，これらが関連していることは当然と言えよう．おいしさに対する感受性の低下も「老化のシグナル」と言えるのかも知れない．

8.2.2 味覚における加齢変化の特徴

　ヒトで行った甘味および苦味に対する閾値（いきち）の加齢変化の結果をみると，ど

の味も同じように味覚の感度が低下するのではなく，味の種類によって，低下の度合いが異なるものであることが分かる．すなわち，苦味のほうが，甘味よりも加齢による低下が顕著である[3]．

また閾値だけでなく，味の濃度差を認識できる濃度差の識別能が加齢によって鈍くなることが分かっている．濃度差を表すウェーバー値で見ると，味の種類によってそれぞれ異なり，加齢によって，甘味の濃度の認識感度にそれほどの変化は見られないが，やはり苦味では，認識感度が大きくなることが示されている．また，食塩ならびにショ糖のさまざまな濃度に対する嗜好度が加齢によってどのように変わるかを見た味覚試験では，脱イオン水中での結果と飲料水中に溶かした場合の結果では異なることが分かった．すなわち，脱イオン水中ではショ糖の最もおいしい濃度が高齢者では若齢者に比較して高いほうにずれているが，飲料水中では，最もおいしい濃度が高齢者も若齢者も同様に高いほうにずれて，両者の間には差がみられない．一方，食塩の場合では，脱イオン水中ではいずれの群でも濃度が上がるに従って一方的にまずいほうに傾いているが，飲料水中では，ある濃度まではおいしさが増加して，さらに濃度が高まって初めてまずさを増す方向に進むことが示されている．そして，この場合は高齢者の方が，若齢者に比較して，最もおいしいと感じるピークの位置が高濃度側にずれていた．これは，味覚成分が組み合わさると，感度が異なってくることのあることを示している[3]．

8.2.3 味覚の加齢変化の背景にある生理機能の加齢変化—脂肪を例として

「歳をとると油っぽい食べ物がいやになり，さっぱりしたものが好きになる」ということをよく耳にする．加齢によって体に起こる変化でこれが説明できないであろうか？　身体の臓器，組織の機能にも加齢変化があるはずである．まず，動脈硬化に代表されるような臓器，例えば血管壁の組織の変化をあげることができよう．食物摂取と直接関係のある消化器系をとってみても，歯が抜けたり，腸の運動が低下したり，消化酵素や胆汁の分泌量が減ったりすることが確かめられている．こうした変化は消化不良を起こしやすい，便秘しやすい，といった生理的な変化として現れることになろう．消化管の消化吸収機能は生命維持にとって重要であるため，他臓器に比べてこの

機能は加齢変化が少ないと考えられている．しかし，正宗らの報告によると，高齢者では，少し多い脂肪を与えると，小腸からの脂肪の吸収能が低下することが観察されている．すなわち，脂肪量49〜50gの通常食の摂取のもとで，マーガリンを24gおよび48g付加したときの糞便中に，脂肪量が70歳以上では明らかに増加することが観察された[4]．脂肪の消化吸収機能が衰えるということと，脂肪に対する嗜好が低下するということが関連していると考えられよう．つまり消化吸収機能1つをとってみても，加齢によるこうした体の退行性変化があるわけで，これが食欲あるいは嗜好と密接に関係することは容易に推測できよう．さらに中枢神経系の加齢による変化も起こっており，味覚の加齢変化も摂食行動に大きく関係してくるであろう．

8.3 味覚の加齢変化を制御できるか？—食塩嗜好の場合を例として

味覚は摂食のゲートキーパー（門番）の役割をもっているだけに，味覚機能の低下は健康維持にとって重要であることはいうまでもない．では，この低下を防ぐことができないであろうか？　ここでは食塩を取り上げて，可能な方策を考えてみよう．食塩嗜好が幼児期の学習（食習慣）によることはもちろんであるが，遺伝的要因ならびに栄養条件が大きな修飾要因である可能性を示す研究がある．微量元素の亜鉛欠乏によっても味覚・嗅覚能の低下することが明らかにされ，栄養的な面から対処する可能性が示されている．著者らも，食事中タンパク質レベルが食塩嗜好に大きく影響する可能性を見いだしている．一般に加齢に伴う摂食量の低下は，タンパク質や微量元素，ビタミンなどの微量栄養素の摂取をも低下させ，味覚機能の低下を引き起こす悪循環をおこす可能性が考えられる．これに対する防御について以下に述べてみたい．

8.3.1 食事中タンパク質レベルは食塩嗜好を変える

現在はやや状況が異なってきたが，かつて日本の中で最も塩味の濃い食物を摂っていたのは東北地方の人たちであり，これが健康にとっての最大のリスクと言われていた．肉や乳製品などの動物性タンパク質の摂取の低い地方

ほど，食塩摂取が多いという国民栄養調査結果からのヒントで，「食塩嗜好は栄養条件とくにタンパク質摂取条件と関係する」という作業仮説をたて，ラットを用いてこの仮説を検討した結果，ラットの系統によって食塩に対する嗜好が異なること，つまり遺伝的な要因があること，さらに想像していたとおり，食餌中タンパク質レベルが高ければ薄味を好むようになり，低ければ濃い味を好むようになることを実験的に確かめることができた[5]．この原理がヒトに当てはまるか否かを，国民栄養調査のデータから，戦後の日本における食塩摂取量の減少が，日本人の摂取する全エネルギーに対する動物性タンパク質のエネルギー比の増加と逆相関していることも示唆された（図8.1）[6]．

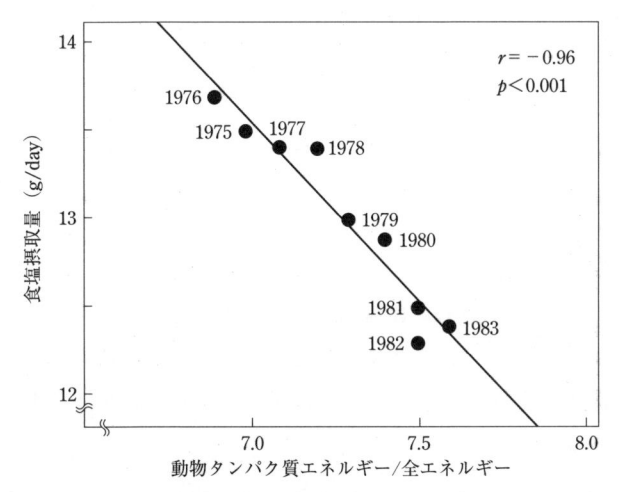

図 8.1 年度別の食塩摂取量と動物タンパク質エネルギー／全エネルギー比との関係[6]

8.3.2 食塩嗜好には気温が関与

かつて満州（中国東北部）に在留した日本人の食生活調査で，冬季の食塩摂取量が夏季の2倍になるという貴重なデータと，「塩辛いものを食べると体が温まる」という当時の被験者の言葉が熊本大学の体質医学研究所報告にあることに注目し，ラットを用いて検討したところ，生理食塩水にはそのような作用は見られないが，高濃度の食塩水の摂取は，エネルギー代謝を盛ん

にして酸素消費を増すことを突き止め，東北地方の食塩の過剰摂取の原因の1つが寒さへのぎりぎりの適応であった可能性を示した[7]．

8.3.3　うま味成分は減塩効果がある

これまでのラットを用いた実験的研究により，うま味成分（グルタミン酸ナトリウムなど）が食塩摂取量を減少させることが分かってきたが，この場合，低タンパク質食では，うま味嗜好は認められず，通常レベル以上ではじめて，うま味嗜好が現れることが分かった．Sciffmanらは，うま味の代表的物質であるグルタミン酸ナトリウムに対して相乗効果が認められているイノシン酸ナトリウムの効果が高齢者では弱く，若齢者よりも高濃度のイノシン酸ナトリウムを必要とすることを報告している．

高齢者に対して，食塩過剰摂取を防ぐには，うま味成分を効率良く使うこともその1つと考えられるが，その場合，グルタミン酸ナトリウムとイノシン酸ナトリウムの組合せを工夫することも効果的であることをSciffmanらは報告している[8]．

8.3.4　辛味成分（カプサイシン）も減塩効果がある

上に述べたように，調味料に減塩効果があることから，香辛料はどうかと考え，トウガラシの辛味成分であるカプサイシンの減塩効果を，うま味成分の場合と同様の方法で検討した．その結果，カプサイシンにも明らかに減塩効果が認められた[9]．

8.3.5　高齢者の嗜好変化への有効な対応

食生活調査によれば，歳をとるに従い，動物性食品の摂取が低下する傾向にある．また食物を食べる量が減るために，必須の栄養素，例えばタンパク質，ビタミン，ミネラル特に微量元素などの摂取が十分ではない人々が多くなる．上にも述べたように，タンパク質レベルが下がれば，食塩嗜好が上がり，その摂取が増える傾向になる．高齢者では，まず，魚，卵，肉，乳製品など動物性タンパク質を欠かさないように注意すべきであろう．また，「うま味」物質やトウガラシの辛味成分，すなわち，調味料や香辛料などを上手

に使うことが有効であろう．また微量元素のなかでも，亜鉛は味覚や嗅覚機能に重要なことが分かっている．臨床でも，味覚・嗅覚異常者の中には，亜鉛欠乏者がいることが報告されている．著者らも亜鉛欠乏ラットは，正常ラットに比べると数倍の食塩を摂取してしまうことを観察している．亜鉛はチーズ，牛肉，大豆，ココアなどに多いことを付け加えておきたい．

なお，高齢者では利尿剤など多くの薬剤を常用していることが多い．ところが，その中には微量元素，例えば亜鉛などの吸収を阻害するものもあり，味覚に対して影響するものが少なくないことが分かってきた．注意すべきであろう[10]．

8.4 摂食パターンと健康

同じ食物を摂るにしても，いつどのようなタイミングで摂るかで，栄養生理的に異なる効果をもつことが次第に明らかにされている．ここでは，それらの例について述べることとする．

8.4.1 摂食パターンと肥満

肥満は生活習慣病のリスクとして，世界的な関心を集めているが，肥満大国のアメリカでは以前からその研究が進められている．その1つがニューヨーク市のある病院での肥満症患者の食生活を調べたStunkard博士の研究である．彼は，肥満者に見られる共通した特徴として，第一に，消費カロリーに対する摂取カロリーが過剰であること，そして第二に，その大部分を夜に集中的に摂取していることを指摘している．したがって，彼らは一般に夜は寝つきが悪く，朝は食欲不振であまり食べたがらず，朝食を抜く人が多いという．このような症候群をStunkardは夜食症（ナイトイーティング・シンドローム）と名付けている[11]．これに関連して，肥満症の治療のために食事制限の実験を行ったアメリカの興味ある報告がある．1日に同じ2 000kcalに制限するのに，これを朝に1回で食べさせたグループと，夜に食べさせたグループとでは効果が異なるのである．前者（朝食べる）の場合，多くの肥満者は体重が減少するか，そのまま維持する結果であったが，後者（夜食べる）

の場合は，体重を維持するか，あるいはむしろ増大させる結果を生んだのである．同じカロリーでも夜に摂取するほうが，朝に摂取するよりも肥満になりやすいことを示している．いつどのようなタイミングで食事するかで，栄養効果が異なることを示唆している．

8.4.2 摂食パターンと生活習慣病の発症率

摂食パターンが生活習慣病の発症と関係することを最初に示したのはチェコスロバキアのFabryであろう．Fabryはプラハ市に住む高齢者を対象として調査を行ったところ，表8.1に示されているように，食事回数の少ないほうが，肥満の傾向が強く，糖尿病の指標になる耐糖能の低下が見られ，虚血性心疾患への罹病率が高いことを見いだした[12]．もちろん，食事回数を増やすことがそのままエネルギー摂取を大幅に増やすような食べ方では，かえって成人病になりやすい条件になるであろう．すべての人に通用するとは思わないが，まとめ食いへの警鐘といえよう．

表8.1 高年齢者における食事回数と肥満，高コレステロール血症，耐糖能低下および虚血性心疾患との関係[12]

グループ	食事回数	肥満者（体重超過10％以上）(%)	高コレステロール血症 (%)	耐糖能低下者 (%)	虚血性心疾患者 (%)
Ⅰ*	3回あるいはそれ以下	57.2	51.2	42.9	30.4
Ⅱ	3〜4回	42.2	35.1	21.5	24.2
	3回(＋食事間にスナック)	32.8	29.8	26.3	
	3回(＋就寝前にスナック)	36.0	32.0	25.0	
Ⅲ*	5回あるいはそれ以上	28.8	17.9	19.4	19.9

* ⅠとⅢはいずれも有意の差である．

8.4.3 摂食パターンと免疫能

栄養不全で免疫能が低下することはよく知られている．すなわち，タンパク質・エネルギー栄養失調（PEM）ではあらゆるリンパ組織，特に胸腺に大きな影響を及ぼすことが報告されている．栄養失調に感染症が併発すると，食欲不振と下痢でますます栄養状態が悪化して，さらに感染を招く悪循環に陥りやすい．しかしながら，軽度の場合かえって免疫能が上昇するというパ

ラドックスが報告されている．すなわち，オーストラリア原住民の児童を対象に，軽度にタンパク質・エネルギー摂取の低い場合の免疫能を検討したところ，抗体産生能は低下していたが，Tリンパ球（T細胞）の増殖などの細胞性免疫能はむしろ上昇していることを見いだしている．この矛盾を検討するための研究の結果，抗体産生，特にBリンパ球（B細胞）の機能，Tリンパ球の増殖，移植拒絶反応の強さ，遅延型アレルギーの発現などで，それぞれ差異があることが分かってきた．B細胞のほうは食餌制限で損なわれるが，T細胞機能のほうは影響されず，マウス，ラット，モルモット，サルでむしろ亢進していることを観察している[13]．

8.4.4 制限食の免疫能に与える影響

腹八分，つまり制限食が実験動物の寿命を延ばすことは，古くから知られているが，その内容にはガン発生の遅延現象も含まれている．

Bergらは，摂食を制限されたラット群のほうが，種々の腫瘍の発生が遅れ，また老化した動物に頻発する慢性腎炎や動脈周囲炎などの発症が遅れるなど，「腹八分は長生き」という俗説が，まったく根拠のないものではないということを示した[14]．しかし，制限の時期や実験条件によって，必ずしも一致した結果が得られていない．Stuchlikovaらは，ラットで，成熟期までの時期を前半とし，それ以後を後半として制限食の時期を前半にしたり，後半にしたり，あるいは生涯を通して，つまり前半後半を通して行ったりして，どの時期の食餌制限が効果があるかを検討し，成熟期にあたる前半を制限食とし成熟後の後半を自由食にしたものが，最も寿命が長いことを示した[15]．これらの実験動物は狭いケージの中で飼育されたものであり，運動を負荷した場合にはその成績が異なることが指摘されており，結果の解釈に注意すべきことはいうまでもない．

著者らは，制限食が発ガンを減少させ，寿命をのばすメカニズムを解明する目的で，制限食条件下における小腸上皮および骨髄での細胞レベルの動態—特にそのターンオーバーの速度—を検討している過程で，モノクローナル抗体とフローサイトメトリー（流動細胞計測法）の技法を組み合わせ，免疫担当細胞のうちT細胞の機能が制限食によって増強していることを観察す

ことができた[16]．さらに，メチルコラントレンによる発ガン実験でも食餌制限で免疫能を高め，化学発ガンを抑制することを観察した[17]．食餌制限がなぜガンその他の疾病の発病を低下させるか，ということについて，ある程度説明できたのではないかと考えている．

8.5 栄養条件が免疫系に与える影響

他の章で十分に解説されるものと思うが，この章のまとめとして，若干述べることとする．

8.5.1 免疫と栄養成分（特に亜鉛）

実験的に亜鉛を欠乏させた動物では胸腺やTリンパ球の数および機能が著しく低下することが知られている．特に，ヘルパーT細胞とキラーT細胞の機能が著しく低下する．亜鉛が欠乏すると，胸腺のDNA含量が低下し，そのためT細胞前駆体が免疫能のある細胞に分化しなくなるのではないかと考えられている[18]．

腸管バイパス手術を受けた患者では亜鉛の吸収が悪く，しばしば亜鉛欠乏になりやすく，その結果免疫不全に陥りやすい．免疫不全の患者の中には，血清亜鉛濃度の低いものがおり，食事中の亜鉛が欠乏していたという報告がある．この患者に亜鉛を投与すると，臨床症状や免疫能が回復することがあるという．高齢者などではその摂取について十分な注意が必要であろう．

8.5.2 免疫と栄養に関する最近の研究

WHOによれば，世界では約8億人が栄養失調に悩まされているという．この栄養失調からもたらされる二次的な免疫能の低下現象の研究が，微量栄養素が免疫機能に重要な役割をもっていることを明らかにする機会を作ったと言われる．さまざまな栄養欠乏状態によって免疫能が抑制されることが示されているからである．

発展途上国で子供に見られる最も厳しい栄養欠乏としてprotein-energy malnutrition（PEM）があるが，このような状態では免疫能の低下が生じ，

呼吸器感染，麻疹，および感染性下痢の増加をもたらす[19-21]．しかし，この問題はたんに発展途上国だけの問題ではない．先進国でも一部には見られることである．すなわち重い病気で入院している患者，食欲不振の人などの二次的なPEMによる免疫系障害がそうである[22,23]．特に高齢者に多く見られることである．

　すなわち，多くの高齢者においては，体を感染から守り，異常細胞を除去する免疫系の働きが十分できないことが知られている．それは感染症，ガン，心臓血管疾患，自己免疫疾患などの発症に反映している[24]．しかしながら，高齢者は皆同様な方法で影響されるわけではない．ある人々は歳をとっても，若い人と同じ免疫活性を維持している．最近の考え方によれば，加齢に伴う免疫能の低下は，全体的な低下というよりは，むしろ，特異的な調節不能を反映していると見られている[25,26]．この調節不能は主として細胞性免疫に影響し，この障害は罹患率・生存率と密接に関連しているという．Wayneらは，健康な60歳以上の273人の高齢者について，肺炎，ガンのような疾病の発症について9年間のコホート調査を行った．その結果，細胞性免疫能の低下は死亡率の上昇と高い相関のあることが分かった．細胞性免疫能の低下は高齢者の死亡率上昇の指標になることを示唆している[27]．高齢者では複数の栄養素欠乏がしばしば観察され，これが免疫系の調節不全を引き起こしている可能性がある[28]．多くの研究が加齢と栄養欠乏が免疫応答に累積した影響を与えていることを示している．

参考文献

1) J. C. Stevens and S. C. Wikkiams : *Rev. Food Sci. Nutr.*, **33**, 27 (1993)
2) C. Murphy : *Rev. Food Sci. Nutr.*, **33**, 3 (1993)
3) M. M. Gilmore and C. Murphy : *Perception & Psychophysics*, **46** (6), 555 (1989)
4) 正宗　研，松本恒司：日老医誌，**21**, 437 (1984)
5) S. Kimura, Y. Yokomukai and M. Komai : *Am. J. Clin. Nutr.*, **45**, 1271 (1987)
6) S. Kimura *et al.* : *Physiol. Behav.*, **49**, 997 (1991)
7) S. Kimura *et al.* : *J. Physiol.*, **53**, 601 (2001)
8) S. S. Sciffman *et al.* : *Physiol. Behav.*, **49**, 843 (1991)

9) S. Kimura and C. H. Lee : Diet and Obesity, G. A. Bray ed., p.219, Karger, Basel (1988)
10) T. Fukasawa et al. : *Yakugaku Zasshi*, **125** (4), 377 (2005)
11) A. J. Stunkard et al. : *Am. J. Med.*, **19**, 78 (1955)
12) P. Fabry and T. Tepperman : *Am. J. Clin. Nutr.*, **23**, 1059 (1970)
13) R. A. Good et al. : *Am. J. Pathol.*, **84**, 559 (1976)
14) B. N. Berg : *J. Nutr.*, **71**, 242 (1960)
15) Z. Deyl, M. Juricova and E. Stuchlicova : *Adv. Exp. Med. Biol.*, **53**, 359 (1975)
16) S. Kimura et al. : *Immunol. Lett.*, **17**, 351 (1988)
17) S. Kimura et al. : *Cancer Immunol. Immunother.*, **33**, 293 (1991)
18) G. Frenandes et al. : *Proc. Natl. Acad. Sci. USA*, **76**, 457 (1979)
19) W. J. C. Some : *Aust. N. Z. Med.*, **5** (2), 87 (1975)
20) J. W. James : *Am. J. Clin. Nutr.*, **25**, 690 (1972)
21) R. K. Chandra : *Proc. Nutr. Soc.*, **58**, 681 (1999)
22) R. K. Chandra : Nutrition and immune function, P. C. Calder, C. J. Field and H. S. Gill eds., p.41, Cabi Publishing (2002)
23) A. Marcos, E. Nova and A. Montero : *Eur. J. Clin. Nutr.*, **57** (1), S66 (2003)
24) S. N. Metdani and M. Schelske-Santos : Nutrition and immunology : principles and practice, E. Gershwin, J. B. German and C.L. Keen eds., p.403, Humana Press (2000)
25) B. Lesourd, A. Raynaud-Simon and L. Mazari : Nutrition and immune function, P. C. Calder, C. J. Field and H. S. Gill eds., p.357, Cabi Publishing (2002)
26) M.E. Weksler : *Nutr. Rev.*, **53** (4 Pt. 2), S3 (1995)
27) S. J. Wayne et al. : *J. Gerontol.*, **45** (2), M45 (1990)
28) R. K. Chandra : *Eur. J. Clin. Nutr.*, **56**, S73 (2002)

〔木村修一〕

特 論
地産地消型栄養学とサプリメント栄養学

1. 食物の由来と体内代謝

　食物(栄養)が我々の健康の維持増進に不可欠なものとして,また,食品に含まれる各種成分の必要性や特異性について,これまで多くの研究者が解明に努力してきた.栄養学の発展をみるとき,これら偉大な先人達の努力には驚かされると同時に,敬意を表するものである.一方,「食育」という言葉が登場してから,食に対する関心は,一般国民の共有するところとなった.「食育」の目的は,食に携わる関係機関や従事者が相互に協力しあい,健全な食について自ら考え,実践してゆける人を育み,地域ごとの特色ある豊かな食文化を再興することにある.

　人類は,その誕生から今日に至るまで,生活環境の中で手に入れることのできたもの,すなわち身近な野山や河川で収穫できる動植物などを口にし,また,積極的に獲得する努力をしてきた.そして,多くの疫学的調査の結果,体内では,摂取されたものを有効に利用するように,また,摂取された食物の内容により体内代謝が適応し,進化してきたことが証明されている.そして今日,食物中に含まれる栄養素の確認とその必要量などが詳細に検討され,人々は,必要な栄養素の供給源として食物を捉えるようになった.

　一方,文明の進歩,国際化などにより,我々が生活する環境は戦後大きく変動し,食環境も大きく変わってきた.日本は国土が狭いこととあわせ,流通革命,あるいは,経済性の追求から,現在では多くの外来食材が流入してきている.食物を栄養素の供給源として考えた場合には,国産であろうが外国産であろうが影響がないのかも知れない.しかし,食品中には,栄養素以外の多くの非栄養素や微量成分などが豊富に含まれており,それらの生体に

及ぼす機能などについては，まだ未解明の部分も多い．人類はその進化の過程で，その土地で出来た食材を利用し，そこに含まれる成分に対してうまく適応してきたと思われる．すなわち，本来の食材は，全て，その土地に由来するものである．例えば，野菜や果物などはその土壌に含まれる成分や水を利用して生育しており，また，動物にしても，その地域の植物や小動物を食べている．魚介類は，その土地から生じる水の水域で育ったものである．それらを長年食べ続けることにより適応し，うまく適応した人類が生き延びてきたと思われる．この時代は，まだ，交通手段も発達しておらず，食材の流通もある程度限られたものであったはずである．しかし，人類は，船舶，列車，飛行機などの輸送手段を発明し，食材についても流通範囲が飛躍的に拡大された．承知のごとく，日本における食糧自給率は先進国中最低であり，かなりの部分を外国からの輸入に頼っている．パンや麺類の素材である小麦，牛肉などの畜肉類はもとより，魚介類にしてもアサリやエビなどは近隣諸国から，マグロなどは遠洋から，また，鮮度を要求される野菜類についても中国や東南アジアから輸入されている．これらの外来食材中の栄養成分は，国内産と大差がないかも知れないが，果たして，微量成分などはどうであろうか．現在の分析技術では，その差異を明確にすることはできないが，微量成分の量や質，すなわち，微妙なバランスの違いが，生体を構成している細胞と細胞とのコミュニケーションに影響を及ぼしていないだろうか．

2. 地産地消型栄養学

　地球上のあらゆる場所で，海岸地帯，草原や砂漠，山間部など，寒暖や緯度に関係なく，人間は生きている．当然，食べている食材はそれぞれ異なるが，それに適応し元気に生活している．これまで多くの疫学的調査や研究がなされ，アフリカのバンツー族やマサイ族，パプアニューギニア，アラスカエスキモー，北部アフガニスタンなど，それぞれ食材が異なり，また，彼らの体内代謝は日本人とは異なることなどが報告されている．また最近では，世界の長寿地域での食材は何かを調べ，あたかもそれを摂取することで健康を維持できるかのような報道がなされているが，本当だろうか．もちろん，

真実もあるだろうが，それは，その地域に長年生きてきた人々に対して当てはまることで，我々がそれを摂取したからといって，健康を維持できるかは疑問である．日本人には，日本の土地でとれた食物が一番合っている．それは，長い間に，その土地に対して体内代謝が適応してきたと考えられるからである．夏には，暑い時期にとれる旬の野菜が体には良いし，冬には，秋から寒い時期に収穫される野菜や根菜類が体を温める．そう考えると，その地域でその時期に収穫される食物が，一番，体には合っていることになる．

戦後から急増し，特に原因が明らかとされていない症状などは，この外国食材と関係していないだろうか．各種アレルギー性疾患などの生体防御機能のゆがみや，精神的な異常行動の発現などに食物が影響しているのではないだろうか．外国に出かけたとき，体調を崩し下痢を起こすことがあるが，その時には単純に水が合わないといわれる場合がある．水が合わないとは，その土地に適応していないと言うことではないか．海外に出かけるときには，自分が住んでいるところの土を持っていき，そのような症状が出たときには，水に土を混ぜ，上澄み液を飲めば良いと言うことを聞いたことがある．いずれ根拠が証明されると思われるが，以上のことを考慮すると，その土地で生産された食材をその土地で消費するといった地産地消が，人間には一番合っていると思われる．このことの意義や重要性を証明するための「地産地消型栄養学」，あるいは，「地域立脚型栄養学」の必要性を感じている．

3. サプリメント栄養学

一方，食品中に含まれる成分の機能性を追求する余り，その成分だけを補給すればよいといった考え方に陥ることもある．もちろん，ある栄養素が不足している場合には，それをサプリメントとして補給する必要があるし，その意義も理解できる．また，生活活動を通じて，普段の食事からでは不足しがちな成分を補給する意味もわかる．しかし，普段の食事を疎かにして，サプリメントに頼るということには問題が多いように思われる．先に述べたように，食材には多くの成分が相互に複雑に影響しあっており，また，現状では，解析が不十分な微量成分の量やバランスがある．サプリメントでは，こ

れらのバランスを補正することはできない．精製された各種栄養素やサプリメントから構成された食事と，ある程度精製された天然の食材からなる食事とで，各種生理機能を比較するなどの「サプリメント栄養学」の必要性を感じている．

　栄養学は，その研究分野や概念も変遷をとげ，今日に至っている．各研究分野が細分化していく中で，人間を対象とした栄養学を考えるとき，今後どのような研究が必要とされるのかという立場から，先の考え方を特論として提示した．偏った見方が含まれているようにも思うが，1つの問題提起となれば幸いである．

（横越英彦）

索引

和文

ア 行

IgE抗体　74, 194, 219, 221
IgEレセプター　42, 49, 76, 220
IgA抗体　53, 88, 89, 237
IgA産生増強(促進)作用　212, 254
アウトグロー　78
亜鉛　90, 173, 228, 315, 318
亜鉛欠乏　90, 228, 312
赤ワイン　96
アガリクス　207
悪性腫瘍　144, 261
アジュバント活性　211
アジュバント関節炎　291
アスコルビン酸→ビタミンC
アディポサイトカイン　303
アトピー性疾患　297
アトピー性皮膚炎　119, 121, 194, 219, 265
アドレナリン　283, 284
アナフィラキシーショック　76
アポトーシス　117, 232, 263, 303
アミノ酸　154, 172, 249
アミノ酸毒性　118
アミノ酸取り込み　127
アミノ酪酸→γ-アミノ酪酸
アミロイドβタンパク質　173
RNA合成酵素　229
アルギニン　118, 269
アルコール　148, 150
アルツハイマー病　172
$α$波　172, 272
アルミニウム　273
アレルギー(疾患・症)　71, 73, 194, 219, 251, 301
──と過栄養　78
──と生活環境・衛生状態　79
──の分類　74, 219
I型──　51, 74, 219, 220
IV型──　75, 219
アレルギーマーチ　77
アレルギー性炎症　223
アレルゲン　75, 80
──の同定　82
アロマテラピー　280
安静時エネルギー消費量　127

胃ガン　147
易感染性　23, 28, 29, 239, 240, 250
医食同源　2
胃切除　139
イソフラボン　97, 152, 258
一酸化窒素(NO)　9, 33, 44, 119, 210, 240
異物→生体異物
異物認識機構　57
癒し効果　272
インスリン　171
インスリン様成長因子-I　157
インターフェロン　88, 167
──α　12
──γ　88, 128, 182, 194, 231, 239, 303
──β　40
インターロイキン　88, 98, 167, 182, 299
──-2　9, 128, 194, 231, 264, 305
──-6　157
──-8　210
──-10　89
──-12　39
インフルエンザ　20, 27, 251
インフルエンザウイルス　28, 86, 89,

238
インフルエンザA型ウイルス　91

ウイルス　43, 58, 85, 238, 253
ウスヒラタケ　209
うつ病　168
うま味成分　314
運動　154, 161, 306

エイコサペンタエン酸　98, 102
エイズウイルス　88
衛生環境仮説　71
栄養機能食品　4
栄養障害　69, 110, 298, 305
栄養制限　306
栄養素欠乏　179
栄養補助食品　4
疫学的調査　322
液性免疫→体液性免疫
エストラジオール-17β→エストロゲン
エストロゲン　152, 259
エストロゲンレセプター　259, 265
HDL-コレステロール　99, 201
NK細胞→ナチュラルキラー細胞
NK細胞活性　9, 10, 13, 29, 30, 35, 167, 185, 197, 257, 264, 275, 302
NKT細胞　39
n-6/n-3比　106
エピガロカテキンガレート　217
Fcε レセプターI　76
Fc レセプター　46, 48, 220
MAPキナーゼ　40
エリンギ　209
LDL-コレステロール　100, 260
炎症(反応)　76, 97, 110, 131, 154, 160, 77, 223, 298, 303
──と分岐鎖アミノ酸　160
炎症性エイコサノイド　119
炎症性サイトカイン　23, 40, 79, 119, 157, 223, 299, 303
炎症性腸疾患　142

黄体形成ホルモン　284
オオチャワンタケ　206
オピオイド受容体　10
オプソニン化　49, 70, 183
オリーブオイル　175

カ 行

概日リズム→サーカディアンリズム
外傷　124
香り成分　278
獲得免疫　37, 40, 87, 214, 231, 237, 239
過酸化水素　238
果実アレルゲン　81
下垂体-副腎皮質系　8
仮性アレルギー　74, 81
カゼイン消化産物　253
カゼインホスホペプチド　254
活性化NK細胞　48
活性酸素(種)　9, 48, 149, 207, 223, 225, 239, 248, 293
合併症(糖尿病)　107
カテキン→茶カテキン
カテキン二量体物　225
カテコールアミン　127, 169, 284
カードラン　209
カプサイシン　279, 314
花粉症　81
辛味成分　279, 314
顆粒球　49
カルシウム　151
加齢　19, 70, 249, 304, 309
カロース　204
カロテノイド　150, 248
カロテン→β-カロテン
ガン　23, 29, 144, 261, 300
──と食事因子　144
感覚器官の加齢変化　310
環境ホルモン　1
感作　75
ガン細胞　149, 275
関節リウマチモデル　211, 265, 291

感染　42, 129
感染症（感染性疾患）　19, 29, 70, 85, 131, 161, 181, 235, 240, 247, 250, 300, 305, 309
感染特異的タンパク質　82
肝臓　160
肝臓ガン　148
γ-アミノ酪酸　267

偽アレルギー→仮性アレルギー
気管支喘息→喘息
キクラゲ　209
キノコ　177, 200
揮発性成分　278
逆流性食道炎　138
ギャバ（GABA）→γ-アミノ酪酸
キャンディン系抗真菌薬　209
嗅覚　310
吸収不良症候群　141
急性腎炎　104
急性腎不全　107
急性相タンパク質　127
牛乳アレルゲン　80
胸腺　8, 20, 26, 61, 67, 231, 263, 304
キラーT細胞　42, 44, 318
キロミクロン　141
菌核菌　206
金属反応性T細胞　241
筋タンパク質　103, 127, 131, 154, 256
筋肉　154
菌類生薬　204

果物　146-148, 150
クラススイッチ　46, 63, 65, 264
グラム陰性細菌　85
グラム陽性細菌　85
クラリセージ　281
グランザイム　44, 264
グリフォラン　206
グルカン→β-グルカン

グルクロン酸抱合体（カテキン）　226
グルココルチコイド　14, 128, 232, 283
グルコース　126, 133, 137
グルコース輸送担体　30
グルタチオンペルオキシダーゼ　91, 226, 235
γ-グルタミルエチルアミド→テアニン
グルタミン　116, 133, 161, 255
グルタミンペプチド　257
クレアチニンクリアランス　105
クレアチニン身長係数　103
クレスチン　205
グレープフルーツ　281
クローン病　142
クワシオルコル　27, 180, 184

経口投与　206, 211, 269
経口補液療法　137
形質細胞　40, 63, 67, 88, 264
経腸栄養剤　113, 135, 143
経腸栄養法　132, 135
血圧降下作用　268
血液透析　109
血管新生　289
血清アルブミン値　27, 103, 250
血清コレステロール（値）　99, 260
血中一酸化窒素濃度　33
血中総タンパク質量　185
血中中性脂肪　270
α-ケトイソカプロン酸　158
ゲニステイン　258
　——と免疫機能　263
　　エストロゲンレセプター依存性機序　263-265
　　エストロゲンレセプター非依存性機序　263-265
ケモカイン　39, 40, 303
下痢　136, 248, 309
ケルセチン　97, 175
健康食品　4, 205
顕性蛋白尿　106

索　引

原生動物　85
原虫　44，85

抗アレルギー効果　220
抗ウイルス作用　288
抗エストロゲン作用　259，262
好塩基球　42，46，60
抗炎症作用　98，174，288
高塩分食品　147，152
抗ガン作用→抗腫瘍効果
交感神経（系）　8，12，128
後期ダンピング症候群　140
抗菌作用　288
抗菌ペプチド　38，88，90
口腔アレルギー症候群　76，81
口腔・咽頭ガン　148
抗原　40，73，219
　――の除去　42，48
抗原提示細胞　39，41，50，76，192，230
抗原特異的IgA抗体　53
抗原特異的T細胞　264
抗原誘発性関節炎モデル　240
高コレステロール血症　260
高サイトカイン血症　117
抗サイログロブリン抗体　25
抗酸化作用　224，248，262，306
抗酸化物質　95，145，174，224
好酸球　39，60
高脂血症　102，105
抗腫瘍効果　192，209，262，288
抗腫瘍剤　205
抗腫瘍多糖　209
甲状腺疾患　238
香辛料　278
高親和性IgEレセプター　49
抗ストレス効果　273，283
抗体　40，71，73，183，219
　――のクラススイッチ　46，264
抗体依存性細胞障害機構　48
抗体産生　47，65，213，249
高タンパク食　106

好中球　39，48，60，69，92，182，234，237，239，247
高中性脂肪血症　110
抗DNA抗体　25
後天性免疫不全症候群　87，248
更年期モデル雌ラット　284
高ビタミンE食　31
高リン血症　110
高齢者　19，70，185，249，250．304
高齢社会　309
呼吸商　127，132
コクサッキーウイルス　91，238
コショウ　279
骨塩量　260
骨格筋　154，159
骨格筋タンパク質→筋タンパク質
骨格筋量　103
骨障害　140
骨髄　61
骨粗鬆症　23，259
骨密度　260
古典経路　49，180
コーヒー　151
小麦アレルゲン　81
小麦タンパク質　255
コラーゲン誘発（誘導）関節炎　211，265
コルチコステロン　164，167，169
コレステロール　98
コンカナバリンA　23，196，212，266

サ 行

細菌　38，43，58，85，253
　――の侵入　71，115，117，132，135，305
サイトカイン　8，9，13，14，22，23，39，125，128，131，160，165-167，169，173，177，182，194，211，220，239，264
　――のシグナル伝達　50
サイトカインバランス　301
細胞障害（傷害）活性　10，39，68，231，

索引

264
細胞障害(傷害)性T細胞　9, 23, 88, 89, 264
細胞性免疫　12, 42, 43, 69, 88, 104, 182, 237, 239, 248, 264, 299, 303, 319
サイムリン活性　232
ザイモサン　207
サーカディアンリズム　170
サードスペース　129
サプリメント　2, 205, 228, 241, 249
サプリメント栄養学　323
サプレッサーT細胞　26
サルコペニア　157
酸化ストレス　91, 94, 238
酸化変性LDL　94

次亜塩素酸-DMSO法　208
ジアリルジスルフィド　280
シイタケ　209
嗜好飲料　151
自己抗体(NTA)産生　31
自己反応性T細胞　20
自己免疫寛容　26
自己免疫疾患　25, 44, 301
脂質→脂肪
視床下部-下垂体-副腎系　125, 128
視床下部内側視索前野　12
自然高血圧易発症ラット　30
自然抗体　38
自然免疫　37, 38, 57, 69, 87, 213, 230, 237, 239
CTL活性　89
CD3 T細胞　184
CD4 T細胞　40, 63, 65, 184, 186, 247
CD4$^+$T細胞　22, 23, 42, 67, 90, 196, 231, 264, 263, 305
CTスキャン　103
CD8 T細胞　40, 63, 65, 184, 186, 231
CD8$^+$T細胞　22, 67, 90, 196, 263,

264, 305
シデロフォア　240
シトクロムcオキシダーゼ　92
C反応性タンパク質　98
C反応性ペプチド　157
ジヒドロエピアンドロステロン　306
脂肪　79, 98, 102, 133, 141, 152, 190, 311
脂肪細胞　297, 303
脂肪細胞産生因子　302
脂肪酸　79, 99, 102
　n-3系——　79, 99, 102, 119, 134, 144, 152
　n-6系——　79, 99, 102, 119, 134, 143
脂肪摂取量　96, 99
脂肪便　142
ジャスミン　281
germline転写物　47, 52
手術　124
樹状細胞　39, 50, 192, 304
腫瘍壊死因子　92, 98, 167, 255
　——α　23, 40, 90, 128, 157, 182, 192, 239, 299
腫瘍転移抑制効果　212
腫瘍免疫　205, 264
ショウガ　279
消化管疾患　135
消化管粘膜　→腸管粘膜
消化管免疫→腸管免疫
上気道感染症　248, 249, 256
条件的必須アミノ酸　118
情動　171
小児疾患(外科)　110
上腕三頭筋部皮下脂肪厚(TSF)・(% TSF)　103
除去食(アレルギー)　83
食育　321
食塩　147, 312
食塩嗜好　312
　——と気温　313
　——とタンパク質摂取　313

食塩摂取量　104
食細胞　40, 42, 46, 48, 58, 68, 70, 88, 182, 239
食作用　58, 249
食事摂取基準　228, 241, 244
食事調査　104
　記録法　104
　24時間思い出し法　104
食事誘性肥満マウス　300
食事療法
　食物アレルギーと──　82
　腎疾患と──　100
　動脈硬化と──　100
植物性精油　280
食胞→ファゴソーム
食物アレルギー　54, 73, 121, 194, 298
　──の症状　76
食物繊維　99, 120, 148, 151, 203
食物日誌　82
食物副作用　74
食薬融合　5
食用菌類　205
食糧自給率　322
除脂肪体重　124, 130
自律神経系　169, 300
真菌　85, 203
真菌類　200
神経性食欲不振症　298
神経成長因子　177
神経伝達物質　287
心血管疾患　260
腎疾患　100
身体計測　102, 110
浸透圧性下痢　136
シンバイオテクス　121

水銀　241
膵疾患　142
ストリクチニン　222
ストレス　7, 125, 166, 169, 292
ストレス免疫応答　7, 10, 166

スーパーオキシドジスムターゼ　92
　Cu/Zn-──　230, 232, 235

生活習慣病　300, 309, 316, 316
制限食　309, 317
成熟T細胞　61, 184, 264
成熟B細胞　46, 66
性腺刺激ホルモン　284
生体異物　1, 73
生体電気インピーダンス法　103
成長因子　121
成長ホルモン　269, 306
成分栄養剤　113, 115, 135, 142, 143
精油　280
生理活性ペプチド分子　252
接触性皮膚炎　75
摂食パターン　315
　──と生活習慣病　316
　──と肥満　315
　──と免疫能　316
セルロース　203
セルロプラスミン　92, 232
セレン　91, 235
セレン欠乏　237
セレンタンパク質　235
セロトニン　164, 166, 169, 170, 300
セロトニントランスポーター　15
全身性エリテマトーデス　26
喘息　77, 219, 237, 265, 297
選択的5-HT再取り込み阻害剤　15
先天性免疫→自然免疫
セントラルドグマ(タンパク質合成)　155

早期ダンピング症候群　139
臓器特異性(分岐鎖アミノ酸分解)　159
造血幹細胞　58, 65
造血系前駆細胞　58
造血促進効果　212
総合的低栄養　179
相互連結細胞　63, 65
即時型アレルギー　42, 74, 219
ソニフィラン　204

索引　　　　　　　　　　331

ソマトスタチン　270

タ行

体液性免疫　42, 45, 69, 88, 104, 237, 239, 264
体格指数　22, 29, 102, 185, 297
体細胞超変異　46
体脂肪　103
体重減少　140
タイショウガ　150
大豆アレルゲン　81
大豆イソフラボン　258
大豆製品　152
大豆タンパク質　99, 255
ダイゼイン　258
　──と免疫機能　266
代替食品(アレルギー)　83
大腸炎　290
大腸ガン　147
第二経路　49, 180
唾液　88, 274
多価不飽和脂肪酸　99, 102, 134, 143
多形核白血球　39, 60, 128, 235
多臓器障害症候群　131
多臓器不全　117, 129
脱顆粒　42, 46, 49
卵アレルゲン　80
単核食細胞　59
単球　24, 59, 247
担子菌類　205
胆汁うっ帯性肝障害　115
胆汁酸　142
炭水化物　27, 101, 190
タンパク価　101
タンパク質　27, 99, 101, 189, 251, 313
　──の合成　155
　──の代謝　157
タンパク質・アミノ酸サプリメント　154
タンパク質異化　127, 131
タンパク質・エネルギー栄養不良(失調・

障害)　27, 69, 111, 180, 189, 250, 305, 316
タンパク質摂取量　104
ダンピング症候群　139
地域立脚型栄養学　323
遅延型アレルギー　75, 219, 222
遅延型アレルギー反応　183
遅延型過敏反応　23, 231, 264, 303
チオレドキシン　236
チオレドキシン還元酵素　235
地産地消型栄養学　322
地中海式料理　175
窒素バランス　130
茶カテキン　97, 217
　──の抗アレルギー効果　220
茶ポリフェノール　150, 151, 217
中心教義→セントラルドグマ
中心静脈栄養　108, 114, 117, 305
中枢神経系　162, 292
中枢性疲労　14
中性脂肪低減効果　270
腸管　53
腸管広範囲切除　113
腸管粘膜　53, 212, 252, 298, 305
腸管付属リンパ組織　54, 62, 116, 253
腸管免疫　46, 53, 252, 305
腸性肢端皮膚炎　228
猪苓　204
チロシナーゼ　92
チロシンホスファターゼ　52
チロシンリン酸化　49, 265

テアニン　171, 272
低アルブミン血症　105, 106
低アレルゲン化大豆食品　81
低アレルゲン食品　83
低栄養　109, 110, 132, 179
Th1型サイトカイン　14, 23, 53, 194, 231, 302
Th1細胞　9, 23, 43, 50, 76, 88, 128

Th1/Th2バランス　　14, 44, 51, 89,
　　194, 232, 305
Th2型サイトカイン　　14, 23, 53,
　　194, 231
Th2細胞　　23, 43, 51, 76, 88, 128
DNA合成酵素　　229
DNAマイクロアレイ法　　211
T細胞(リンパ球)　　40, 60, 67, 70,
　　75, 90, 128, 183, 196, 219, 231,
　　234, 249, 264, 317
　$\alpha\beta$型——　　40
　$\gamma\delta$型——　　39, 212
T細胞機能　　23, 30, 196, 297, 300,
　　304
T細胞増殖能　　29, 32, 237
T細胞増殖反応→リンパ球幼若化反応
T細胞レセプター(受容体)　　40, 67
低タンパク質→低アルブミン血症
低タンパク食　　106
ディフェンシン　　38
Tヘルパー前駆細胞　　44, 50
適応免疫　　57, 69
鉄　　91, 238
鉄含有(結合)タンパク質　　92, 239
鉄欠乏　　239
鉄欠乏性貧血　　140

銅　　92, 232
トウガラシ　　279
銅欠乏　　232, 234
糖質→炭水化物
糖尿病性腎症　　106
動物性脂肪　　148
動物性タンパク質　　313, 314
動脈硬化　　23, 93, 110, 301, 311
　——と炎症　　97
動脈周囲リンパ球鞘　　65
特定保健用食品　　4, 205, 269
α-トコフェロール　　31, 33
ドーパミン　　171, 176, 284, 293
トランスジェニックマウス　　264
トランスフェリン　　92, 103, 240

トリプトファン　　171
貪食　　38, 48, 59, 88
貪食細胞→食細胞
貪食能　　39, 69, 183, 254, 305

ナ 行

内臓肥満　　110
ナイーブT細胞　　22, 23, 264, 305
内分泌系　　269
ナチュラルキラー細胞　　9, 10, 24,
　　39, 46, 68, 70, 88, 90, 167, 182,
　　192, 197, 234, 248, 264, 275, 283,
　　304
匂い成分→香り成分
二重エネルギーX線吸収装置　　103
24時間蓄尿　　104
日常生活機能　　35
乳ガン　　147, 261
乳酸菌　　190
乳糖不耐症　　142
ニューキャッスル病ウイルス　　89
ニューロペプチドY　　300
尿中窒素排泄量　　133
認知症　　23, 172
ニンニク　　280

ネオプテリン　　240
ネフローゼ症候群　　105
粘液層(腸管)　　53
粘膜固有層　　63
粘膜付属リンパ組織　　62
粘膜免疫→皮膚・粘膜免疫

脳-免疫系連関　　7
脳由来神経成長因子　　177
ノルアドレナリン　　14, 164, 166, 284

ハ 行

パイエル板　　53, 54, 62, 212, 305
肺炎　　19
肺ガン　　146

索引

敗血症　131, 160, 161, 305
肺胞マクロファージ　24, 212
パーキンソン病　175, 293
白霊菇　209
橋本病→慢性甲状腺炎
発ガンのプロセス　148
発ガン抑制(作用)　196, 317
ハナビラタケ　206, 211
パーフォリン　44, 264
ハプテン　241
バリアー(機能)　53, 57, 71, 230, 234, 253
パン酵母　207

P/S比　106
PHA皮膚反応　181
B細胞(リンパ球)　26, 40, 43, 61, 65, 70, 71, 88, 128, 231, 264, 304, 317
　——の分化　45, 66, 67
B細胞機能　22
B細胞受容体　40
PGE_2合成　32, 134
BCKDHキナーゼ　158
脾臓　8, 32, 40, 65, 231
ビタミン　151, 244, 305, 306
　——A　89, 247
　——B_{12}　140, 250
　——B_6　90, 249
　——C　95, 174, 249
　——D　89, 250
　——E　30, 90, 95, 174, 248
ビタミン欠乏(症)　29, 244
ヒトグロブリン製剤　214
ヒートショックタンパク質　127
ヒト末梢血白血球　210
ヒドロペルオキシド　235, 239
皮膚・粘膜免疫　57, 62, 69, 211
肥満　29, 153, 184, 297, 300, 309, 315
肥満細胞　42, 46, 60, 75, 220, 221
肥満児　184, 297

肥満者　29, 300
病原性真菌　203, 214
標準体重(IBW)・%理想体重(%IBW)　102
ヒラタケ　209
微量アルブミン尿　106
PI-NK(ピンク)法　275

ファゴソーム　49, 183
不安　292
不安障害　168
VLDL-コレステロール　34
フィチン酸　151
フィトケミカル　150, 259
フィードバック制御　53, 300
フィトヘマグルチニン　23
部位別脂肪蓄積　103
フェントン反応　235, 239
腹腔マクロファージ　24
副腎皮質刺激ホルモン　9, 164, 283
副腎皮質刺激ホルモン放出因子　166
ブナシメジ　206
フラクトオリゴ糖　120
フラボノイド　151, 174, 217, 258
プリックテスト　82
プレアルブミン　103
プレバイオテクス　120, 305
プレB細胞　46, 65, 232
フレンチパラドックス　95
不老長寿　2
プロスタグランジン　79, 119
　——E_2　9, 32, 128
プロテインチロシンキナーゼ　263
プロバイオテクス　121, 190, 305
分岐鎖アミノ酸　116, 154, 161
　——の代謝　157
　——の分解系　158
分岐鎖アミノ酸アミノ基転移酵素　158
分岐鎖α-ケト酸脱水素酵素(BCKDH)複合体　158
分泌型IgA　62, 71, 132, 253, 298, 305

索引

分泌性下痢　137
分離大豆タンパク質　255

β-カロテン　95, 151, 248
β-グルカン　201, 306
　——の構造　206
　——の三重らせん構造　209
　——の生合成　208
　——の体内動態　212
　——の粘膜免疫賦活作用　211
　——の物性　208
ペパーミント　283
ペプチド　99, 250
ヘモクロマトーシス　240
ベルガモット　281
ヘルパーT細胞　23, 41, 43, 88, 128, 183, 264, 318

ホウ素　240
ホスホリパーゼCγ　49
保存期慢性腎不全　108
補体　38, 48, 60, 70
補体系　38, 60, 68, 180, 184, 231
補体溶血活性　181
補体レセプター　38, 48, 213
ホメオスタシス　7, 130, 163
ホモ多糖類　203
ポリフェノール　95, 97, 151, 174, 217
ポリペプチド　121

マ行

マイコプラズマ　85
マイタケ　206, 214
マイトジェン　183, 231, 240
膜マイクロドメイン　49
マクロファージ　24, 32, 38, 48, 50, 58, 59, 63, 69, 88, 90, 94, 127, 182, 192, 207, 210, 234, 239, 254, 255, 302, 303
マスト細胞→肥満細胞
マトリクスタンパク質遺伝子　91

マラスムス　27, 180, 184
慢性甲状腺炎　26
慢性腎炎　105
慢性膵炎　142
慢性疲労症候群　14

ミエロペルオキシダーゼ　92, 239
ミエロペルオキシダーゼ欠損症　239
味覚　310
　——の加齢変化　310-312
未熟B細胞　66
ミネラル　227
未病医療　5
ミルクタンパク質　253
民間伝承薬　204

ムチン　53

メチル化カテキン　221
3-メチルヒスチジン（尿中）　103
メモリーB細胞　67
メモリーT細胞　22, 23, 264, 305
メラトニン　306
免疫　37
免疫栄養　118
免疫グロブリン　22, 40, 88, 128, 183, 249, 253
免疫グロブリン分子　45
　——の遺伝子再構成　45
　——の可変(V)領域　45
　——の定常(不変)領域　46
免疫系　7, 58, 163
　——とアミノ酸　161
　——と中枢神経系の相互作用　164
免疫調節作用　190
免疫調節ペプチド　253
免疫機能賦活化　306
免疫賦活栄養法　135
免疫力回復　287

モエギタケ　209
モノアミンオキシダーゼ　92

索引   **335**

ヤ 行

薬食同源　2
野菜　147, 148, 150
野菜アレルゲン　81
夜食症　315

幽門後栄養法　114
遊離脂肪酸　127, 132, 270
ユーカリ　281

ヨードチロニン脱ヨード酵素　235

ラ 行

雷丸　206
ラクトシルセラミド　213
ラクトフェリン　38, 53, 88, 92, 240, 253, 288
ラテックス-果実症候群　78
ラパマイシン標的キナーゼ　156
ラベンダー　281, 283
ラミナリン　204
卵胞刺激ホルモン　284

リウマチ因子　25
リケッチア　85
リゾチーム　38, 49, 88, 253
リナロール　283, 284
リポカリン2　240
リボソーム　155
リポテイコ酸　192
リポペプチド　40
リポポリサッカライド　9, 22, 40, 212, 266
リムルス試薬　212
硫酸抱合体（カテキン）　226
緑黄色野菜　146
緑茶　171, 217
リラックス　272
リラックス効果　283
臨床検査（腎疾患）　103
リンパ器官　60
　一次——　61
　二次——　62
リンパ球　40, 60, 235, 247, 249, 263, 300
リンパ球サブセット分析　183, 186
リンパ球幼若化反応　23, 67, 183, 185, 196, 300, 302
リンパ系前駆細胞　65
リンパ節　40, 63
リンフォトキシン　43

霊芝　204
レクチン経路　49, 180
レチノイド　247
レプチン　297, 300, 302
レモン　282
レモングラス　283
レンチナン　204

ロイコトリエン　76, 79, 119
ロイシン　156-158
老化　157
老化モデル動物　30
ローズマリー　283
濾胞樹状細胞　63, 65
ローマンカモミール　280

欧　文

A

ACTH　9, 283, 284
acute phase protein　127
ADCC　48
ADL　35
AIDS　87, 248
AN（anorexia-nervosa）　298

B

bacterial overgrowth　116
bacterial translocation　71, 115, 116, 132, 135, 305

索引

BALT　62
BCAT　158, 160
BCKDH　158
BCR　40
BDNF　177
BMI　22, 29, 102, 185, 297

C

callose　204
Candida albicans　208
Ccr　105
CD3　184
CD4　40, 184, 186, 247, 263
CD8　40, 184, 186, 263
CFS（chronic fatigue syndrome）　14
CH_{50}　68, 70, 181, 184
CHI　103
Con A　23, 67, 196, 212, 266
conditionally essential amino acid　118
CPP　254
CR3　213
CRD（curdlan）　209
CRF　167
CRH　300
Crohn's disease　142
CRP　98, 297
CSBG　208, 211, 214
CTL　88, 89

D

daidzein　258
defencin　38, 88, 90
DEXA　103
DHEA　306
DTH　302

E

echinocandin-resistant　209
eEF（eukaryotic elongation factor）　155
EGCG　217
eIF（eukaryotic initiation factor）　155
elemental diet　113

enterotrophic polypeptides　121
EPA　98, 102
εGT　47, 52

F

FcεRI　49, 76, 220, 221
FDC（follicular dendritic cell）　63
ficolin　213
fluoxetine　15

G

GABA　267
GALT　54, 62, 116, 253
GATA-3　51
genistein　258
GLUT-1　30
GM-CSF　211
GPx　235
GRN（grifolan）　206

H

height for age　111
hepcidin　88
HIV　88, 248
5-HTT　15
hygiene hypothesis　71

I

IBW　102
ICAM-1（intercelllar adhesion molecule-1）　297
IFNα　12, 15
IFNβ　40
IFNγ　14, 23, 43, 44, 51, 88-90, 128, 182, 194, 239, 304
IgA　42, 53, 62, 66, 88, 183, 212
IgE　42, 46, 47, 50, 76, 194, 220
IGF-I　121, 157
IgG　42, 46, 66, 183
IgM　46, 65
IL-1　23, 88, 98, 167, 169, 182, 299, 303

索　引

IL-1β　9, 12, 289
IL-2　9, 14, 23, 43, 44, 88, 90, 98, 128, 167, 194, 196, 231, 234, 264, 305
IL-3　167
IL-4　23, 41, 43, 51, 76, 88, 91, 128, 194, 231, 290
IL-5　23, 41, 43, 51, 53, 128, 194
IL-6　23, 40, 88, 90, 128, 157, 160, 169, 182, 194, 231, 299, 303
IL-8　210
IL-10　14, 23, 41, 43, 53, 89, 91, 128, 194, 231, 290
IL-12　14, 23, 39, 50, 53, 128
IL-13　51, 128
IL-18　289
immunonutrition　118
interdigitating cell　63
IVH　108

J

JAK (Janus kinase)　52
JAK1　51
JAK3　51

K

KLH (keyhole limpet hemocyanin)　264
kwashiorkor　180, 184

L

laminarin　204
LAT (linker for activation of T cells)　49
LBM (lean body mass)　124, 129, 130
LcS (*Lactobacillus casei*)　190
LDL　94, 260
LNT (lentinan)　204
LPS　9, 22, 40, 212, 266
LTA　192
LTB₄　119

M

malnutrition　110, 179, 180
MALT　62
marasmus　180, 184
marasmus-kwashiorkor　184
MCP-1 (monocyte chemoattractant protein-1)　303
MHC　20, 239, 263
MODS (maltiple organ dysfunction syndrome)　131
modular nutrients　115
MPO　12
MPTP　176, 293
mRNA　155, 167
mTOR (mammalian target of rapamycin)　156
MyD88　40

N

NF-κB　40, 90, 91, 192, 223
NGF　177
NMCD (Natural Medicines Comprehensive Database)　241
NO　33, 44, 119, 129, 210, 240
NOS (nitric oxide synthase)　119

O

OAS (oral allergy syndrome)　76, 81
OL-2　209
oral rehydration therapy　137
outgrow　78
OX-CA　208, 211

P

PALS (periarteriolar lymphoid sheath)　65
PEM　27, 69, 70, 71, 111, 180, 184, 189. 250, 298, 305, 316, 318
PGE₂　9, 32, 119, 128
PHA　23, 67, 181, 184, 185
PLCγ　49

poly I：C　15
PPD　184
prebiotics　120
probiotics　121
PR-Ps（pathogenesis-related proteins）82
PSK　205
PUFA　134
PVG　206

R

RAST　82, 195
REE（resting energy expenditure）　127
RTP（rapid turnover proteins）　103

S

sarcopenia　157
SHR　30
SIRS（systemic inflammatory responce syndrome）　117
SLE　26
SOCS（suppressors of cytokine signaling）52
SPG（sonifilan）　204
somatostatin　270
SSG　212
SSRI（selective serotonin reuptake inhibitor）　15
STAT　192
STAT6　51
SyK　49
synbiotics　121

T

T-bet　51
TCR　40, 67
Thp　44, 50
thymulin　232
TLR（Toll-like receptor）　40, 58, 60, 87, 207, 213
TLR1　40
TLR2　40, 192
TLR3　40
TLR4　193
TLR4/MD-2　40
TLR9　40
TNF　44, 92, 98, 167, 169, 254
TNFα　23, 40, 90, 128, 157, 160, 169, 182, 192, 239, 289, 299, 303
tRNA　155
Trx　235
TrxR　235
TSF　103

U

undernutrition　179

V

VCAM-1（vascular cell adhesion molecule-1）　297

W

weight for height　111

Z

zymosan　207

■ 編者略歴

横越 英彦（よこごし・ひでひこ）
- 1970年　京都大学農学部 卒業
- 1975年　名古屋大学大学院 農学研究科 博士課程満了
- 1976年　農学博士(名古屋大学)
- 同　年　名古屋大学農学部農芸化学科・栄養化学研究室 助手
- 1983年　マサチューセッツ工科大学(MIT)文部省在外研究員
- 1987年　静岡県立大学 食品栄養科学部 助教授
  　　　　同年以降，ウィスコンシン大学やMITと共同研究
- 1993年　静岡県立大学 食品栄養科学部および同大学院生活健康科学研究科 教授，現在に至る。

昭和58年度 日本農芸化学会 奨励賞受賞
平成14年度 栄養士養成教育功績表彰(全国栄養士養成施設協会)
第59回日本栄養・食糧学会賞受賞(平成17年)

主な著書

「食品機能研究法」分担執筆，光琳（2000）
「老化抑制と食品―抗酸化・脳・咀嚼―」分担執筆，アイピーシー（2002）
「茶の化学成分と機能」分担執筆，弘学出版（2002）
「茶の機能―生体機能の新たな可能性」分担執筆，学会出版センター（2002）
「応用栄養学」分担執筆，同文書院（2002）
「脳と栄養―行動の分子基盤を求めて―」分担執筆，建帛社（2003）
「水産食品栄養学」分担執筆，技報堂（2004）
「生化学・分子生物学」分担執筆，建帛社（2004）
「脳機能と栄養」編著，幸書房（2004）
「代謝栄養学」編著，同文書院（2005）
「きのこの生理活性と機能」分担執筆，シーエムシー出版（2005）
「栄養・食糧学データハンドブック」分担執筆，同文書院（2006）
「茶の効能と応用開発」分担執筆，シーエムシー出版（2006）

免疫と栄養—食と薬の融合—

2006年5月25日　初版第1刷発行

編　集　横　越　英　彦

発 行 者　桑　野　知　章

発 行 所　株式会社　幸　書　房
　　　　　　　　　　さいわい

Copyright Hidehiko　101-0051　東京都千代田区神田神保町3-17
Yokogoshi 2006　　　Tel 03-3512-0165　Fax 03-3512-0166
Printed in Japan　　　URL：http://www.saiwaishobo.co.jp

印　刷：シナノ

本書を引用または転載する場合は必ず出所を明記してください．
万一，乱丁，落丁がございましたらご連絡下さい．取替えいたします．

ISBN4-7821-0267-4　C3047